W0232545

H.-R. Kortmann · G. Kunze · D. Peters (Hrsg.) **Gutachtenkolloquium 16**

Springer-Verlag Berlin Heidelberg GmbH

H.-R. Kortmann · G. Kunze · D. Peters (Hrsg.)

Gutachten-
kolloquium 16

Begründer der Reihe: G. Hierholzer

- Pseudarthrosen an oberer und unterer Extremität
- Die Kompetenz zur Erstattung von Gutachten
- Arbeitsunfall und psychische Störungen
- Der Arbeitsunfall des versicherten Selbständigen

Bearbeitet von
G. Böhmer, W. Jung, H.-R. Kortmann, H. Scheele, M. Schofer

Mit 82 Abbildungen in 158 Einzeldarstellungen und 17 Tabellen

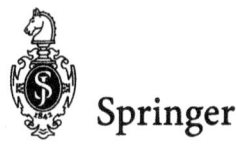

Springer

Priv.-Doz. Dr. Horst-Rainer Kortmann
Ärztlicher Direktor der Berufsgenossenschaftlichen Unfallklinik
Großenbaumer Allee 250, D-47249 Duisburg

Direktor Assessor Georg Kunze
Geschäftsführer des Landesverbandes Rheinland-Westfalen
der gewerblichen Berufsgenossenschaften
Kreuzstr. 45, 40210 Düsseldorf

Direktor Assessor Dirk Peters
Stellv. Geschäftsführer des Landesverbandes Rheinland-Westfalen
der gewerblichen Berufsgenossenschaften
Kreuzstr. 45, 40210 Düsseldorf

ISBN 978-3-540-10266-3   ISBN 978-3-642-18640-0 (eBook)
DOI 10.1007/978-3-642-18640-0
Bibliografische Information der Deutschen Bibliothek
Die Deutsche Bibliothek verzeichnet diese Publikation in der Deutschen Nationalbibliografie;
detaillierte bibliografische Daten sind im Internet über <http://dnb.ddb.de> abrufbar.

Dieses Werk ist urheberrechtlich geschützt. Die dadurch begründeten Rechte, insbesondere die
der Übersetzung, des Nachdrucks, des Vortrags, der Entnahme von Abbildungen und
Tabellen, der Funksendung, der Mikroverfilmung oder der Vervielfältigung auf anderen
Wegen und der Speicherung in Datenverarbeitungsanlagen, bleiben, auch bei nur auszugs-
weiser Verwertung, vorbehalten. Eine Vervielfältigung dieses Werkes oder von Teilen dieses
Werkes ist auch im Einzelfall nur in den Grenzen der gesetzlichen Bestimmungen des Urheberrechtsgesetzes der Bundesrepublik Deutschland vom 9. September 1965 in der jeweils geltenden
Fassung zulässig. Sie ist grundsätzlich vergütungspflichtig. Zuwiderhandlungen unterliegen den Strafbestimmungen des Urheberrechtsgesetzes.

http://www.springer.de/medizin
© Springer-Verlag Berlin Heidelberg 2004
Ursprünglich erschienen bei Springer-Verlag Berlin Heidelberg New York 2004

Die Wiedergabe von Gebrauchsnamen, Handelsnamen, Warenbezeichnungen usw. in diesem
Werk berechtigt auch ohne besondere Kennzeichnung nicht zu der Annahme, daß solche
Namen im Sinne der Warenzeichen- und Markenschutz-Gesetzgebung als frei zu betrachten
wären und daher von jedermann benutzt werden dürften.
Produkthaftung: Für Angaben über Dosierungsanweisungen und Applikationsformen kann vom
Verlag keine Gewähr übernommen werden. Derartige Angaben müssen vom jeweiligen Anwen-
der im Einzelfall anhand anderer Literaturstellen auf ihre Richtigkeit überprüft werden.

Planung: Dr. Fritz Kraemer, D-69121 Heidelberg
Desk Editing: Ina Conrad, D-69121 Heidelberg
Copy Editing: Sabine Hoffmann, D-69121 Heidelberg
Umschlaggestaltung: deblik Berlin
Herstellung: Joachim W. Schmidt, D-80805 München
Satz: FotoSatz Pfeifer GmbH, D-82166 Gräfelfing

Gedruckt auf säurefreiem Papier   106/3160 – 5 4 3 2 1 0

Vorwort

Trotz neuem äußeren Erscheinungsbild wird auch im 16. Duisburger Gutachtenkolloquium die bewährte systematische Abhandlung verschiedener Begutachtungsbereiche beibehalten. Aktuelle klinische, versicherungsrechtliche und gutachterliche Fragen, Probleme und Besonderheiten werden aus verschiedenen Blickrichtungen dargestellt und diskutiert mit dem Ziel, dem Arzt, Juristen, Gutachter und Verwaltungsangestellten eine Hilfestellung zu geben. Mein besonderer Dank geht daher an alle Mitarbeiter, Teilnehmer und Interessenten, die das Gutachtenkolloquium ermöglichen und fortsetzen.

Der gestörte Heilverlauf nach Extremitätenbruch mit Ausbildung einer Pseudarthrose (Falschgelenkbildung) ist sowohl für den Kliniker als auch den Sachbearbeiter der Berufsgenossenschaft im Rahmen wirtschaftlichen Denkens unverändert aktuell. Der erste Schritt der Diagnose einer Pseudarthrose ist wie so häufig das „daran Denken". Die Ursachen, verschiedenen Behandlungen unter Berücksichtigung auch alternativer Behandlungsstrategien, Möglichkei-

ten der Heilverfahrenssteuerung und Aspekte der Begutachtung werden abgehandelt.

Nach der Approbationsordnung ist der Arzt unter anderem dazu verpflichtet, als medizinischer Sachverständiger zur Verfügung zu stehen. Die Anforderungen und Qualifikation an diese gutachterliche Tätigkeit werden dargestellt, speziell auch aus der Sicht der Aufsichtsbehörde.

Psychische Folgeschäden nach Unfällen werden häufig bagatellisiert und ignoriert, obwohl die psychosoziale Betreuung Rehabilitationsauftrag in der gesetzlichen Unfallversicherung ist. Die Maßgabe der leidensgerechten Wiederherstellung mit allen geeigneten Mitteln erfordert häufig eine möglichst frühzeitige psychotherapeutische Mitbehandlung. Dieses oft vernachlässigte Thema wird aus Sicht des Arztes, Psychologen und Verwaltungsangestellten betrachtet.

Als vierter Themenblock werden die Besonderheiten des Arbeitsunfalls beim versicherten Selbständigen in der gesetzlichen und privaten Unfallversicherung erörtert.

Duisburg, Sommer 2003   *H.-R. Kortmann*

Inhaltsverzeichnis

Mitarbeiterverzeichnis

Becker, L, Dipl.-Kfm.
Controller der Bau-Berufsgenossenschaft
Rheinland und Westfalen
Viktoriastr. 21, 42115 Wuppertal

Beickert, R., Dr. med.
Berufsgenossenschaftliche Unfallklinik
Professor Küntscher-Str., 82418 Murnau

Benz, M., Dr. jur.
BV Dortmund der Berufsgenossenschaft
Nahrungsmittel und Gaststätten
Hansbergstr. 28, 44126 Dortmund

Böhm, H.-J., Dr. med.
Berufsgenossenschaftliche Unfallklinik
Großenbaumer Allee 250, 47249 Duisburg

Böhmer G., Dr. med.
Berufsgenossenschaftliche Unfallklinik
Großenbaumer Allee 250, 47249 Duisburg

Brandenburg, S., Dr. jur.
HV der Berufsgenossenschaft für
Gesundheitsdienst und Wohlfahrtspflege
Pappelallee 35/37, 22089 Hamburg

Bühren, V., Prof. Dr. med.
Berufsgenossenschaftliche Unfallklinik
Professor Küntscher Str., 82418 Murnau

Bülhoff, T., Assessor
BV der Bergbau-Berufsgenossenschaft
Waldring 97, 44789 Bochum

Dach, P., Ministerialrat Dr. jur.
Bundesversicherungsamt
Villemombler Str. 76, 53123 Bonn

Drechsel-Schlund, C., Assessor
BV Würzburg der Berufsgenossenschaft
für Gesundheitsdienst und Wohlfahrtspflege
Röntgenring 2, 97070 Würzburg

Erlinghagen, N., Assessor
Bergbau-Berufsgenossenschaft und
Steinbruchs-Berufsgenossenschaft
Hausdorffstr. 102, 53129 Bonn

Fischer, G., Prof. Dr. med.
Institut für Klinische Psychologie
und Psychotherapie der Universität zu Köln
Zülpicher Str. 45, 50923 Köln

Frank, K., Dr. med.
Südwestliche Bau-Berufsgenossenschaft
Steinhäuser Str. 10, 76135 Karlsruhe

Gerlach, U.-J., Dr. med.
Berufsgenossenschaftliches Unfallkrankenhaus
Bergedorfer Str. 10, 41033 Hamburg

Gerstmann, K.-J., Dr. med.
Institut für medizinische Begutachtung
Brüderweg 16, 44135 Dortmund

Grosser, V., Dr. med.
Berufsgenossenschaftliches Unfallkrankenhaus
Bergedorfer Str. 10, 21033 Hamburg

Hax, P.-M., Dr. med.
Berufsgenossenschaftliche Unfallklinik
Großenbaumer Allee 250, 47249 Duisburg

Hermichen, H.G., Dr. med.
Klinik für Unfall- und Wiederherstellungs-
chirurgie, Städtische Kliniken Neuss,
Lukaskrankenhaus GmbH
Preußenstr. 84, 41464 Neuss

Hörster, G., Prof. Dr. med.
Unfallchirurgische Klinik der
Städtischen Krankenanstalten Bielefeld-Mitte
Teutoburger Str. 50, 33604 Bielefeld

Hunger, N., Dr. med.
Berufsgenossenschaftliche Unfallklinik
Großenbaumer Allee 250, 47249 Duisburg

Izbicki, W., Dr. med.
Unfallchirurgische Abteilung
Evangelisches Krankenhaus
Wertgasse 30, 45468 Mülheim/Ruhr

Jung, W., Dr. med.
Berufsgenossenschaftliche Unfallklinik
Großenbaumer Allee 250, 47249 Duisburg

Kortmann, H.-R., Priv.-Doz. Dr. med.
Berufsgenossenschaftliche Unfallklinik
Großenbaumer Allee 250, 47249 Duisburg

Kranig, A., Dr. jur.
Hauptabteilung UV-Recht/Berufskrankheiten
Hauptverband der gewerblichen Berufsgenos-
senschaften
Alte Heerstr. 111, 53757 Sankt Augustin

Krause, M.
BV 4 der Verwaltungs-Berufsgenossenschaft
Solinger Str. 18, 45481 Mülheim/Ruhr

Kunze, G., Assessor
Landesverband Rheinland-Westfalen der
gewerblichen Berufsgenossenschaften
Kreuzstr. 45, 40210 Düsseldorf

Kutscha-Lissberg, F., Dr. med.
Chirurgische Klinik, Berufsgenossenschaftliche
Kliniken Bergmannsheil, Universitätsklinik
Bürkle-de-la-Camp-Platz 1, 44789 Bochum

Langendorff, H.-U., Prof. Dr. med.
Klinik für Unfall-, Hand- und
Wiederherstellungschirurgie
Städtische Kliniken
Münsterstr. 240, 44145 Dortmund

Meyer-Clement, M., Dr. med.
Medizinisches Gutachteninstitut
Mönckebergstr. 5, 20095 Hamburg

Muhr, G., Prof. Dr. med.
Chirurgische Klinik, Berufsgenossenschaftliche
Kliniken Bergmannsheil, Universitätsklinik
Bürkle-de-la-Camp-Platz 1, 44789 Bochum

Paus, G., Dr. med.
Berufsgenossenschaftliches Unfallkrankenhaus
Bergedorfer Str. 10, 21033 Hamburg

Peters, D., Assessor
Landesverband Rheinland-Westfalen der
gewerblichen Berufsgenossenschaften
Kreuzstr. 45, 40210 Düsseldorf

Press, M., Assessor
BV Köln der Bau-Berufsgenossenschaft
Rheinland und Westfalen
Eulenbergstr. 13–21, 51065 Köln

Scheele, H., Dr. med.
Berufsgenossenschaftliche Unfallklinik
Großenbaumer Allee 250, 47249 Duisburg

Schidelko, M., Dr. med.
Berufsgenossenschaft der chemischen Industrie
Bismarckstr. 2, 53639 Königswinter

Schießl, G.
Allianz-Versicherungs AG.
Königinstr. 28, 80802 München

Schmidt, H.G.K., Dr. med.
Berufsgenossenschaftliches Unfallkrankenhaus
Bergedorfer Str. 10, 21033 Hamburg

Schofer, M., Dr. med.
Berufsgenossenschaftliche Unfallklinik
Großenbaumer Allee 250, 47249 Duisburg

Scholz, S., Dipl.-Psych.
Berufsgenossenschaftliche Unfallklinik
Großenbaumer Allee 250, 47249 Duisburg

Schröter, F., Dr. med.
Institut für Medizinische Begutachtung
Landgraf-Karl-Str. 21, 34131 Kassel

Schudmann, J.
BV Bochum der Berufsgenossenschaft
für Gesundheitsdienst und Wohlfahrtspflege
Universitätsstr. 78, 44789 Bochum

Schwarze, S., Prof. Dr. med.
Institut für Arbeitsmedizin und Sozialmedizin
der Heinrich-Heine-Universität Düsseldorf
Universitätsstr. 1, 40225 Düsseldorf

Schwerdtfeger, U., Assessor
BV Köln der Holz-Berufsgenossenschaft
Kalscheurer Weg 12, 50969 Köln

Spink-Möllendorf, U., Dr. med.
Institut für ärztliche Begutachtung
Rothenburg 2, 48143 Münster

Springer, H., Dr. med.
Medizinische Begutachtung
Beimsstr. 89 a, 39110 Magdeburg

Tändler, P., Dr. med.
Institut für Medizinische Begutachtung
Landgraf-Karl-Str. 21, 34131 Kassel

Wehking, E., Dr. Dr. med.
Neurologische Klinik am Rosengarten
Westkorso 22, 32545 Bad Oeynhausen

Weise, K., Prof. Dr. med.
Berufsgenossenschaftliche Unfallklinik
Schnarrenbergstr. 95, 72072 Tübingen

Wenzl, M., Dr. med.
Berufsgenossenschaftliches Unfallkrankenhaus
Bergedorfer Str. 10, 21033 Hamburg

Winter, E., Priv.-Doz. Dr. med.
Berufsgenossenschaftliche Unfallklinik
Schnarrenbergstr. 95, 72072 Tübingen

Wurm, M., Dr. med.
Berufsgenossenschaftliches Unfallkrankenhaus
Bergedorfer Str. 10, 21033 Hamburg

I Pseudarthrosen an oberer und unterer Extremität (Teil A)

Pseudarthrosen – Definition und Pathophysiologie

H. G. Hermichen

1.1 Definition

Benötigt ein Knochenbruch länger als 3 Monate bis zur Konsolidierung, spricht man von einer verzögerten Frakturheilung. Ist die Fraktur nach 6 Monaten noch immer nicht fest, liegt eine so genannte Pseudarthrose vor. Wenngleich die Pseudarthrose ein vorwiegend knöchernes Problem darstellt, kommt doch auch den die Knochen ernährenden Weichteilen eine ganz entscheidende Rolle zu.

Im englischen Sprachraum spricht man von einer „non union". Der Begriff „pseudarthrosis" wird für angeborene Knochendefekte benutzt.

Im berufsgenossenschaftlichen Heilverfahren haben Pseudarthrosen und ihre Therapie eine große Bedeutung. Heilungsstörungen nach Unfällen beeinflussen den Aufwand, die Zeitdauer und nicht zuletzt die Kosten der Rehabilitation negativ. Wenngleich die absolute Zahl der schweren Infekt-Defekt-Pseudarthrosen zurückgegangen ist, da häufiger eine Behandlung in qualifizierten traumatologischen Abteilungen erfolgt, stellen diese nach wie vor einen erheblichen Anteil an Patienten berufsgenossenschaftlicher Unfallkliniken.

1.2 Pathophysiologie

Pseudarthrosen werden je nach Entstehungsursache bzw. morphologischem Erscheinungsbild in folgende Untergruppen eingeteilt:

- hypertrophe,
- hypotrophe
- oligotrophe,
- atrophe,
- Defekt,
- infizierte, meist so genannte Infekt-Defekt-Pseudarthrosen.

1.2.1 Hypertrophe Pseudarthrosen

Die hypertrophe Pseudarthrose entsteht auf dem Boden einer persistierenden Frakturinstabilität bei intakter Gefäßversorgung der Frakturenden. Durch permanente Unruhe im Frakturspalt, z. B. bei konservativer Behandlung bedingt durch antagonistischen Muskelzug am Humerusschaft (M. biceps, M. triceps), kann der Bruch nicht konsolidieren (Abb. 1.1).

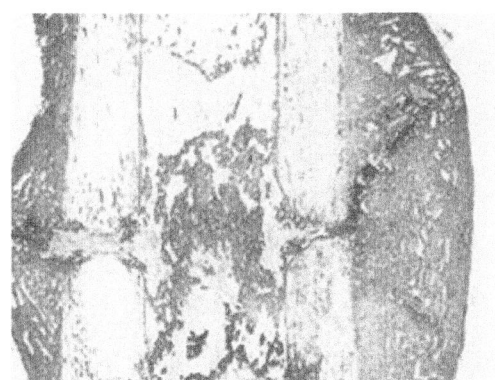

Abb. 1.1. Hypertrophe Pseudarthrose

Gleiches gilt bei einer instabilen Osteosynthese, die dann nicht selten zum Implantatversagen führt.

Auch die Nichtbeachtung biomechanischer Behandlungsgrundsätze (z. B. nach Schenkelhalsfrakturen mit steilem Frakturverlauf, Abb. 1.2) kann zur Entwicklung von Pseudarthrosen führen.

Die hypertrophe Pseudarthrose ist eine häufig „benigne" Heilungsstörung: Die rigide biomechanisch korrekte Stabilisierung führt fast immer zur Ausheilung (Abb. 1.3, Abb. 1.4).

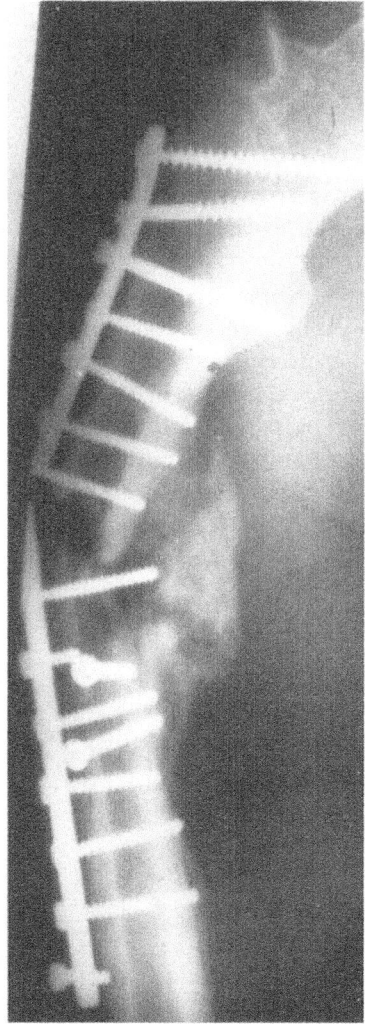

Abb. 1.2. Plattenbruch bei hypertropher Pseudarthrose

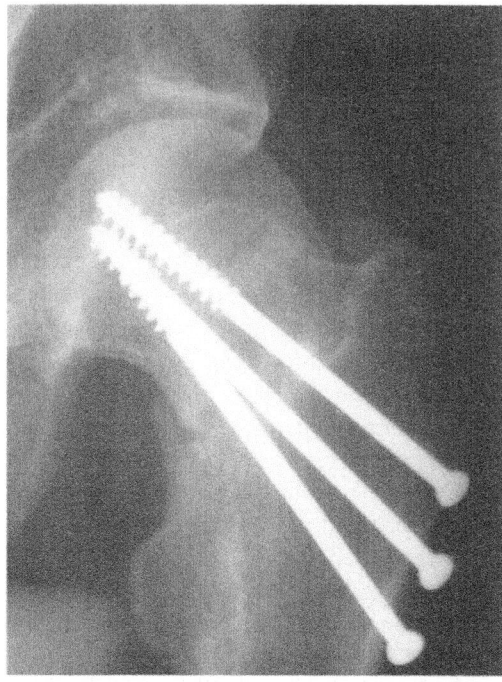

Abb. 1.3. Drohende Pseudarthrose bei steilem Pauwels-Winkel

1.2.2 Hypotrophe (oligotrophe, atrophe) Pseudarthrose

Bei der oligotrophen bzw. atrophen Pseudarthrose liegt die Ursache der Heilungsverzögerung in einer stark verminderten lokalen Durchblutung der Frakturenden (Abb. 1.5).

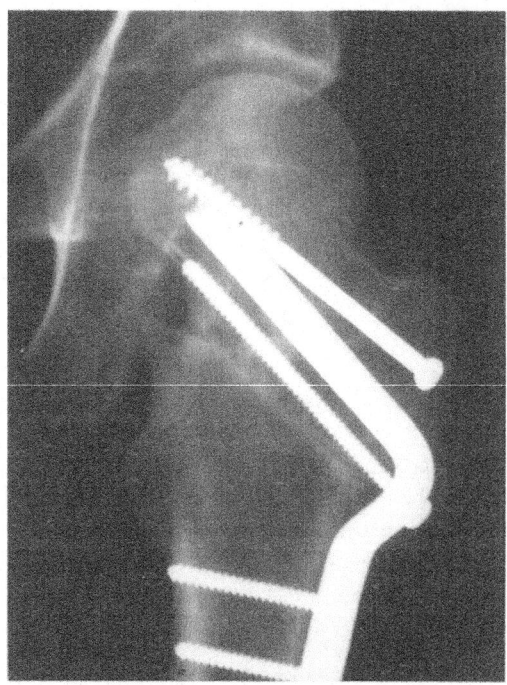

Abb. 1.4. Knöcherne Ausheilung der Pauwels-III-Fraktur nach valgisierender Osteotomie

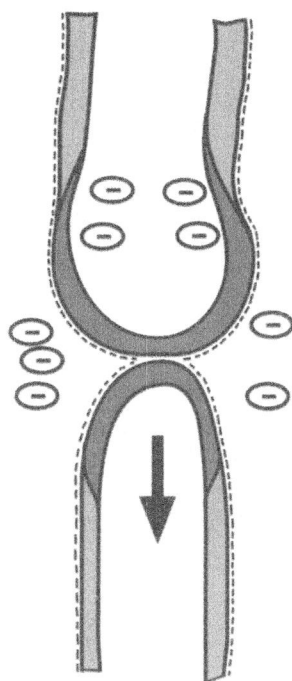

Abb. 1.5. Atrophe Pseudarthrose – Abrundung der Frakturränder. (Aus Rüedi u. Murphy 2000)

Diese Form der Pseudarthrose wird meist nach Frakturen mit schwerem Weichteilschaden sowie nach nicht gewebeschonend durchgeführter Osteosynthese beobachtet. Der Übergang von oligotropher zu atropher Pseudarthrose ist fließend.

Die Behandlung dieser Defizite muss daher die Verbesserung der örtlichen „Biologie" bzw. Vitalität zum Ziel haben. Dies kann durch Spongiosaplastiken, lokale Weichteilmaßnahmen (z. B. Muskellappenplastik) und stabile Osteosynthesen erreicht werden (Abb. 1.6).

1.2.3 Defekt-Infekt-Pseudarthrose

Die Defektpseudarthrose entstehen immer dann, wenn nach einer Fraktur ein größerer Knochendefekt verbleibt. Dies ist oft nach breit offenen Frakturen der Fall. Die zusätzliche Schädigung der Weichteile verhindert eine knöcherne Überbrückung durch Kallusgewebe auch dann, wenn eine stabile technisch korrekt durchgeführte Osteosynthese vorliegt. Bei initial erheblichem

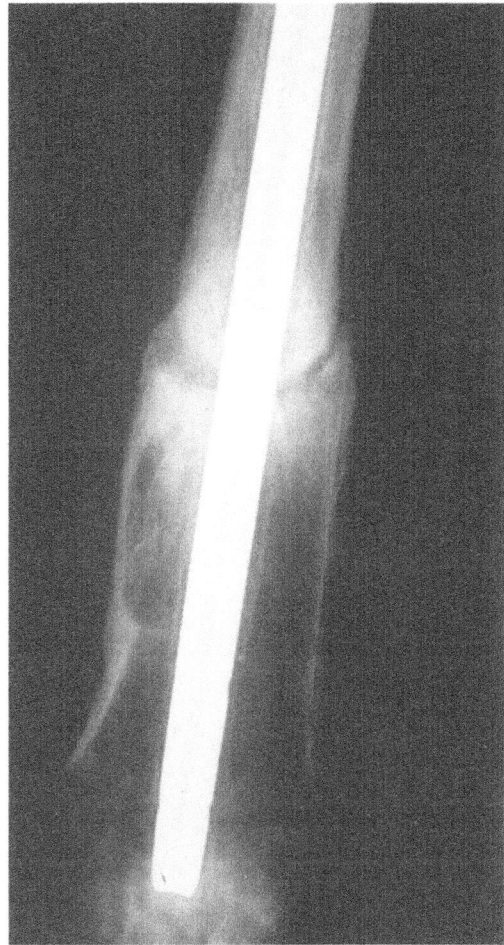

Abb. 1.6. Oligotrophe Pseudarthrose nach instabiler Marknagelung

lokalen Trauma ist die Defektpseudarthrose besonders infektionsgefährdet, sodass die gefürchtete Infekt-Defekt-Pseudarthrose die Folge sein kann. Bei dieser Sonderform baut sich ein Circulus vitiosus auf: Der Infekt führt zu weiterer Knochenresorption, die eine Instabilität begünstigt (Abb. 1.7).

Die häufig schwer geschädigten Weichteile begünstigen zudem eine Heilungsverzögerung (Abb. 1.8).

Die Therapie der Infekt-Defekt-Pseudarthrose besteht in einer radikalen Nekrosektomie, verbunden mit lokalen plastischen Maßnahmen, zur Deckung der Defekte, ggf. mit freien Lappen, sowie mit knöchernen Distraktionstechniken und Spongiosaplastiken. Viele Einzelschritte

1

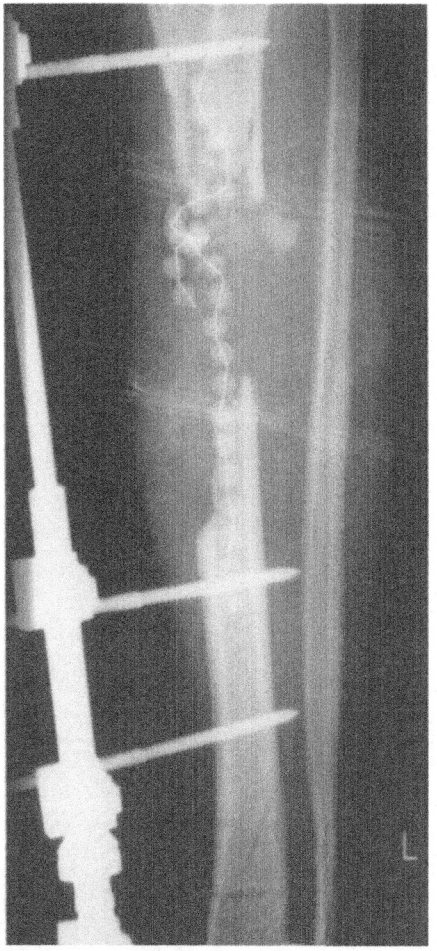

Abb. 1.7. Infekt-Defekt-Pseudarthrose der Tibia

sind notwendig – dennoch gelingt es nicht immer, eine funktionell befriedigende Ausheilung zu erzielen: Die Amputation ist die Folge.

Zusammenfassung

Pseudarthrosen als Störung der Knochenbruchheilung lassen sich unterscheiden in hypertrophe, hypotrophe und Defekt-Infekt-Pseudarthrosen. Die Ursachen sind unterschiedlich: Biomechanische und biologische Aspekte spielen die größte Rolle. Der Weichteilschaden hat bei der Pseudarthrosenentstehung eine große Bedeutung. Die Therapie orientiert sich an der Form der Pseudarthrose und sollte die Funktionswiederherstellung zum Ziel haben.

Literatur

Rüedi TP, Murphy WM (2000) AO principles of fracture management. Thieme, Stuttgart New York, pp 749–778
Rüter A, Trentz O, Wagner M (1995) Unfallchirurgie. Urban & Schwarzenberg, München Wien Baltimore, S 33–66

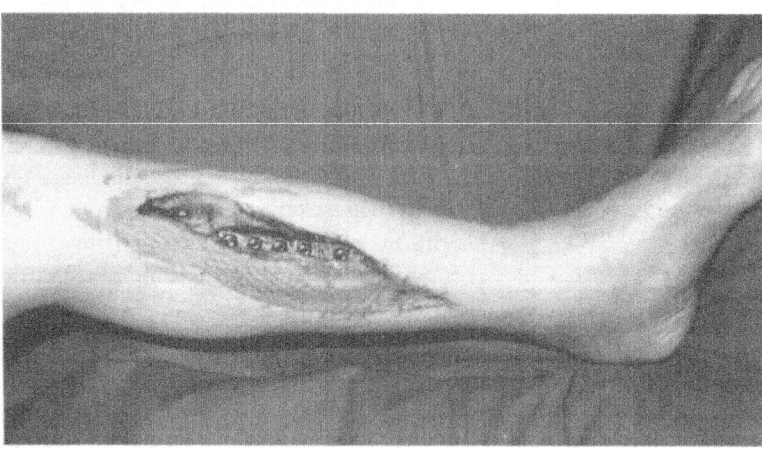

Abb. 1.8. Freiliegende Tibia bei chronischer Infektion von Knochen *und* Weichteilen

Operative Verfahren an der unteren Extremität

2.1 Die aseptische Pseudarthrose des Oberschenkels – operative Verfahren

F. Kutscha-Lissberg, G. Muhr

2.1.1 Einleitung

Die verbesserten Operationstechniken und Implantate im Rahmen der operativen Frakturbehandlung haben auch zu einer Veränderung des Erscheinungsbildes der Pseudarthrose geführt. Zwischen 1981 und 1994 wurden am Bergmansheil 145 Femurpseudarthrosen operativ behandelt. Der Anteil an oligo- und atrophen Pseudarthrosen lag bei 81%, wobei in 92% dieser Fälle primär die klassische Plattenosteosynthese zur Anwendung kam (Richter et al. 2000). Durch den nahezu völligen Verzicht auf diese Versorgungstechnik in den letzten 10 Jahren, stellt die avitale Pseudarthrose heute geradezu eine Seltenheit dar und entsteht meist nach offenen Frakturen. Für die chirurgische Fehleranalyse, welche die Vorraussetzung für das Erstellen des Therapieplanes darstellt, stehen meist biomechanische Überlegungen im Vordergrund. Unzureichende Stabilität im Frakturbereich kann durch eine schlechte Implantatwahl (zu kurzer oder zu dünner intramedullärer Kraftträger), durch eine inadäquate Technik (fehlende statische Verriegelung in Abhängigkeit des Frakturtyps) oder durch eine schlechte Fragmentstellung (Diastase, Achsenfehlstellung) resultieren. Allerdings müssen auch andere Ursachen, wie fehlende Belastung durch Langzeitentlastung, berücksichtigt werden. Giannoudis et al. (2000) konnten zeigen, dass die längere Einnahme von nichtsteroidalen Antiphlogistika einen signifikanten Faktor in der Entwicklung von Oberschenkelpseudarthrosen darstellen kann.

Um den verschiedenen Situationen gerecht zu werden, wird in weiterer Folge zwischen den beiden metaphysären und dem diaphysären Bereich unterschieden.

2.1.2 Die Schenkelhalspseudarthrose

Unter einem medialen Schenkelhalsbruch versteht man alle jene Frakturen des Collum femoris, die ihre Hauptfrakturlinie zwischen der Knorpelknochengrenze (proximale Begrenzung) und dem Ansatz der Gelenkkapsel (distale Begrenzung) aufweisen. Die eigentliche subkapitale Fraktur verläuft knapp distal der Knorpelgrenze entlang der ehemaligen Epiphysenplatte und ist demnach den medialen Schenkelhalsfrakturen gemeinsam mit den transzervikalen Frakturen zuzuordnen. Während die basozervikale Fraktur (aus anatomischer Sicht eine etwas unglückliche Bezeichnung) eine rein extraartikuläre Fraktur darstellt, weist die laterale Form der Schenkelhalsfraktur immer auch eine intraartikuläre Komponente auf. Der ventrale Ansatz der Hüftgelenkkapsel liegt an der Linea intertrochanterica, sodass der gesamte ventrale Anteil des Schenkelhalses intraartikulär verläuft, weswegen es auch keine rein extraartikuläre laterale Schenkelhalsfraktur gibt. Der dorsolaterale Teil des Schenkelhalses liegt allerdings extraartikulär, da die laterale (distale) Begrenzung der Kapsel, die Zona orbicularis ligamenti ischiofemorale, etwa die Hälfte des Schenkelhalses ausspart. Diese exakte Trennung der medialen von der lateralen Schenkelhalsfraktur ist deshalb unbedingt erforderlich, da sich drei richtungweisende Unterschiede in Bezug auf Prognose und Therapieanforderung aus den anatomischen Gesetzmäßigkeiten ergeben.

1. Die intrakapsulären Teile des Schenkelhalses weisen kein *eigentliches* Periost, sondern lediglich einen, der Synovia ähnlichen, dünnen Weichteilüberzug auf, sodass prinzipiell keine periostale Knochenbruchheilung möglich ist. Die knöcherne Heilung muss über eine endostale Knochenbruchheilung erfolgen.
2. Die Gefäßversorgung des Kopffragmentes erfolgt bis auf kleine, inkonstante Areale ausschließlich von distal (metaphysär).

3. Die Möglichkeiten, das kleine Kopffragment mechanisch ausreichend stabil zu fixieren, sind in Abhängigkeit der Knochenqualität und der Bruchform deutlich ungünstiger (Hebelgesetz!).

Die Blutversorgung des Kopffragmentes nimmt in der Pathophysiologie Schenkelhalspseudarthrose gemeinsam mit den biomechanischen Verhältnissen eine zentrale Schlüsselrolle ein. Unter den zahlreichen Untersuchungen über die arterielle Versorgung des Hüftkopfes scheinen die Ergebnisse und Darstellungen von Crock für den klinischen Alltag sehr gut geeignet zu sein. Nach Crock wird die Durchblutung durch drei Arteriengruppen gewährleistet. Der R. ascendens A. circumflexa femoris lateralis bildet gemeinsam mit der A. circumflexa femoris medialis einen extraartikulär gelegenen Gefäßring an der Basis des Schenkelhalses (Gruppe 1). Aus dieser ersten und wichtigsten Gefäßgruppe entspringt ein feines Gefäßnetz (Rr. nutritius colli et capitis femoris), das direkt auf dem Schenkelhals in der Synovia-ähnlichen Membran Richtung Hüftkopf zieht (Gruppe 2). Diese aufsteigenden Gefäße bilden an der Knorpel-Knochen-Grenze ein weiteres dichtes aber sehr dünnes, ringförmiges Gefäßgeflecht (Gruppe 3). Von hier aus erfolgen die Penetration des Knochens und die eigentliche Versorgung des Hüftkopfes mit Blut. Die aufsteigenden Gefäße (Gruppe 2) werden in vier Gruppen entsprechend den Kopfquadranten eingeteilt. Das dünne Gefäßgeflecht (Gruppe 3) weist bezüglich der kompletten Ringbildung eine große anatomische Variation auf. Diese drei Gefäßgruppen stellen als so genanntes retinaküläres System den überwiegenden und damit wichtigsten Anteil der Blutversorgung sicher. Zusätzlich liegt ein ebenso metaphysäres oder laterales endostales Gefäßsystem vor. Die Blutversorgung über die medialen Gefäße, welche über das Lig. capitis femoris in den Hüftkopf gelangen, spielen beim Erwachsenen nur eine untergeordnete Rolle. Die enge Beziehung der Gefäße zum intraartikulär gelegenen Knochen macht verständlich, dass diese bei Frakturen fast zwingend verletzt werden müssen. Der mechanische Stabilitätsgrad spielt neben der Durchblutungssituation die zweite wesentliche Rolle für das Ausblei-

ben der knöchernen Heilung und muss deshalb in der Behandlung der Pseudarthrose Berücksichtigung finden.

Grundsätzlich muss zwischen kopferhaltenden Konzepten und der endoprothetischen Versorgung unterschieden werden. Wird die Indikation zum Gelenkerhalt gestellt, müssen die Scherkräfte in der Pseudarthrose durch eine valgisierende Osteotomie minimiert werden. Diese subtraktive intertrochantäre Umstellung nähert die Pseudarthrose an die Horizontale an, wodurch vermehrt Druckkräfte entstehen. Die Osteosynthese erfolgt im eigenen Vorgehen mittels Klingenplatte. Vor der Osteotomie und vor dem Einschlagen der Klinge wird die Pseudarthrose durch eine kraniale Zugschraube gesichert. Die Lage der Klinge richtet sich nach der erwünschten Valgisierung. Wird eine Revaskularisierung des Schenkelkopfes angestrebt, kann der Ansatz des M. quadratus femoris mit einem Knochenspan als gefäßgestieltes Knochentransplantat in die dorsale Seite des Schenkelhalses eingebolzt werden. Bei immer weiterer Indikationsstellung moderner Hüftprothesen stellt dieses Verfahren allerdings eine äußerst selten durchgeführte Operation dar. In den Jahren 1990–1994 wurde diese Revaskularisierung bei acht Patienten mit Pseudarthrosen nach Schenkelhalsfraktur mit beginnenden (Teil-)Nekrosen des Schenkelkopfes durchgeführt. Die Revaskularisierung gelang allerdings nur in drei Fällen (David et al. 1995).

2.1.3 Pseudarthrosen der proximalen Metaphyse

Pseudarthrosen der proximalen Femurmetaphyse sind durch die komplexen biomechanischen Verhältnisse und durch die eingeschränkten Möglichkeiten, das proximale Hauptfragment stabil zu fixieren, gekennzeichnet. In der Regel handelt es sich um Frakturen älterer Menschen mit typischen osteoporotischen oder osteopenen Veränderungen. Von diesen Veränderungen ist vor allem der Schenkelhals betroffen. Meistens wurde schon im Rahmen der primären Versorgung der Schenkelhals und der Hüftkopf für die Verankerung eines winkelstabilen Implantates entweder in Form eines dynamischen Platten-Schrauben- oder Nagel-Schrauben-Systems genutzt.

Kommt es zur Auslockerung oder zum Ausriss dieser Implantate mit dem Ausbilden einer Pseudarthrose in Kombination mit einer Fehlstellung, ist es oftmals schwierig, eine ausreichend stabile Verankerung im Rahmen der Reosteosynthese zu erzielen. Meistens handelt es sich um eine Varusfehlstellung in Kombination mit einer Antekurvation des proximalen Fragmentes. Entweder gelingt es, durch Wahl einer anderen Schraubenlage im Kopf-Hals-Fragment (proximaler Eintrittspunkt lateral und Schraubenkopflage im kaudalen Kopfquadranten) eine neue Verankerung zu ermöglichen, oder es muss eine andere Fixation gewählt werden. Kann auch durch alternative Implantate keine Stabilisierung erfolgen, kann der endoprothetische Ersatz des Hüftgelenks notwendig werden.

Entwickelt sich eine Pseudarthrose nach primärer Nagelung und liegt keine Lockerung des Implantates vor, kann die Ursache oftmals auch bei korrekten Achsverhältnissen in einer großen Diastase im ehemaligen Frakturbereich liegen (subtrochänterer Drehbruch). In dieser Situation kann die Stabilität der primären Oseosynthese selten entscheidend verbessert werden. Eine exakte Reposition macht ein komplettes Auflösen der Osteosynthese mit breitem Freilegen der Pseudarthrose notwendig. Eine Stabilitätserhöhung kann durch additives Anlegen einer kurzen ventralen Platte, bei großen Defekten in Kombination mit einer Spongiosaplastik, erzielt werden.

Ist das Implantat gelockert und liegen korrekturbedürftige Fehlstellungen vor, muss eine Reosteosynthese im eigentlichen Sinn vorgenommen werden. In diesen Fällen bevorzugen wir 90gradige winkelstabile Implantate, um einen möglichst großen Abstand zwischen der neuen Schenkelkopfschraube oder Klinge und dem Implantatlager der primären Osteosynthese zu erzielen. In vielen Fällen muss die Pseudarthrosenregion exponiert werden, um die Fehlstellung beseitigen zu können. In diesen Fällen erfolgt die zusätzliche Stabilisierung durch eine ventrale Platte. Bewährt hat sich vor allem bei schlechter Knochenqualität und größeren Defekten im Kopf-Hals-Fragment die Verwendung der Tochanterhakenplatte. Dieses Implantat wurde für die Therapie der Pseudarthrosen nach Umstellungsosteotomien entwickelt. Der große Haken kann entweder von lateral über den großen Trochanter oder von ventral über die Basis des Schenkelhalses eingebracht werden, wobei nach Fixation des Plattenschaftes an das distale Schaftfragment eine äußerst stabile Zuggurtung resultiert.

2.1.4 Pseudarthrosen der Diaphyse

Die biomechanischen Voraussetzungen im Bereich der Diaphyse sind wesentlich günstiger im Vergleich zum metaphysären Bereich. Die ausreichend langen Hauptfragmente können auch bei höhergradiger Osteoporose sicher gefasst und damit stabilisiert werden. Zwischen 1994 und 1999 wurden 34 diaphysäre Oberschenkelpseudarthosen behandelt. Der Anteil der primären Plattenosteosynthesen lag bei 8,8 % (n=3), in 29,5 % (n=10) wurde primär eine gebohrte und in 61,7 % (n=21) eine ungebohrte Femurnagelung durchgeführt. Noch in den Jahren 1981–1994 lag der Anteil der primären Plattenosteosynthese bei 77 % (112/145). Diese Veränderung des initialen Therapiekonzeptes führte in diesen Kollektiven zu einer signifikanten Verringerung der atrophen Pseudarthose, welche in nur zwei Fällen (5,8 %) beobachtet wurde. Ob dieser Paradigmenwechsel in der Erstversorgung tatsächlich die Pseudarthrosenrate gesenkt hat, kann naturgemäß nicht abgeleitet werden. Allerdings ist die Prognose der hypertrophen Pseudarthrose mit erhaltener Vitalität der Fragmentenden bezüglich der definitiven knöchernen Konsolidierung günstiger einzuschätzen. Die operative Sanierung der Pseudarthrose erfolgte im Schnitt 12 Monate (8–22 Monate) nach dem Trauma. Das Therapiekonzept bestand aus einer Stabilitätserhöhung und Stimulation der Knochenbildung. In 14 Fällen konnte der initial eingebrachte intramedulläre Kraftträger belassen werden. Die zusätzliche Stabilisierung wurde durch eine kurze Platte erzielt, wobei in diesen Fällen eine Spongiosaplastik durchgeführt wurde. In 18 Fällen wurde der Nagel in gebohrter Technik gewechselt. Die Indikation zum Nagelwechsel wurde bei radiologischen Anzeichen der Implantatlockerung, bei Vorliegen von Achsenfehlstellungen und bei großer Differenz von Nageldurchmesser und Markraumdurchmesser gestellt. Auch in dieser Situation wurde zusätzlich eine kurze Platte angelegt, allerdings wurde auf die Spongiosaplastik nach dem Bohrvorgang verzichtet. Durch das Konzept „Nagel und Platte" wurden 30 Pseudarthrosen (88,8 %) zur Ausheilung gebracht. In zwei Fällen (5,8 %) wurde die Konsolidierung nach einer weiteren Spongiosaplastik erzielt. Zwei Patienten konnten weder klinisch noch radiologisch nachbehandelt oder nachuntersucht werden.

2.1.5 Pseudarthrosen der distalen Metaphyse

Auch im distalen metaphysären Bereich scheint sich der Trend der Diaphyse zu bestätigen. Durch verbesserte intra- und extramedulläre Implantate kann auf das denudieren einzelner Fragmente verzichtet werden. Die exakte anatomische Reposition ist nicht mehr erforderlich, um eine ausreichende Stabilität zu erhalten. Bei der primären Versorgung kann durch die Verwendung von winkelstabilen Plattensystemen auf eine knöcherne Abstützung medial verzichtet werden. Dasselbe gilt für die speziell für diesen Bereich konstruierten Nägel. Besondere Beachtung müssen Einsteifungen des Kniegelenks erfahren, da die Pseudarthrose selbst einer deutlich höheren mechanischen Belastung unterliegt. Die Prinzipien der Pseudarthrosenbehandlung unterscheiden sich nicht wesentlich vom diaphysären Bereich, allerdings kommt dem Nagel in unserem Vorgehen nur eine untergeordnete Rolle zu. Entwickelt sich eine Pseudarthrose nach intramedullärer Osteosynthese, wird diese belassen, solange keine Lockerungszeichen im distalen Fragment vorliegen. Bei retrograden Nägeln bekommt auch die Implantatlänge eine gewisse Bedeutung für die Stabilität. Kurze Nägel sind in Abhängigkeit von der Femurform im proximalen Fragment mitunter schlecht verankert, da sie nicht im eigentlichen diaphysären Bereich zu liegen kommen. Die Stabilität, die durch die Verriegelung am proximalen Nagelende erzielt wird, reicht nicht aus, ein Schwingen der Osteosynthese zu verhindern. Kann die Stabilität des Nagels nicht verbessert werden und liegen keine Achsfehlstellungen vor, wird die Stabilität durch eine zusätzliche kurze Platte erhöht und eine Spongiosapla-

stik durchgeführt. Die additive Platte neutralisiert die Rotationskräfte, die vor allem bei Pseudarthrosen nach intramedullären Osteosynthesen nicht zu vernachlässigen sind. Pseudarthrosen nach Plattenosteosynthesen werden nach denselben Gesichtspunkten analysiert. Liegt eine stabile winkelstabile Osteosynthese ohne Lockerungszeichen vor, erfolgt lediglich die Spongiosaplastik, nicht-winkelstabile oder gelockerte Platten werden gegen winkelstabile Implantate gemeinsam mit einer Spongiosaplastik gewechselt. Die Doppelplattenosteosynthese erfolgt in Ausnahmefällen, wenn durch die isolierte Plattenosteosynthese keine ausreichende Stabilität erzielt werden kann. Dies kann bei hochgradiger Bewegungseinschränkung des Kniegelenks oder bei großen knöchernen Defekten der Fall sein.

Zusammenfassung

Das Behandlungskonzept der Doppelplattenosteosynthese im metaphysären und das Vorgehen mit Nagel und Platte im diaphysären Bereich des Oberschenkels zur Behandlung von vitalen Pseudarthrosen erscheint auf den ersten Blick nicht oder allenfalls wenig mit den modernen Prinzipien der „biologischen Osteosynthese" vereinbar. Die Ursachenanalyse zeigt allerdings, dass der überwiegende Anteil der Pseudarthrosen durch eine unzureichend stabile Erstversorgung wesentlich verursacht wird. Das Neutralisieren der Rotationskräfte, welches durch intramedulläre Implantate nicht vollständig gelingt, ist in der primären Versorgung nicht erforderlich.

Kommt es allerdings zum Ausbilden der Pseudarthrose, erscheint die zusätzliche Verplattung bei geringem zusätzlichem Trauma eine signifikante Stabilitätserhöhung zu gewährleisten. Vor allem im Bereich der proximalen Metaphyse ist es im Rahmen von Reosteosynthesen oftmals nicht möglich, die ausreichende Stabilität durch ein Implantat zu erzielen. Um Fehlstellungen zu korrigieren, muss oftmals eine breite Darstellung erfolgen, sodass auch in dieser Situation das zusätzliche Trauma durch die zweite Platte zu vertreten ist. Dies gilt umso mehr, wenn im Rahmen der Erstversorgung eine offene Reposition durchgeführt werden musste.

teratur

ıvid A, Richter J, Huffaser (1995) Mediale Schenkelhalsfraktur – kopferhaltende Therapiekonzepte. Zentralbl Chir 120: 841

annoudis PV, MacDonald DA, Matthews SJ, Smith RM, Furlong AJ, De Boer PJ (2000) Nonunion of the femoral diaphysis. The influence of reaming and non-steroidal anti-inflammatory drugs. Bone Joint Surg Br 82: 655

Richter J, Schulze W, Muhr G (2000) Diaphysäre Femurpseudarthrosen – nur ein technisches Problem. Chirurg 71: 1098

2.2 Die Marknagelung bei Tibiaschaftpseudarthrosen

E. Winter, K. Weise

2.2.1 Einleitung

Die Behandlung der gestörten Knochenbruch-heilung mittels aufgebohrter Marknagelung ge-hört zu den seltenen Indikationen dieses Osteo-syntheseverfahrens. Die Aufbohrung und die dadurch ausgelöste Stimulation der Knochen-bruchheilung sowie der kleinen, fernab der eigentlichen Läsion gelegenen Zugänge gerade bei gestörter örtlicher Durchblutung haben unbestreitbare Vorteile. Umstritten ist eine posi-tive Bedeutung des Bohrmehles, welches bei int-ramedullärer Stabilisierung einer Tibiapseud-arthrose durch herkömmliche Universalnägel entsteht, in Bezug auf die Beeinträchtigung der endostalen Durchblutung, wie sie nach Anwen-dung eines solchen Nagels zu beobachten ist (Perren 1995). Klinische Erfahrungen zeigen, dass es bei den vitalen Formen einer Knochen-heilungsstörung nach einer Stabilisierung mit Marknagel bei vorherigem Aufbohren in vielen Fällen zu einer raschen ossären Durchbauung kommt. Durch die Anwendung eines Verriege-lungsnagels kann ein extensives Aufbohren mit der Folge einer lokalen Hitzeschädigung vermie-den werden. Das Implantat gewinnt seine Stabili-tät aus der Kombination mit den Verriegelungs-bolzen. Gelegentlich, wenn man lokal eröffnen muss, kann alternativ eine kleine Platte, die die Rotation ausschaltet, in Kombination mit einem Marknagel zur Anwendung kommen. Dies gilt speziell für solche Fälle, bei denen eine lokale Dekortikation erforderlich ist. Die Anwendung der Marknagelosteosynthese bei Tibiapseud-arthrose ist dann nicht mehr als Ausnahmeindi-kation zu werten, wenn eine gute biologische Potenz (überschießende Kallusbildung, hyper-trophe Pseudarthrose) ohne Infektzeichen vor-liegt. Der Umstand, dass mit dem Verriegelungs-nagel der für die Heilung erforderliche Zugewinn an Stabilität durch die Verriegelungsbolzen unter Umgehung des extensiven Aufbohrens und einer hohen Nagelstärke mit der daraus resultierenden

lokalen Vaskularisierungsstörung erreicht wird, macht aus dieser gering-invasiven Technik ein gutes Verfahren. Bei instabilen Bruchformen kann mitunter der dünne, unaufgebohrte Verrie-gelungsnagel eine für die Frakturheilung ausrei-chende Stabilität nicht gewährleisten, sodass eine knöcherne Überbrückung ausbleibt. Derartige Situationen ohne ausreichende Ruhe im Fraktur-spalt, z. B. bei Quer- und kurzen Schrägbrüchen, können nur durch einen Zugewinn an Stabilität beherrscht werden. Gleiches gilt auch für sehr proximale oder distale Schaftbrüche oder die pri-märe dynamische Verriegelung instabiler Frak-turen bzw. bei einem vorzeitigen Implantatversa-gen an den Verriegelungsbolzen. Es bedarf eini-ger Erfahrung, in solchen Fällen zum richtigen Zeitpunkt diejenige Veränderung oder Erweite-rung dem intramedullären Verfahren hinzuzufü-gen, welche dann zur kompletten Frakturheilung führt.

Der Marknagel für die Behandlung einer Hei-lungsverzögerung bei Frakturen langer Röhren-knochen kann entweder für einen Verfahrens-wechsel, vornehmlich der Plattenosteosynthese oder dem Fixateur externe, eingesetzt werden, oder er wird gegen ein anderes intramedulläres Stabilisierungsverfahren ausgetauscht. Nach Plat-tenosteosynthesen oder offenen Frakturen mit mehr oder weniger gestörter örtlicher Vaskulari-sation, diese ist in der Regel erkennbar an einer atrophen Form der Knochenheilungsstörung, birgt der Marknagel auch Risiken. Eine bereits vorbestehende Schädigung der endostalen Durch-blutung kann in Kombination mit den neu hervor gerufenen Schäden zum vollständigen „Verlö-schen" physiologischer Heilungsgänge führen. In solchen Fällen ist neben der notwendigen Stabili-tät eine zusätzliche Unterstützung der „Biologie" unentbehrlich. Lokale Dekortikation und eine autogene Spongiosaübertragung sind geeignete Zusatzmaßnahmen, die schonend angelegte Platte ist dann gegenüber dem Marknagel die bessere Alternative.

Zusammenfassend stellt das Verfahren der intramedullären Stabilisierung in den diversen Anwendungsformen eine Methode dar, die bei exakt an die individuellen Gegebenheiten ange-passter Indikation eine rasche Knochenbruch-heilung bei günstiger Funktion ermöglichen kann. Mehr noch als bei frischen Frakturen müssen die Bedingungen an Knochen und Weichteilen ins Kalkül gezogen werden. Das zum Einsatz kommende Marknagelverfahren ist auf diese Verhältnisse abzustimmen.

2.2.2 Grundlagen (Operationstechnik, Ergebnisse)

Ursachen und Therapieprinzipien von aseptischen hypertrophen und atrophen Pseudarthrosen

Bereits 1949 hat Küntscher auf die Marknagelung als Methode zur Behandlung von Tibiaschaftpseudarthrosen hingewiesen. Bis heute hat sich dieses Therapiekonzept in der klinischen Praxis bewährt. In der überwiegenden Zahl der Fälle handelt es sich um Pseudarthrosen vom hypertrophen vitalen Typ. Der biologisch aktive Pseudarthrosenkallus wird durch Instabilität an der Ausdifferenzierung gehemmt. Ursächlich ist meistens eine unzureichende Behandlung der Fraktur. Dies kann bei *konservativer Therapie* durch einen mangelhaften Gipsverband, durch eine Achsenfehlstellung oder zu starke Distraktion der Frakturfragmente im Gipsverband oder bei einer Extensionsbehandlung zustande kommen. Durch eine *operative Therapie* kann bei einer unsachgemäßen Osteosynthese eine Instabilität oder örtliche Ernährungsstörung des Knochens hervorgerufen werden. Wird beispielsweise eine Plattenosteosynthese entgegen den Grundprinzipien ohne ausreichende Schraubenzahl und ohne interfragmentäre Kompression an Femur und Tibiaschaft angewendet und erfolgt darüber hinaus ein weichteilstrapazierendes operatives Vorgehen („Besenstieltechnik"), so ist der Entstehung einer hypertrophen Pseudarthrose ein Weg gebahnt (Abb. 2.1 a–c, Abb. 2.2 a–c). Zu den „unzureichenden Osteosynthesen" sind zu zählen: isolierte Zugschrauben (Abb. 2.3 a,b), isolierte Zerklage, die zur Frakturausheilung vorgesehene Fixateur-externe-Stabilisierung (Abb. 2.4 a–d) und ein zu kurzer oder zu dünner Marknagel. Zur Ausheilung und knöchernen Überbrückung ist in diesen Fällen häufig nur mechanische Ruhe notwendig. Diese lässt sich durch eine stabile Osteosynthese erreichen.

Anders verhält es sich bei den *avitalen* und *reaktionslosen, atrophen* Pseudarthrosen. Ursache sind insbesondere offene Frakturen und iatrogene Einflüsse bei der operativen Primärversorgung, durch welche es zu Störungen der Vaskularität und sekundär der osteogenetischen Potenz im Frakturbereich kommt. Zur Behandlung genügt eine stabile Osteosynthese allein meistens nicht: Durch eine autogene Spongiosaplastik muss zusätzlich die Knochenneubildung angeregt werden. Die Indikation zur operativen Intervention ist nicht erst bei der Ausbildung einer Pseudarthrose, d. h. nach 6 Monaten, gegeben. Bereits beim Nachweis einer verzögerten Knochenbruchheilung sollte eingegriffen werden, um ein unzureichendes, instabiles Verfahren durch ein stabiles zu ersetzen. Weiteres Zuwarten würde nur eine unnötige Verlängerung der Behandlung zur Folge haben.

Im Falle einer hypertrophen Tibiapseudarthrose weist die gedeckte, aufgebohrte Marknagelung gegenüber anderen operativen Stabilisierungsverfahren wie beispielsweise der Plattenosteosynthese Vorzüge auf: Der operative Zugang liegt fernab von der Pseudarthrose, an den Weichteilen und dem Bereich der Pseudarthrose muss nichts unternommen werden, die Vaskularisierung wird somit nicht gestört. Durch die intramedulläre Stabilisierung ist eine frühzeitige Belastung der operierten Extremität möglich, was für die Konsolidierung der Fraktur und zur Vermeidung zusätzlicher Dystrophiereaktionen wichtig ist.

Technische Hinweise

Die Anwendung des aufgebohrten Tibiamarknagels erfolgt nach den Kautelen der primären Frakturbehandlung. Sofern das Einbringen des Führungsspießes Schwierigkeiten bereitet, da eine abgedeckte Pseudarthrose vorliegt, kann zur Überwindung dieses Widerstandes ein „rush-pin" gleichsam als „Eisbrecher" oder ein Handbohrer benützt werden. Die Aufbohrung sollte möglichst sparsam erfolgen, um die endostale innere Durchblutung so wenig wie möglich zu stören. Zur Ausschaltung von Rotationsinstabilitäten bei der Marknagelung von Frakturen im metaphysären Übergangsbereich kamen in früherer Zeit an der distalen Tibia Ausklinkdrähte zur Anwendung (vgl. Abb. 2.1 a–c). Mittlerweile erfolgt die Rotationsstabilisierung von Marknä-

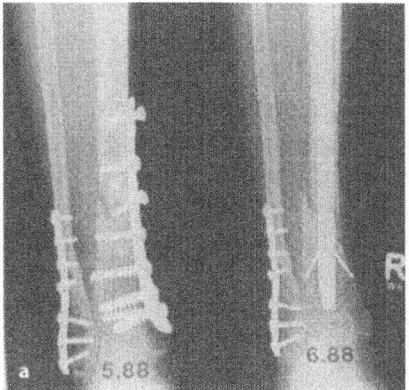

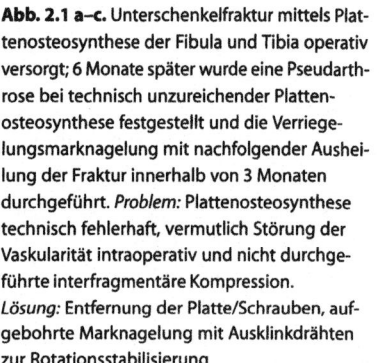

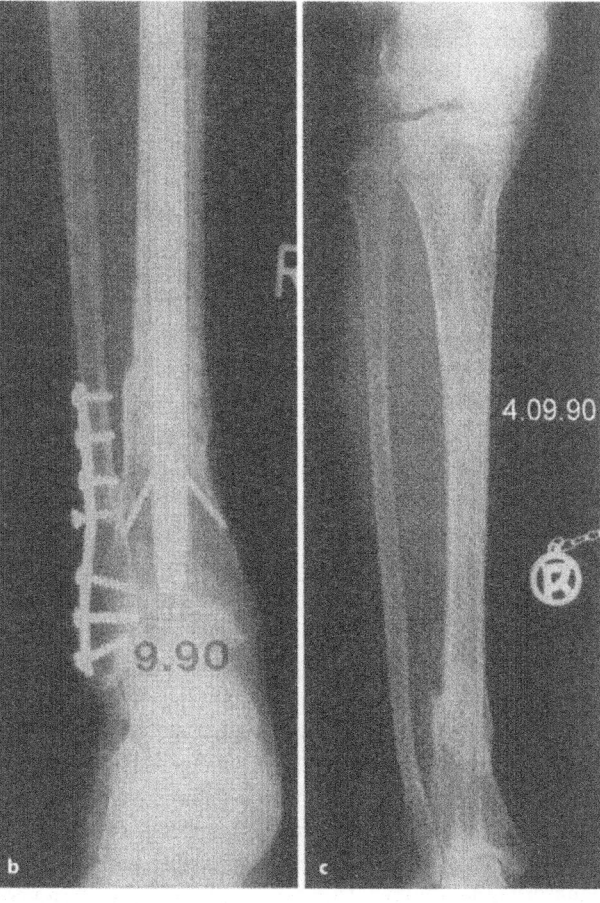

Abb. 2.1 a–c. Unterschenkelfraktur mittels Plattenosteosynthese der Fibula und Tibia operativ versorgt; 6 Monate später wurde eine Pseudarthrose bei technisch unzureichender Plattenosteosynthese festgestellt und die Verriegelungsmarknagelung mit nachfolgender Ausheilung der Fraktur innerhalb von 3 Monaten durchgeführt. *Problem:* Plattenosteosynthese technisch fehlerhaft, vermutlich Störung der Vaskularität intraoperativ und nicht durchgeführte interfragmentäre Kompression. *Lösung:* Entfernung der Platte/Schrauben, aufgebohrte Marknagelung mit Ausklinkdrähten zur Rotationsstabilisierung

geln proximal und/oder distal durch Verriegelungsbolzen. Sofern im Rahmen der Entfernung von Osteosynthesematerial die Pseudarthrose exploriert werden muss, kann die Option genutzt werden, zusätzlich zur intramedullären Stabilisierung eine rotationsstabilisierende Platte im Pseudarthrosenbereich einzubringen (vgl. Abb. 2.2 a–c).

Heilung

Bei der Marknagelung ist als übliches Heilungsbild das Entstehen von periostalen und interfragmentären Kallusmassen zu erwarten (Perren 1995). Das Aufbohren der Markhöhle führt zur Zerstörung der enostalen-medullären Blutversorgung. Durch Anastomosen zwischen periostalen und enostalen Gefäßen erfolgt eine Flussumkehr von zentrifugal nach zentripetal und damit eine Revaskularisierung (Pfister et al.

1983). Die Zunahme der periostalen Durchblutung führt zu vermehrtem appositionellem Knochenwachstum und trägt damit zur Konsolidierung im Frakturbereich bei.

Das Verbleiben des Bohrmehls mit seiner nachgewiesenen osteogenetischen Potenz bei der gedeckten, aufgebohrten Marknagelung wirkt sich positiv auf die Konsolidierung der Fraktur aus. Auch von Perren (1995) und Stürmer (Stürmer u. Schuchardt 1980) wird ein positiver Einfluss der Aufbohrung auf die Kalluskonsolidierung beschrieben. Die mit der Nagelung einhergehende sekundäre Frakturheilung stellt eine stabilere Verfestigung des Knochens im Vergleich zur primären Knochenbruchheilung dar. Die Wechseldruckbelastung während der Frakturheilung lässt alle funktionellen Anteile des Knochens (stabile enplastische Elemente) gleichermaßen regenerieren, da der Knochen wäh-

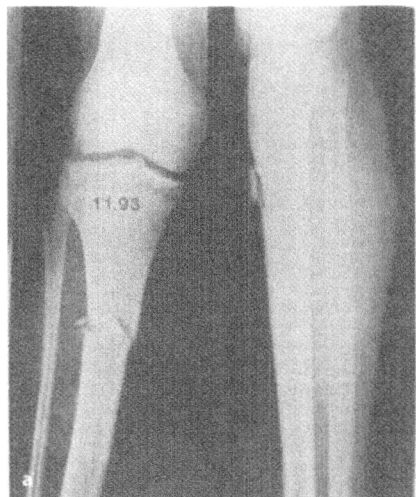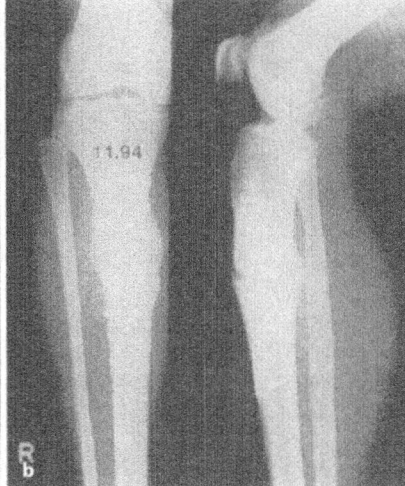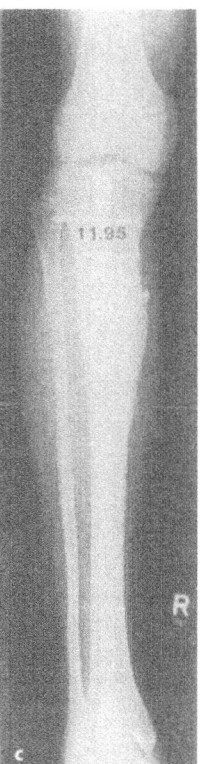

Abb. 2.2. a Ein 29-jähriger Patient zog sich 11/93 eine proximale Tibiafraktur zu, die mittels Plattenosteosynthese operativ versorgt wurde. **b** 11/94 zeigte sich eine Pseudarthrosenbildung, es erfolgte die aufgebohrte Marknagelung mit zusätzlicher rotationsstabilisierender Plattenosteosynthese. **c** Ein Jahr später fand sich die Fraktur konsolidiert. *Problem:* nicht hinreichende interfragmentäre Kompression sowie vermutlich ausgedehnte Störung der Vaskularität intraoperativ.
Lösung: aufgebohrte Marknagelung mit zusätzlicher Verriegelung und rotationsstabilisierender Plattenosteosynthese

rend der reparativen Vorgänge funktionell beansprucht bleibt (Fux et al. 1984).

Ergebnisse

In einem Zeitraum von 20 Jahren (1970–1990) wurden in der Berufsgenossenschaftlichen Unfallklinik Tübingen 229 Fälle einer verzögerten Frakturheilung bzw. einer Pseudarthrose im Bereich des Tibiaschaftes operativ behandelt. Die *Lokalisation* der Fraktur war in 11% das proximale, in 47% das mittlere und in 42% das distale Tibiaschaftdrittel. Der Anteil der *Trümmerfrakturen* betrug 40%. Es handelte sich um 109 *geschlossene* und 120 *offene Frakturen*. Das durchschnittliche *Alter* der Patienten beim Unfall lag bei 36 Jahren, der jüngste Patient war 9, der älteste 94 Jahre alt. 177 Patienten waren männlichen Geschlechts, 52 Patienten waren weiblich. In der Altersgruppe zwischen 30 und 40 Jahren befand sich Häufung der Tibiafrakturen mit nachfolgender verzögerter Knochenbruchheilung bzw. Pseudarthrose. Die *anfängliche Frakturbehandlung* bestand in 21% in einer konservativen Therapie. 67% der Frakturen wurden primär operativ stabilisiert. In 12% der Fälle erfolgte die Operation verzögert nach zunächst konservativer Behandlung. Im Falle der operativen Therapie wurde in 49% eine Frakturstabilisierung durch eine Plattenosteosynthese durchgeführt. Bei 19% der Patienten erfolgte die Stabilisierung der Fraktur durch einen Fixateur externe mit dem Ziel einer Ausbehandlung mit diesem Verfahren. In 19% der Fälle erfolgte die Tibiamark-

Tabelle 2.1. Primäre Behandlung der Tibiaschaftfrakturen, die zur verzögerten Knochenbruchheilung bzw. Pseudarthrose führten (n = 229)

21%		Konservative Therapie
21%		Zunächst konservative, dann verzögerte operative Therapie
67%		Primär operative Therapie
	Davon: 49%	Plattenosteosynthese
	19%	Fixateur externe
	19%	Tibiamarknagel
	13%	Anderes (Rush-Pin, Zugschrauben, Zerklagen, Bündelnägel)

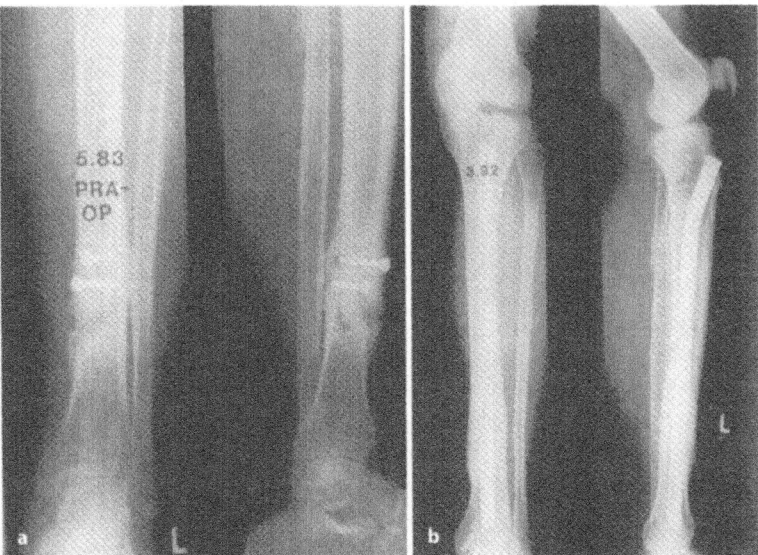

Abb. 2.3 a,b. 11/82 wurde bei einem 38-jährigen Patienten eine geschlossene Tibiaspiralfraktur offen reponiert und mittels zweier Zugschrauben stabilisiert. **a** 5/83 erfolgte die aufgebohrte Tibiamarknagelung wegen Pseudarthrosenbildung mit **b** anschließender rascher Konsolidierung der Fraktur. *Problem:* Zugschraubenosteosynthese der Tibiafraktur unzulänglich, hypertrophe Pseudarthrosenbildung. *Lösung:* aufgebohrte Marknagelung als stabiles Osteosyntheseverfahren und günstigem biologischem Einfluss auf die Frakturkonsolidierung

nagelung und in 13% wurden Osteosyntheseverfahren mit Rush-pin, Zugschrauben, Bündelnägeln oder Zerklagen angewendet (Tabelle 2.1).

Bei 20 % der 229 Patienten erfolgte die primäre Behandlung der Tibiafraktur im auswärtigen Krankenhaus. Der Zeitpunkt zwischen Behandlungsbeginn der Fraktur und Diagnose der verzögerten Knochenbruchheilung bzw. Pseudarthrose lag zwischen 3 Monaten und 6 Jahren. Legt man die Grenze des Vorliegens einer Pseudarthrose von 5 Monaten zugrunde, so lag bei 104 Patienten (45%) eine verzögerte Knochenbruchheilung vor. Bei den anderen 125 Patienten (55%) bestand eine Pseudarthrose. Diese war in 95% vom hypertrophen, vitalen Typ und in 5% vom atrophen, avitalen Typ. Die Analyse der Ursache für die Entstehung der verzögerten Frakturheilung bzw. Pseudarthrose zeigte, dass bei 85% der Patienten eine unzureichende Frakturstabilisierung vorlag. Von diesen wiederum waren 74% durch instabile Osteosynthesen bedingt. In den anderen Fällen erfolgte eine konservative Frakturbehandlung. Bei 152 dieser 229 Patienten ließen Lokalisation (Tibiaschaft) und Form (hypertrophe, avitale) Pseudarthrose bzw. verzögerte Knochenbruchheilung die Anwen-

dung des Marknagels in der schon beschriebenen Technik zu.

Von allen 152 Patienten wurde der peri- und postoperative Verlauf anhand der Patientenakten analysiert. Bei allen diesen Patienten fand zwischen einem halben Jahr und 4 Jahre nach der Operation eine klinische und röntgenologische Nachuntersuchung statt. Intraoperative Komplikationen traten bei keinem der Patienten auf. Bei 3 Patienten war postoperativ ein Hämatom im Bereich der Nageleintrittsstelle am Tibiakopf festzustellen, welches operativ entfernt wurde. Bei einem Patienten kam es zu einer Sekundärheilung der Wunde am Tibiakopf mit nachfolgender Revision. In einem Fall trat eine vorübergehende Parese des N. peronaeus auf. Bei 2 Patienten kam es zu einer Markrauminfektion, bei einem Patienten war eine Infektsanierung mit Dauerdrainage ohne Nagelentfernung möglich, im anderen Fall musste der Nagel entfernt und eine Weiterbehandlung mit dem Fixateur externe durchgeführt werden. 3-mal musste eine erneute Nagelung wegen eines rückläufigen Nagels erfolgen. Bei 4 Patienten blieb die Frakturkonsolidierung aus, in 2 Fällen erfolgte eine neuerliche

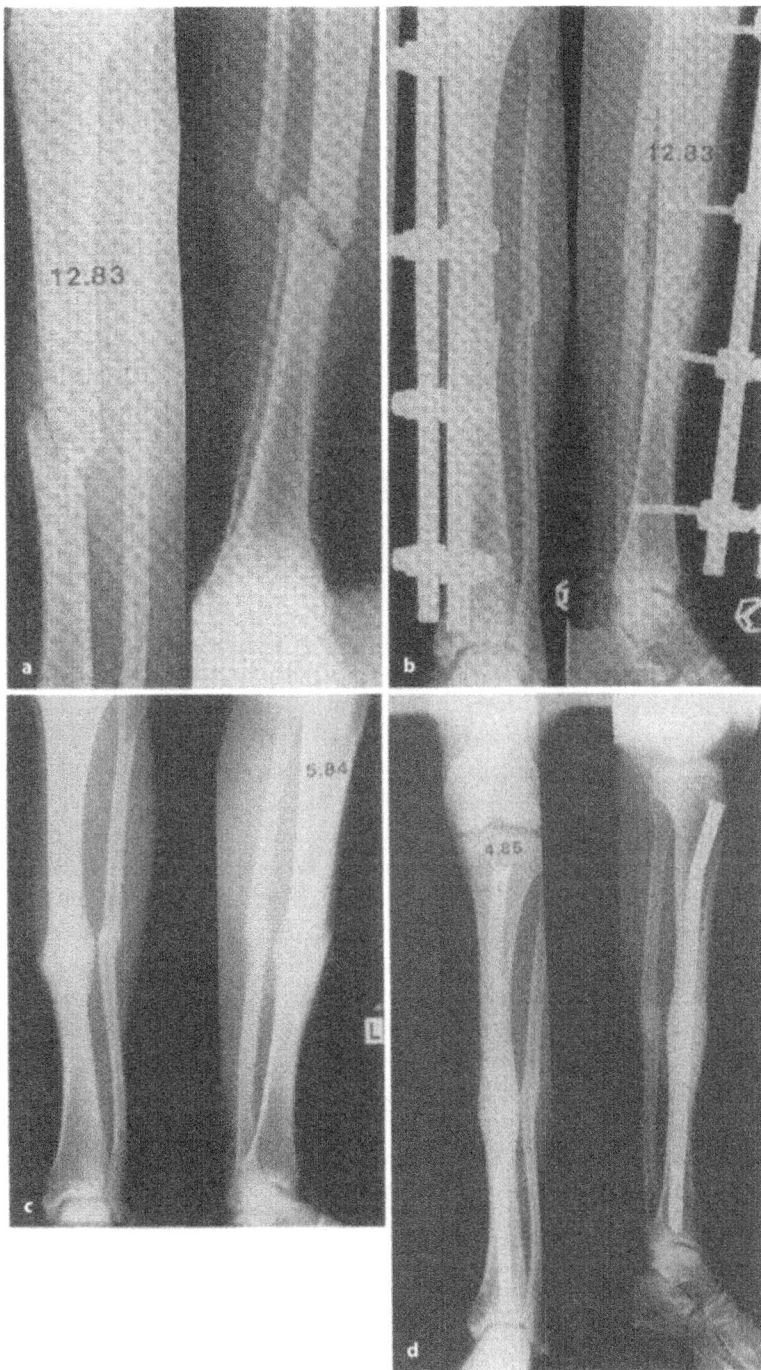

Abb. 2.4. a,b Bei einem 17-jährigen Patienten erfolgte 12/83 bei geschlossener Unterschenkelfraktur die Stabilisierung der Fraktur mit einem Fixateur externe, mit dem die Ausbehandlung versucht wurde. **c** 6 Monate später erfolgte bei Pseudarthrosenbildung die aufgebohrte Marknagelung der Tibia, die **d** innerhalb von 10 Wochen zur Konsolidierung führte. *Problem:* Fixateur externe als Stabilisierungsverfahren zur Ausbehandlung der Fraktur unzureichend. *Lösung:* aufgebohrte Marknagelung, ohne an der Pseudarthrose selbst etwas zu unternehmen

Nagelung, in einem weiteren Fall wurde eine auswärts teilresezierte Fibula rekonstruiert, und bei einem Patienten erfolgte die Plattenosteosynthese in Kombination mit einer autologen Spongiosaplastik. In allen Fällen war schließlich eine Durchbauung der Fraktur zu erreichen. Bei 2 Patienten trat eine tiefe Unterschenkelvenenthrombose auf, die Therapie bestand in einer „Low-dose-Heparinisierung". Zum Nachuntersuchungszeitpunkt zwischen einem halben Jahr und 4 Jahre nach der Operation war bei keinem der Patienten ein postthrombotisches Syndrom festzustellen. Andere gravierende allgemeine Komplikationen wie beispielsweise eine Lungenembolie waren nicht zu verzeichnen.

2.2.3 Diskussion

Die verzögerte knöcherne Überbrückung einer Fraktur mit Entwicklung einer Pseudarthrose ist Folge vielfältiger Störungen physiologischer Heilungsvorgänge. Grund hierfür sind zum einen technisch unzureichend ausgeführte Osteosyntheseverfahren, zum anderen wurde in der Vergangenheit die Bedeutung der Weichteile für die Konsolidierung eines Knochenbruches vernachlässigt. Zur Darstellung und anatomischen Reposition der Fraktur wurde der Knochen vielfach in einem ohnehin geschädigten Bereich weiterhin devastiert. Muhr u. Wrezlewicz (1987) analysierten die Ursachen von 100 aseptischen Tibiapseudarthrosen aus einem Zeitraum zwischen 1981 und 1985. Als Ursache stellten sie nahezu ausschließlich unzureichend durchgeführte Osteosyntheseverfahren fest, wobei eine insuffiziente Plattenosteosynthese 50% ausmachte. In dieser Arbeit ist auch nachstehendes Zitat von Judet aufgeführt: „… die insuffiziente Osteosynthese ist die moderne Pseudarthrose …".

Trotz der Weiterentwicklung der Osteosyntheseverfahren muss auch zukünftig mit dem Auftreten aseptischer hypertropher Pseudarthrosen gerechnet werden. Für deren Sanierung wird die aufgebohrte Marknagelung mit oder ohne Verriegelung ein erfolgversprechendes Therapieverfahren. Im Falle der hypertrophen Tibiapseudarthrose kann durch diese Vorgehensweise in 94% der Fälle durch einen operativen Eingriff

eine Konsolidierung des Bruches erreicht werden.

Knapp u. Weller (1976) überblicken ein Patientenkollektiv von 73 Patienten aus den Jahren 1970–1973, bei welchen eine hypertrophe Pseudarthrose von Femur und Tibia mit aufgebohrter Marknagelung versorgt wurde.

In nur einem Fall blieb nach diesem Eingriff eine knöcherne Konsolidierung aus, die Infektrate betrug 4,1%. Kreusch-Brinker et al. (1986) berichten über 86 Fälle einer überwiegend hypertrophen Tibiapseudarthrose, wobei in 79 von 86 Fällen mittels aufgebohrter Verriegelungsmarknagelung eine Sanierung erzielt werden konnte. Weber und Cech (1973) unterstreichen mit ihrer Nachuntersuchung eines Kollektivs von 127 Patienten mit aseptischer hypertropher Tibiaschaftpseudarthrose aus den Jahren 1961–1970 den hohen Stellenwert der aufgebohrten Marknagelung. In 50 Fällen kam dieses Verfahren zur Anwendung, in 49 Fällen konnte ohne zusätzlichen operativen Eingriff eine Konsolidierung der Fraktur erreicht werden. Eindrucksvoll ist auch die Darstellung von Küntscher (1969) auf dem deutschen Chirurgenkongress im April 1969: „… Vortragender verfügt über ein eigenes Material von über 1.000 mit Marknagelung versorgten Pseudarthrosen, soweit die Behandlung abgeschlossen ist, konnte bei allen die knöcherne Überbrückung festgestellt werden …".

Die intramedulläre Stabilisierung bei gestörter Knochenbruchheilung ist ein Osteosyntheseverfahren, welches aus verschiedenen Gründen besondere Vorteile bietet. Neben der kleinen, weit vom eigentlichen Schädigungsort entfernt liegenden Inzision, der guten Stabilität und der Ausdehnung des Verfahrens auf periphere Schaftanteile ist ein nach Marknagelung oft rascher knöcherner Durchbau bekannt. Die in der Studie der Berufsgenossenschaftlichen Unfallklinik Tübingen mit diesem Verfahren behandelten Fälle einer Tibiapseudarthrose lassen eine geringe Infektionsrate bei hoher Erfolgsquote erkennen. Diese Beobachtungen decken sich mit denjenigen anderer Autoren (Bergmann et al. 1989; Fux et al. 1984; Kempf et al. 1986; Kirschner 1994; Kreusch-Brinker et al. 1986; Templeman 1995; Wirth u. Gossé 1992; Wu 2000) welche gerade im Verriegelungsnagel ein besonders günstiges

Implantat für solche Indikationen sehen. Während bei verzögerter Knochenbruchheilung und guter Fragmentstellung sowie erhaltenem Markraum der unaufgebohrte Verriegelungsnagel (UTN), evtl. auch in der Kombination mit einer eingeschobenen Platte, ausreichende Stabilität gewährt, muss bei hypertrophen Pseudarthrosen im mittleren Schaftbereich in der Regel aufgebohrt werden. Bei ausgeprägter Sklerosierung kommt wegen der geringen Schädigung des Knochens bevorzugt der Handbohrer zur Anwendung. Wenn immer möglich, wird der eigentliche Frakturbereich periostal nicht eröffnet, da dem Bohrmehl eine gewisse osteogenetische Potenz zukommen soll (Perren 1995). Gelegentlich ist aber die Freilegung des Pseudarthrosenbereichs nicht zu umgehen, z. B. zur Implantatentfernung bzw. bei Achskorrekturen, wobei sich eine Dekortikation zur Förderung der ossären Heilungsvorgänge anbietet.

Zusammenfassung

Das Verfahren der intramedullären Stabilisierung in seinen diversen Anwendungsformen stellt eine Methode dar, die bei Pseudarthrosen nach Tibiaschaftfraktur eine rasche knöcherne Konsolidierung bewirken kann. Dabei ist die Therapie den individuellen Gegebenheiten anzupassen. Aus Untersuchungen der Berufsgenossenschaftlichen Unfallklinik Tübingen geht hervor, dass im Falle hypertropher Pseudarthrosen im Tibiaschaft in 94% der Fälle durch einen operativen Eingriff mit einem aufgebohrten Marknagel die Frakturheilung erreicht werden konnte.

Literatur

Bergmann A, Schwarz B, Mittelmeier H (1989) Ursache, Prognose und Therapie von Tibiapseudarthrosen. Aktuelle Traumatol 19: 205–208

Fux HD, Mattek C, Morawitz P (1984) Neue Aspekte der sekundären Knochenbruchbehandlung bei der Marknagelung. Eine biomechanische Analyse. Unfallheilkunde 87: 369–373

Kempf I, Grosse A, Rigant P (1986) The treatment of non-infected pseudarthrosis of the femur an tibia with locked intramedullary nailing. Clin Orthop 212: 142–154

Kirschner P (1994) Frakturheilung und Pseudarthrosenbildung nach intramedullärer Stabilisierung: Möglichkeiten der erneuten Marknagelung. Hefte Unfallchir 241: 826–829

Knapp U, Weller S (1976) Die Marknagelung bei verzögerter Knochenbruchheilung und Pseudarthrosen im Schaftbereich von Femur und Tibia. Unfallheilkunde 79: 257–261

Kreusch-Brinker R, Lambridis E, Demmler J (1986) Die Marknagelung als Methodenwechsel in der Versorgung verzögert heilender und pseudarthrotischer Ober- und Unterschenkelfrakturen. Aktuelle Traumatol 16: 110–116

Küntscher G (1949) Die Marknagelung der Pseudarthrose. Monatsschr Unfallheilkd 52: 1–15

Küntscher G (1969) Die Behandlung der Pseudarthrose mittels geschlossener Marknagelung. Langenbecks Arch Klin Chir 325: 959–963

Muhr G, Wrezlewicz P (1987) Ursachen von Pseudarthrosen. Hefte Unfallheilkd 189: 400–403

Perren SM (1995) Die wissenschaftlichen Grundlagen der Marknagelung zur Behandlung von Knochenbrüchen. OP-Journal 11: 270–275

Pfister U, Rahn B, Weller S, Perren SM (1983) Remodelling des Knochens nach Marknagelung im Tierversuch. Hefte Unfallheilkd 165: 59–61

Stürmer KM, Schuchardt W (1980) Neue Aspekte der gedeckten Marknagelung und des Aufbohrens der Markhöhle im Tierexperiment. Unfallheilkunde 83: 433–445

Templeman CE (1995) Exchange reamed intermedullary nailing for delayed union and nonunion of the tibia. CORR 315: 169–175

Weber BG, Cech O (1973) Pseudarthrosen. Huber, Bern

Wirth CJ, Gossé F (1992) Komplikationen nach operativer Versorgung von 146 Pseudarthrosen langer Röhrenknochen. In: Rahmanzade H, Meißner A (Hrsg) Fortschritte in der Unfallchirurgie. Springer, Berlin Heidelberg New York Tokyo, S 25–28 (10. Steglitzer Unfalltagung)

Wu CC (2000) Tibial shaft malunion treated with reamed intramedullary nailing: A revised technique. Arch Orthop Trauma Surg 120: 152–156

Operative Verfahren an der oberen Extremität

3.1 Operative Behandlungs- verfahren bei aseptischen Pseudarthrosen des Humerus

M. Schofer, P.-M. Hax, H.-R. Kortmann

3.1.1 Definition

Als erworbene Pseudarthrose wird eine ausbleibende knöcherne Konsolidierung 6 oder mehr Monate nach einer Fraktur definiert. Der deutsche Begriff Falschgelenk impliziert nicht das Vorhandensein von Gelenkknorpel oder einer Gelenkkapsel, entscheidend ist die ausbleibende oder unzureichende knöcherne Frakturüberbrückung mit Instabilität.

3.1.2 Einteilung

Grundlegend muss zunächst in aseptische und septische Pseudarthrosen differenziert werden, da sich sowohl die Entstehung, Therapie als auch Prognose vollständig unterscheiden. Die aseptischen Formen werden weiter in hypertrophe und atrophe Pseudarthrosen eingeteilt. Manche Autoren klassifizieren nach der Vitalität, wobei die hypertrophen Pseudarthrosen als vital oder biologisch reaktionsfähig und die atrophen Pseudarthrosen als avital oder biologisch reaktionsunfähig bezeichnet werden (Bosch et a. 1999; Rüter u. Mayr 1999; Weber u. Cech 1973). Die hypertrophen Formen lassen sich noch weiter unterteilen: in kallusreiche und kallusarme (oligotrophe) Pseudarthrosen. Bei der atrophen Pseudarthrose fehlt die knöcherne Reaktion an den Fragmentenden. Eine Sonderform ist die Defektpseudarthrose.

3.1.3 Ätiologie

Die Prinzipien einer erfolgreichen Frakturbehandlung sind eine achsen- und längengerechte Einstellung der Fragmente, deren stabile Fixation, die Erhaltung der Blutversorgung von Knochen und Weichteilen sowie die möglichst frühe Mobilisation der verletzten Extremität. Die Ursache einer Heilungsstörung mit Ausbildung einer Pseudarthrose beruht fast immer auf einer unzureichenden Frakturbehandlung mit Verstoß gegen die genannten Prinzipien.

Bei der konservativen Behandlung von Oberarmschaftbrüchen definierte Lorenz Böhler 1967 bereits die unzureichende Reposition, Retention und Immobilisation als Ursache einer Knochenheilungsstörung. Kann eine Oberarmfraktur geschlossen nicht reponiert werden, ist eine Interposition von Weichteilen wahrscheinlich, und es sollte ein Umstieg zur operativen Therapie erfolgen. Quer- und kurze Schrägfrakturen sind am Oberarmschaft meist schwer konservativ zu immobilisieren, extendierende Verbände wie Abduktions- und Hängegips führen oft zu einer Fragmentdiastase. Bei adipösen Patienten mit einem dicken Weichteilmantel können fixierende Verbände in der Regel keine ausreichende Ruhigstellung am Oberarm erreichen. Nach insuffizienter konservativer Behandlung entsteht in der Regel eine hypertrophe Pseudarthrose, da trotz gut durchbluteter Fragmentenden eine zu große Instabilität die Knochenheilung verhindert.

Nach operativer Therapie eines Oberarmbruches durch offene Reposition und Osteosynthese begünstigen oft „biologische Fehler" wie eine ausgedehnte Weichteilablösung zur Frakturdarstellung mit Deperiostierung und das Einpassen devitalisierter Drittfragmente die Entstehung einer atrophen Pseudarthrose. Hypertrophe Pseudarthrosen nach Osteosynthesen haben ihre Ursache wie bei insuffizienter konservativer Behandlung in der Instabilität, hier ist insbesondere auf die verbleibende Achs- und Rotationsin-

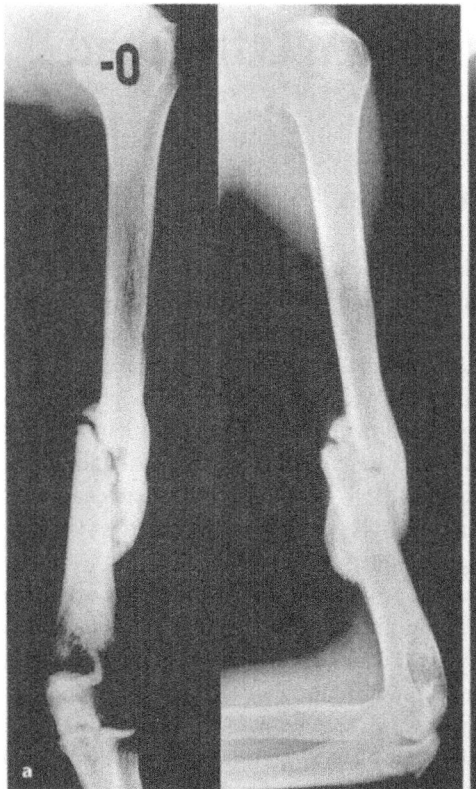
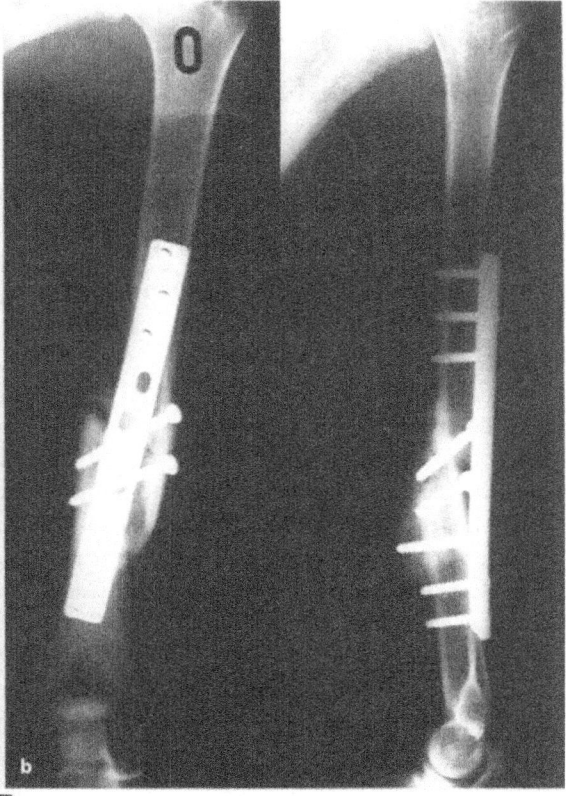
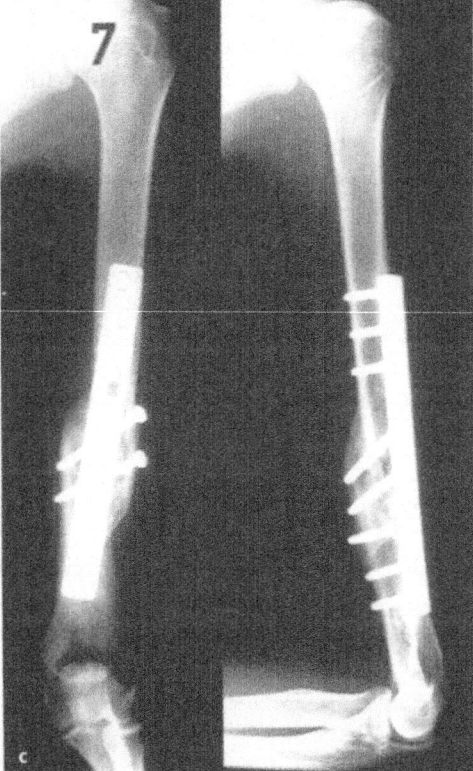

Abb. 3.1 a–c. a Nach konservativer Behandlung einer geschlossenen Oberarmschaftfraktur im Brace kam es zur Ausbildung einer hypertrophen Pseudarthrose. **b** Operative Behandlung durch Plattenosteosynthese. **c** 7 Monate später ist die Pseudarthrose verheilt, eine temporäre Radialisparese hat sich vollständig zurückgebildet und bei Beschwerdefreiheit ist eine freie Beweglichkeit erreicht

stabilität nach nicht statisch verriegelten intramedullären Verfahren hinzuweisen. Weitere mechanische Fehlerquellen sind beispielsweise zu kurze Platten oder eine mangelnde Abstützung an der plattenfernen Kortikalis mit den Folgen einer Lockerung oder eines Ermüdungsbruches der Platte.

3.1.4 Diagnostik

Die klinische Untersuchung, laborchemische Entzündungsdiagnostik, Röntgenstandarduntersuchung in 2 Ebenen mit Abbildung der angrenzenden Gelenke und ggf. Röntgenzielaufnahmen führen in der Regel schnell zur Diagnose. Hilfreich ist die Analyse der bisher angefertigten

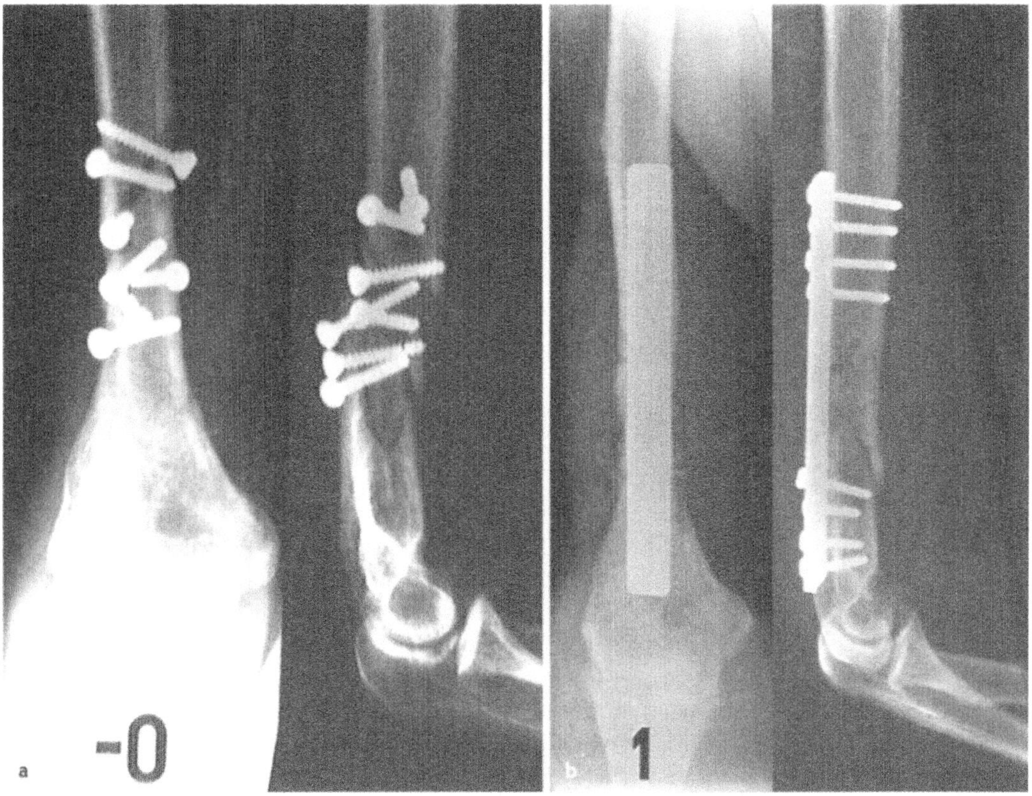

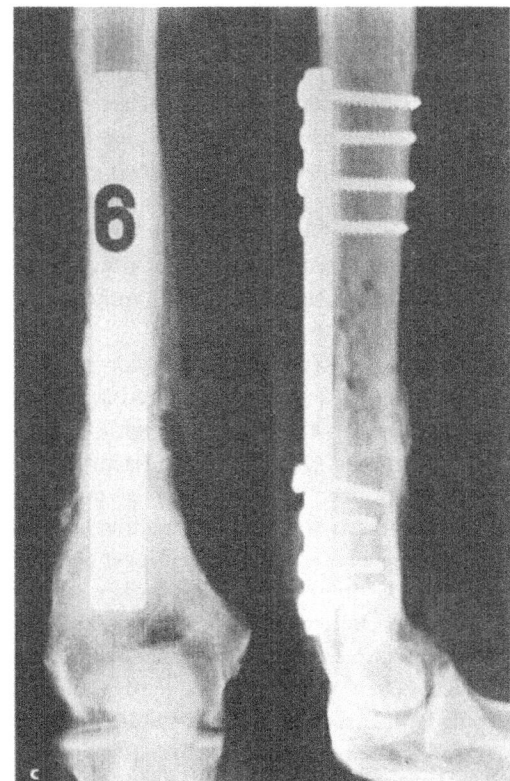

Abb. 3.2. a Bei atropher Pseudarthrose nach Schraubenosteo-synthese einer geschlossenen, distalen Oberarmschaftfraktur erfolgt **b** die Plattenreosteosynthese mit additiver, autologer Spongiosaplastik. **c** 6 Monate danach ist die Pseudarthrose knö-chern konsolidiert

Röntgenaufnahmen als Röntgenverlaufsserie. Eine konventionelle Röntgentomographie oder Computertomographie zur Beurteilung der Frakturüberbrückung und 3-Phasen-Skelettszin-tigraphie zur Unterscheidung einer vitalen oder avitalen Pseudarthrose sind nur in Ausnahmefäl-len erforderlich.

3.1.5 Operative Therapie

Ziel der Behandlung ist eine knöcherne Konsoli-dierung der Pseudarthrose am Oberarm mit Wiederherstellung der Funktion, Form und Schmerzfreiheit. Beim Nachweis einer Pseudart-hrose besteht fast immer die Indikation zur ope-rativen Therapie. Für die Wahl des operativen Therapieverfahrens sind neben der Ursache und

Tabelle 3.1. Eigenes Krankengut (n = 75) aseptischer Oberarm-schaftpseudarthrosen (1976–1997)

	Patienten [n]	[%]
Männer	31	41
Frauen	44	59
Rechter Oberarm	38	51
Linker Oberarm	37	49
Geschlossene Fraktur	67	89
Offene Fraktur	8	11
Einfachverletzt	49	65
Mehrfachverletzt	21	28
Polytrauma	5	7
Konservative Frakturbehandlung	21	28
Operative Frakturbehandlung	54	72
Plattenosteosynthese	33	61
Intramedulläre Osteosynthese	16	30
Alternative Osteosynthese	5	9
Hypertrophe Pseudarthrose	44	59
Atrophe Pseudarthrose	31	41

biologischen Aktivität der Pseudarthrose die Lokalisation, die Knochenqualität, die Weichteilsituation und Voroperationen zu berücksichtigen.

Die hypertrophe Pseudarthrose mit kräftigem Kallus und gut durchbluteten Fragmentenden lässt sich allein durch eine stabile Osteosynthese zur Ausheilung bringen (Abb. 3.1). Im diaphysären Bereich kann dies sowohl durch eine Platte als auch in ausgewählten Fällen durch eine Kompressionsmarknagelung (Beickert u. Smieja 2001) erreicht werden. In Gelenknähe werden zur Stabilisierung meist Plattenosteosynthesen verwendet.

Die atrophe Pseudarthrose erfordert bei Instabilität eine Reosteosynthese und zusätzlich zur Stimulation der Knochenheilung eine autologe Spongiosaplastik (Abb. 3.2). Beim Nachweis einer stabilen atrophen Pseudarthrose ist nicht eine Reosteosynthese sondern eine additive autologe Spongiosaplastik notwendig. Bei länger bestehenden Pseudarthrosen mit sklerotischen, abgedeckelten Falschgelenkenden müssen diese besonders gründlich angefrischt und die Markhöhle auf beiden Seiten wiedereröffnet werden, da eine Spongiosaplastik nur in einem gut durchbluteten Transplantatlager einheilen kann.

Bei der Defektpseudarthrose mit zirkulärem Knochenverlust ab einer Länge von 2 cm ist die Anlagerung von Spongiosa nicht mehr ausreichend, eine Verkürzung am Oberarm und in Ausnahmefällen ein Segmenttransport über Kallusdistraktion oder die Interposition eines kortikospongiösen Spans sind notwendig (Rüter u. Mayr 1999).

Bei sehr schultergelenknahen Pseudarthrosen ist eine stabile Osteosynthese unter Erhalt der Vitalität des Kopffragments häufig nicht mehr möglich und je nach Alter des Patienten die Prothesenimplantation die bessere Alternative.

3.1.6 Eigenes Krankengut

Im Zeitraum 1976–1997 wurden an der Berufsgenossenschaftlichen Unfallklinik Duisburg 75 Patienten mit aseptischer Pseudarthrose des Humerusschaftes operativ behandelt (Tabelle 3.1). Unsere standardisierte Behandlung bestand in der Revision der Pseudarthrose, Plattenosteosynthese und – in Abhängigkeit von der Art der Pseudarthrose sowie des intraoperativen Befundes – in einer additiven, autologen Spongiosaplastik. Aus diesem Kollektiv konnten bei einem mittleren Nachuntersuchungszeitraum von 7 Jahren (6 Monate bis 22 Jahre) 44 Patienten (59%) retrospektiv nachuntersucht werden. Bei den übrigen Patienten ist die Ausheilung der Pseudarthrose im Rahmen einer Begutachtung dokumentiert. Unter dem Behandlungsregime kamen 70 Pseudarthrosen zeitgerecht zur Ausheilung (93%). Wegen fortbestehender Pseudarthrose wurden bei 2 Patienten (3%) nach 6 bzw. 10 Monaten und bei postoperativer Lockerung der Osteosynthese in 3 Fällen (4%) eine Plattenreosteosynthese mit Spongiosaplastik erforderlich, was dann in allen 5 Fällen zur knöchernen Konsolidierung führte. Bei 5 Patienten (7%) kam es zu einer temporären Radialisparese, wegen eines Wundinfekts (1%) war einmal eine Revision notwendig. Unter Berücksichtigung des Constant-Score (Constant u. Murley 1987), Kwasny-Score (Kwasny et al. 1990), Morrey-Score (Morrey et al. 1985) und des DASH-Fragebogens (Germann et al. 1999) wurde ein gutes funktionelles Ergebnis bei geringen Beschwerden erreicht (Abb. 3.3, Abb. 3.4).

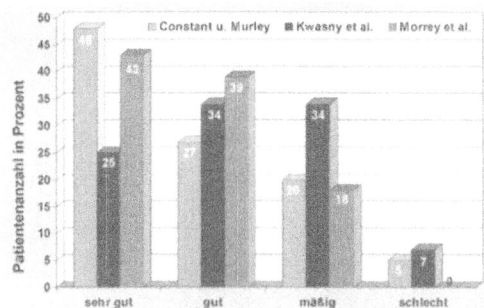

Abb. 3.3. Constant-Score (Constant u. Murley 1987), Kwasny-Score (Kwasny et al. 1990), Morrey-Score (Morrey et al. 1985) der 44 nachuntersuchten Patienten

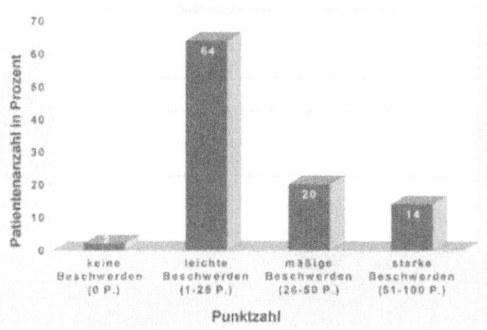

Abb. 3.4. DASH-Score (Germann et al. 1999) der 44 nachuntersuchten Patienten

3.1.7 Diskussion

Nach Lorenz Böhler ist die Pseudarthrose zum größten Teil vermeidbare Folge der Behandlung und nicht unabwendbar durch den Unfall bedingt (1967). Die Häufigkeit der Pseudarthrose am Oberarmschaft wird nach Plattenosteosynthesen mit 1–6,7% angegeben (Schweiberer et al. 1977; Winker et al. 1993), bei intramedullären Implantaten ist die Rate deutlich höher. Nach konservativer Frakturbehandlung am Humerusschaft schwanken die Angaben zwischen 0 und 8% (Healy et al. 1987; Nast-Kolb et al. 1991; Winker et al. 1993).

Die Analyse unseres eigenen Krankengutes zeigt auf, dass bei den hypertrophen Oberarmpseudarthrosen nach Osteosynthese ursächlich stets eine unzureichende Stabilisierung der Fraktur vorlag. Im Falle der atrophen Pseudarthrose nach Osteosynthese am Oberarm ist von iatroge-

nen Einflüssen auszugehen: Als Folge einer zu ausgedehnten Freilegung der Frakturfragmente mit Ablösung der Weichteile sowie Entfernung der Knochenhaut wird die periostale Durchblutung erheblich geschädigt, es entstehen Sequester aus Drittfragmenten, letztlich resultiert eine Störung der Osteogenese.

Als Standardtherapie einer aseptischen Pseudarthrose am Oberarm ist die Plattenosteosynthese mit oder ohne Spongiosatransplantation allgemein anerkannt und als „Goldstandard" zu bezeichnen. Die Indikation zur Marknagelosteosynthese ist bei Oberarmschaftpseudarthrosen sehr eng zu stellen. Soweit hierzu überhaupt Ergebnisse in ausreichender Zahl publiziert sind, liegen die Ausheilungsraten zwischen 17 und 75% (Beickert u. Smieja 2001; Jupiter u. Deck 1998; McKee et al. 1990). Bei der hypertrophen Pseudarthrose, deren Ursache in der Instabilität liegt, ist eine sichere Stabilisierung notwendig. Im Anschluss daran kommen die meisten dieser Knochenheilungsstörungen auch ohne Knochenverpflanzung zur Ausheilung. Bei der aseptischen Humeruspseudarthrose ist die Plattenosteosynthese mit oder ohne autologe Spongiosaplastik auch unsere Therapie der Wahl. Wir konnten hierdurch am Oberarmschaft in 100% der Fälle eine Ausheilung erreichen, wobei in 7% der Behandlungsfälle (5 Patienten) hierfür allerdings eine Plattenreosteosynthese und Spongiosaplastik erforderlich war. Hiervon erscheinen retrospektiv 3 Fälle mit postoperativer Implantatlockerung vermeidbar. In den 2 Fällen mit ausbleibender Heilung wurde bei kallusarmen (hypertrophen) Pseudarthrosen eine Plattenosteosynthese ohne Spongiosaplastik durchgeführt, und erst nach Reosteosynthese mit Spongiosaplastik kam es zur knöchernen Durchbauung. Obwohl bei der hypertrophen Pseudarthrose durch eine Plattenosteosynthese meist eine knöcherne Konsolidierung erreicht werden kann, empfehlen wir bei den kallusarmen Formen wie auch bei der atrophen Pseudarthrose eine additive autologe Spongiosaplastik (Abb. 3.5).

Schädigungen des N. radialis nach primärer Plattenosteosynthese am Oberarmschaft werden in der Literatur mit bis zu 12,8% angegeben (Nast-Kolb et al. 1991; Schweiberer et al. 1977; Winker et al. 1993). Trotz des sicherlich noch

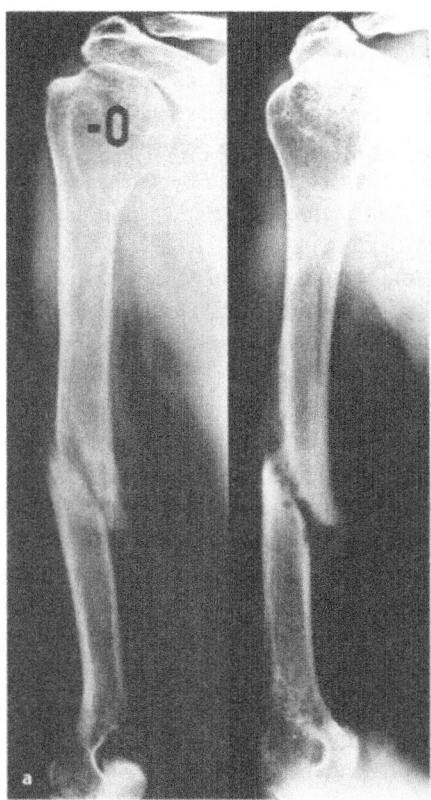
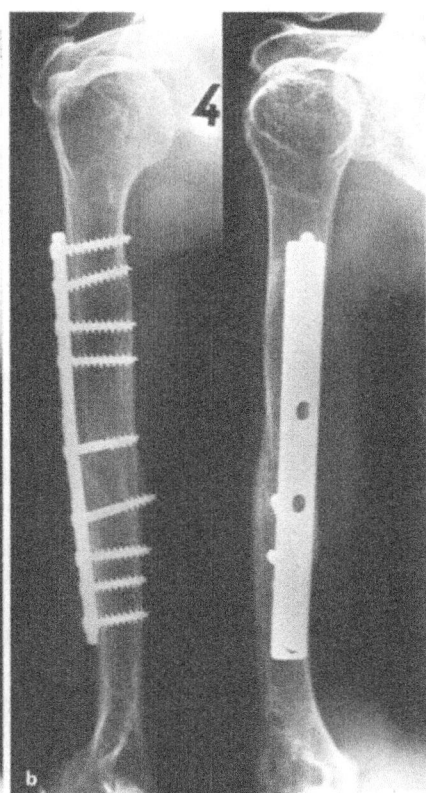

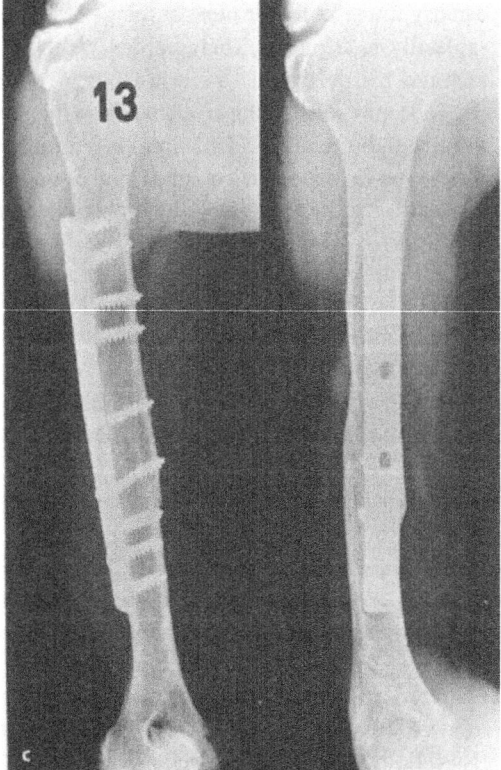

Abb. 3.5 a–c. Im Alter von 19 Jahren erleidet der Patient 1956 einen Oberarmschaftbruch. **a** Bei hypertropher, kallusarmer Pseudarthrose sowie anhaltenden Schmerzen erfolgt 39 Jahre später die **b** Plattenosteosynthese und Spongiosaplastik, was bereits nach 4 Monaten zur Ausheilung unter Beschwerdefreiheit führt. **c** Röntgenkontrolle nach 13 Monaten anlässlich einer Begutachtung

höheren Risikos einer Nervenverletzung bei Reosteosynthesen wurden im eigenen Krankengut nur 7% temporäre postoperative Radialisparesen beobachtet.

Erwartungsgemäß wurde in Bezug auf die Schulter- und Ellenbogenfunktionsbewertung im Score nach Constant (Constant u. Murley 1987) sowie nach Morrey (Morrey et al. 1985) ein gutes Ergebnis erreicht (vgl. Abb. 3.3). Im Score nach Kwasny (Kwasny et al. 1990), der klinische und röntgenologische Befunde am Oberarm beurteilt, wurden in 59% sehr gute und gute sowie in 41% mäßige und schlechte Ergebnisse nachgewiesen (vgl. Abb. 3.3). Für die Erfassung der subjektiven Wahrnehmung der Patienten in Bezug auf ihren jetzigen Zustand an der oberen Extremität wurde der „self-report" DASH-Frage-

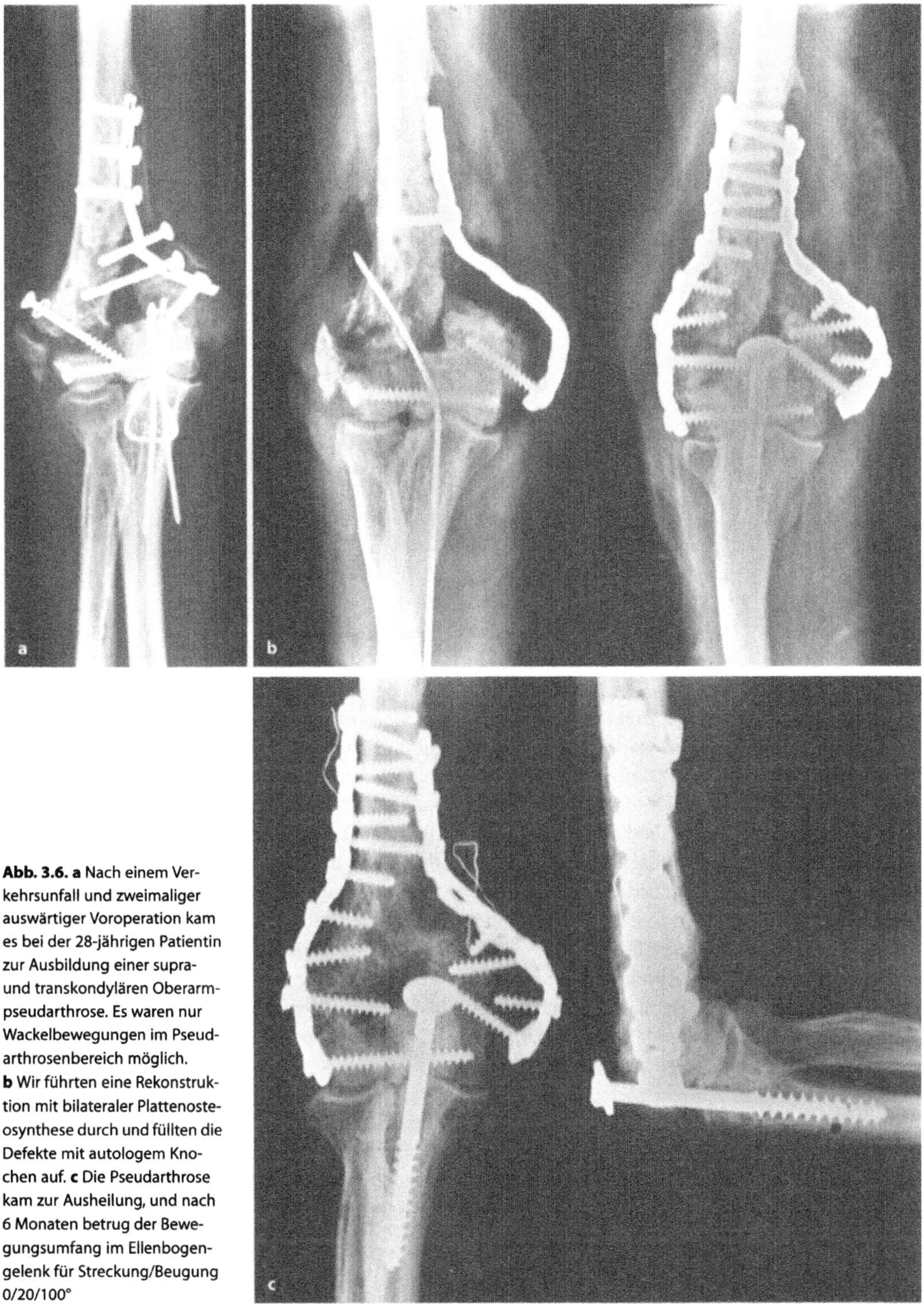

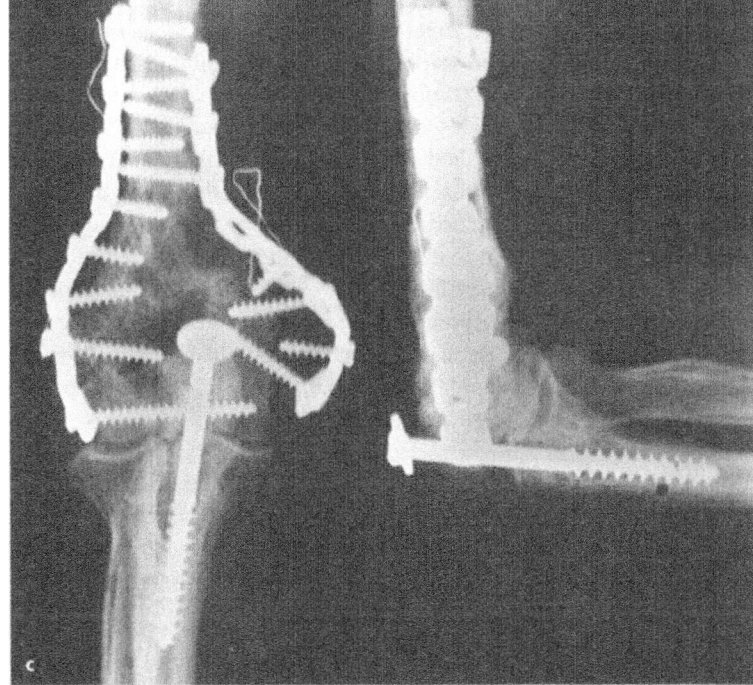

Abb. 3.6. a Nach einem Verkehrsunfall und zweimaliger auswärtiger Voroperation kam es bei der 28-jährigen Patientin zur Ausbildung einer supra- und transkondylären Oberarmpseudarthrose. Es waren nur Wackelbewegungen im Pseudarthrosenbereich möglich. **b** Wir führten eine Rekonstruktion mit bilateraler Plattenosteosynthese durch und füllten die Defekte mit autologem Knochen auf. **c** Die Pseudarthrose kam zur Ausheilung, und nach 6 Monaten betrug der Bewegungsumfang im Ellenbogengelenk für Streckung/Beugung 0/20/100°

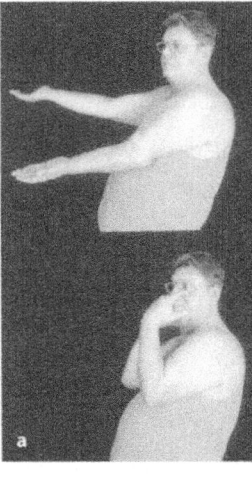

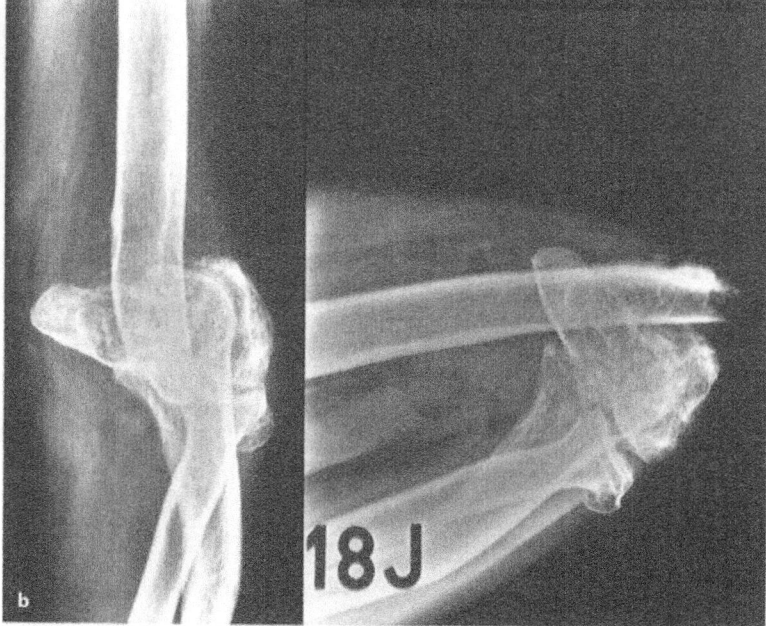

Abb. 3.7 a,b. 47-jähriger Patient mit distaler Oberarmpseudarthrose seit 18 Jahren nach einem Verkehrsunfall

bogen verwendet (Germann et al. 1999). Der DASH-Score bewertet die Funktion, Symptomatik und spezielle Aktivität des gesamten Arms, es wurden in 66% keine oder leichte Beschwerden und in 34% mäßige oder starke Beschwerden festgestellt (vgl. Abb. 3.4). Zusammenfassend ist das funktionelle Ergebnis nach genannter Behandlung einer aseptischen Oberarmschaftpseudarthrose als gut zu bezeichnen. Auch bei deutlich längerer Nachuntersuchungszeit sind unsere Ergebnisse mit den in der Literatur angegebenen vergleichbar (Bosch et al. 1999).

Schwieriger als Schaftpseudarthrosen sind gelenknahe oder gelenkbetreffende Pseudarthrosen am Oberarm zu behandeln (Abb. 3.6). Die funktionellen Ergebnisse sind schlechter, da oft schon eine Bewegungseinschränkung des Gelenks vorliegt.

Nicht jede Oberarmpseudarthrose muss operiert werden. Der in Abb. 3.7 dargestellte, subjektiv beschwerdefreie Patient hat eine nahezu freie Beweglichkeit im Falschgelenk bei seit 18 Jahren eingesteiftem Ellenbogengelenk sowie eine gute Kraft, erkennbar an der ausgeprägten Oberarmmuskulatur, entsprechend wurde auf operative Maßnahmen verzichtet.

Zusammenfassung

Die operative Behandlung der Oberarmpseudarthrose richtet sich nach der Ätiologie sowie der biologischen Aktivität der Pseudarthrose und berücksichtigt die Lokalisation, die Knochenqualität, die Weichteilsituation und Voroperationen. Therapie der Wahl ist am Oberarm die Plattenosteosynthese mit oder ohne Spongiosatransplantation, am Oberarmkopf ist oft die Prothesenimplantation erforderlich. Den guten Ergebnissen am Oberarmschaft stehen schlechtere Resultate bei gelenknahen Oberarmpseudarthrosen gegenüber, deren Versorgung höchste chirurgische Ansprüche stellt.

Literatur

Beickert R, Smieja S (2001) Kompressionsmarknagelung bei Pseudarthrosen. Trauma Berufskrankh 3: 195–202

Böhler L (1967) Die Verhütung der Pseudarthrosen. Hefte Unfallheilkd 94: 77–88

Bosch U, Skutek M, Kasperczyk WJ, Tscherne H (1999) Diaphysäre Oberarmpseudarthrosen – operative und konservative Behandlung. Chirurg 70: 1202–1208

Constant CR, Murley AHG (1987) Clinical method of functional assessment of the shoulder. Clin Orthop 214: 160–164

Germann G, Wind G, Harth H (1999) Der DASH-Fragebogen – Ein neues Instrument zur Beurteilung von Behandlungsergebnissen an der oberen Extremität. Handchir Mikrochir Plast Chir 31: 149–152

Healy WL, White GM, Mick CA, Brooker A, Weiland A (1987) Nonunion of the humeral shaft. Clin Orthop 219: 206–213

Jupiter JB, Deck M v (1998) Ununited humeral diaphyses. J Shoulder Elbow Surg 7: 644–653

McKee MD, Mirande MA, Riemer BL (1996) Management of humeral nonunion after the fracture of locking intramedullary nails. J Orthop Trauma 10: 492

Kwasny O, Maier R, Scharf W (1990) Die operative Versorgung von Humerusschaftfrakturen. Aktuelle Traumatol 20: 87–92

Morrey BF, An KN, Chao EYS (1985) Functional evaluation of the elbow. In: Morrey BF (ed) The elbow and its disorders. WB Saunders, New York, pp 73–91

Nast-Kolb D, Knoefel WT, Schweiberer L (1991) Die Behandlung der Oberarmfraktur. Unfallchirurg 94: 447–454

Rüter A, Mayr E (1999) Pseudarthrosen. Chirurg 70: 1239–1245

Schweiberer L, Poeplau P, Gräber S (1977) Plattenosteosynthese bei Oberarmschaftfrakturen. Unfallheilkunde 80: 231–235

Weber BG, Cech O (1973) Pseudarthrosen. Pathophysiologie, Biomechanik, Therapie, Ergebnisse. Huber, Bern Stuttgart Wien

Winker H, Vosberg W, Cyris A (1993) Behandlungsergebnisse nach Oberarmschaftfrakturen. Aktuelle Traumatol 23 Sonderheft: 36–41

3.2 Unterarm

R. Beickert, V. Bühren

3.2.1 Einleitung

Hinsichtlich der Entstehung und Behandlung unterscheiden sich Pseudarthrosen des Unterarms in einigen Merkmalen von den Pseudarthrosen anderer langer Röhrenknochen:

1. Betroffen ist meistens nur einer der beiden gleichwertigen Partner: Ulna *oder* Radius, eine Pseudarthrose beider Unterarmknochen ist sehr selten.
2. Pseudarthrosen des Unterarms entstehen fast immer „unter" einer Plattenosteosynthese, die Entstehung durch konservative Behandlung kommt praktisch nicht mehr vor.
3. Avitale und Infektpseudarthrosen kommen nur als Ausnahmefall vor.

3.2.2 Klassifikation

Pseudarthrosen werden nach Weber u. Czech (1973) orientiert an der noch vorhandenen osteogenetischen Aktivität in aktive und inaktive Pseudarthrosen (Abb. 3.8) untergliedert.

- A1: biologisch reaktionsfähig: vital, hypertroph, kallusreich,
- A2: biologisch noch reaktionsfähig: vital, kallusarm,
- A3: biologisch reaktionslos: oligotroph, kalluslos,
- B1: inaktiv, dystroph, Knochennekrose,
- B2: inaktiv, Knochendefekt,
- B3: inaktiv, atroph, Knochendefekt, Narbe, postinfektiös.

3.2.3 Pathophysiologie

Die *Ursachen* von Pseudarthrosen sind vielfältig. Allgemeine Faktoren wie Alter, Osteoporose, Nikotin, Alkohol, Polytrauma und Medikamente werden generell überschätzt. Der negative Einfluss nichtsteroidaler Antiphlogistika, die über 4 Wochen lang verabreicht werden, ist allerdings erwiesen.

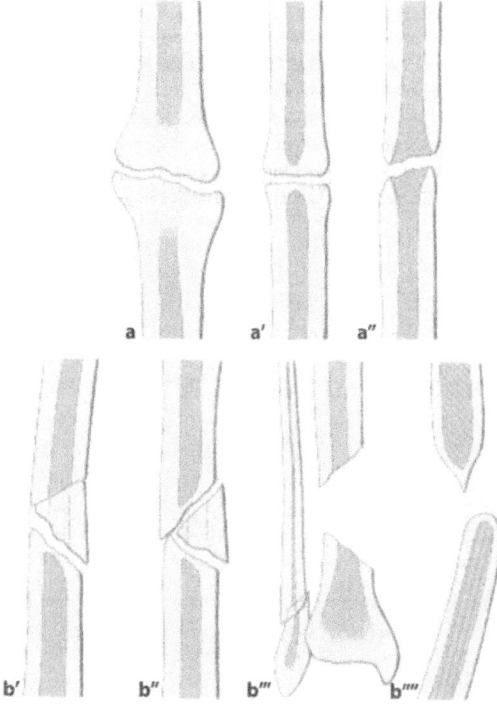

Abb. 3.8. Klassifikation der Pseudarthrosen nach Weber u. Czech (1973): a′ hypertroph, a″ oligotroph, a‴ hypotroph, b′ und b″ dystroph, b‴ Defekt, b‴′ atroph

Die wesentlichen Ursachen der gestörten Knochenbruchheilung ist die traumatische Schädigung des Knochens, des Periosts und der Weichteile, bzw. deren unsachgemäße Behandlung (Beickert u. Smieja 2001; Kuner et al. 1996; Schweiberer et al. 1999; Stürmer 1996; Weber u. Czech 1973). Im Weiteren sind bedeutsam:

- Instabilität am Frakturspalt (konservative und operative Behandlung),
- mangelnder Fragmentkontakt (Interponate, Distraktion, Substanzdefekt),
- gestörte lokale Durchblutung (exzessive Denudierung, lokale Nekrosen),
- Infektion.

Über die Häufigkeit von Schaftpseudarthrosen nach konservativ oder operativ behandelten Unterarmfrakturen gibt es keine genauen Zahlen

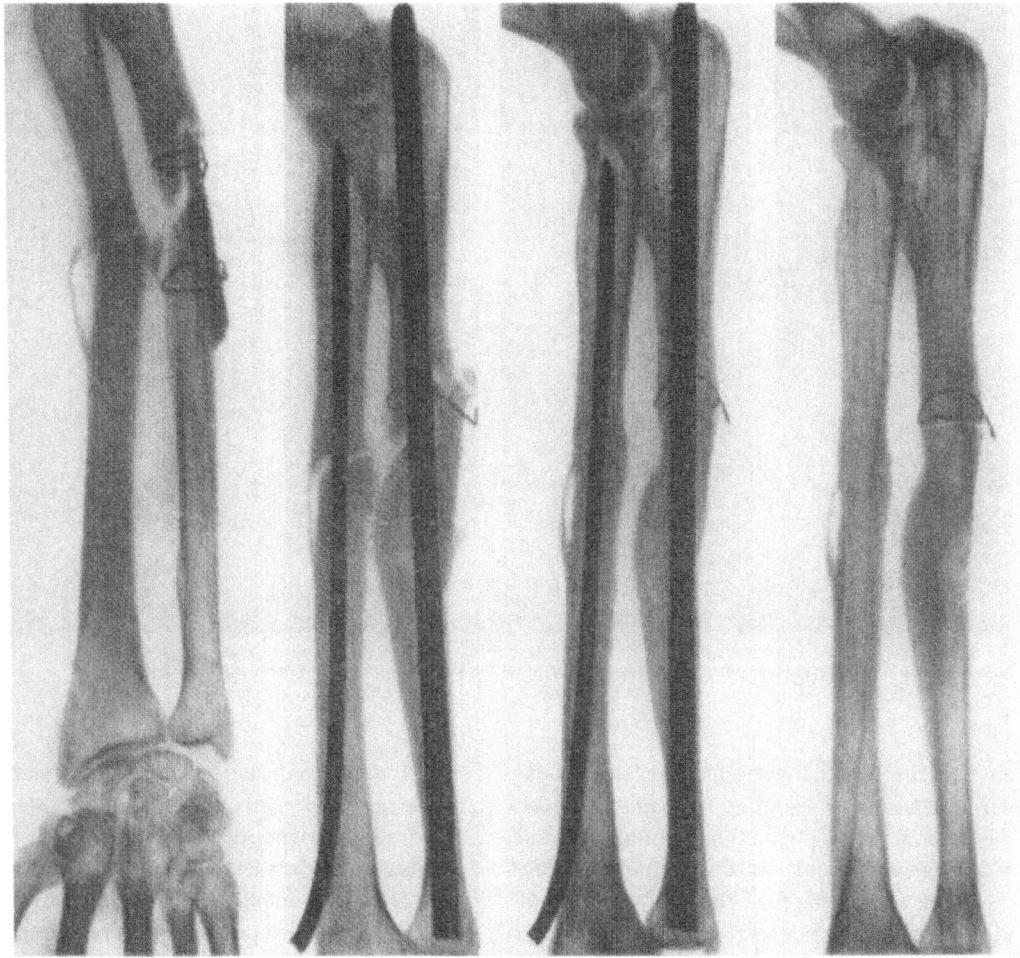

Abb. 3.9. Marknagelung einer Unterarmpseudarthrose. (Aus Küntscher 1962)

(Hoffman et al. 1999). Kuner et al. (1996) hatten nach 225 Plattenosteosynthesen an Radius und/oder Ulna in 0,9% Pseudarthrosen. Sie lagen damit deutlich unter der generellen Häufigkeit von Pseudarthrosen in Unfallchirurgie und Orthopädie zwischen 5 und 7% (Brandner u. Späth 2001).

3.2.4 Therapiemaßnahmen

Die Behandlungsstrategie erfordert die Ursachenanalyse im Einzelfall. Eine Typ-A1-Pseudarthrose entsteht als Folge einer übermäßigen Beweglichkeit am Frakturspalt und erfordert lediglich die Stabilisierung. Eine dystrophe B1-

Pseudarthrose muss neben der Entfernung der Knochennekrose eine adäquate Stabilisierung zum Ziel haben (Beickert u. Smieja 2001; Kuner et al. 1996; Schweiberer et al. 1999).

Marknagelung

Das Prinzip der operativen Stabilisierung von Pseudarthrosen mittels intramedullärer Kraftträger geht auf G. Küntscher (1962) zurück. Vor der Ära der offenen Reposition und internen Stabilisierung von Frakturen und Pseudarthrosen mittels Platten und Schrauben war einerseits die operative Behandlung von Unterarmbrüchen selten und damit die Rate an Fehlheilungen und Pseudarthrosen hoch, andererseits bot die interne Stabilisierung mittels verklemmter Nägel

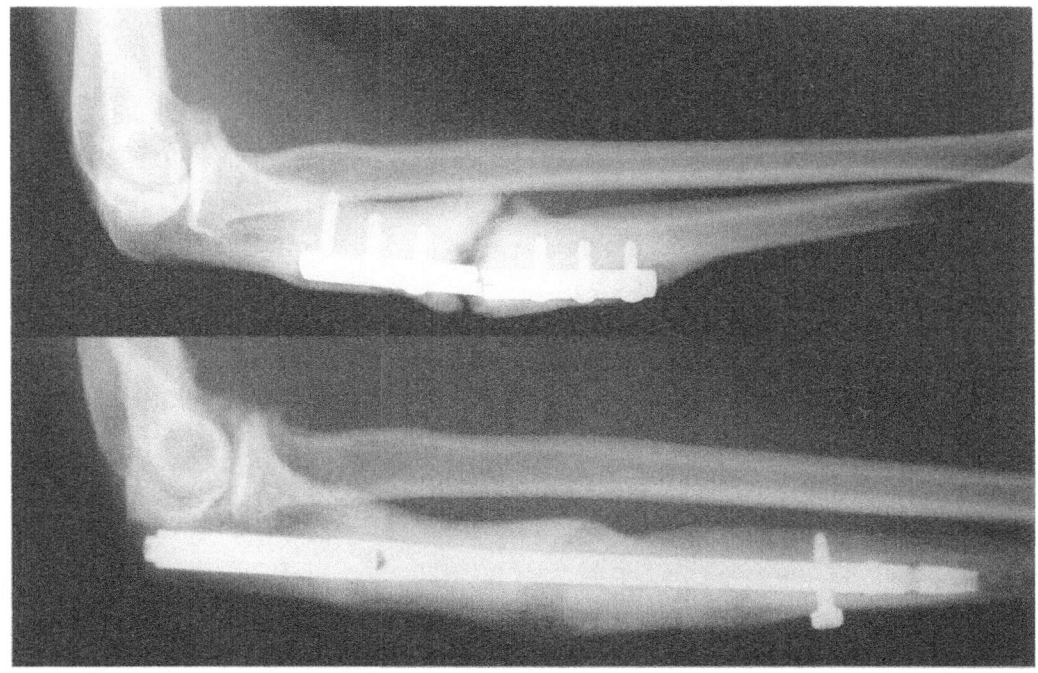

Abb. 3.10. Marknagelung einer hypertrophen Ulnapseudarthrose mit kurzem Humeruskompressionsmarknagel

ein sicheres Ausheilungsergebnis bei ausbleibender knöcherner Konsolidierung. Küntscher hielt die Pseudarthrose für die ideale Indikation zur Marknagelung, wobei er die Aufbohrung der gesamten Markhöhle für „das Wichtigste" hielt. Eine Pseudarthrosenresektion hielt er nicht für erforderlich, „zur Wiederanfachung des Feuers der Entzündung genügt der Reiz der Aufbohrung" (ebd.). Küntscher verwendete sehr dickkalibrige Nägel, um das Prinzip der elastischen Verklemmung zu verwirklichen, weil nur so die notwendige mechanische Ruhe an der Pseudarthrose zu erreichen war (Abb. 3.9).

Alle modernen Verriegelungsnagelungstechniken haben das Prinzip der elastischen Markraumverklemmung verlassen, in der operativen Therapie der Pseudarthrosen an Femur, Tibia und Humerus gilt der Verriegelungsmarknagel als das Implantat der ersten Wahl.

An Elle und Speiche hat sich – außer bei der kindlichen Fraktur – die intramedulläre Stabilisierung nicht durchsetzen können. Bis heute fehlen geeignete Implantate, mittels derer das Prinzip der Verriegelungsmarknagelung am Unterarm umgesetzt werden könnte. In geeigneten Fällen ist ein moderner 7 mm-Oberarmnagel einzusetzen, der nach Aufbohrung der Markhöhle und Pseudarthrose vom Ellenhaken her dynamisch komprimiert eingebracht wird. Mit einer Schubschraube, die vom proximalen Nagelende gegen den proximalen Verriegelungsbolzen gedreht wird, wird Druck auf die Pseudarthrose aufgebracht. Durch die Verwendung der Schubschraube ist einerseits durch Druck an der Pseudarthrose die Stabilität und damit die notwenige Ruhigstellung a priori erreicht, andererseits eine weitere Druckaufnahme in der Belastungsphase durch dynamische Verriegelung gewährleistet (Beickert u. Smieja 2001; Bühren 2000).

Der Durchbau hypertropher Pseudarthrosen geschieht dann gelegentlich außerordentlich schnell, sodass nach 6–8 Wochen knöcherne Konsolidierung erreicht ist (Abb. 3.10, vgl. Abb. 3.15 a–c).

Fibulatransfer

Die Infektkomplikation kann auch am Unterarm zu erheblichen Weichteil- und Knochendefekten führen. Die aufwendige und zeitraubende Strate-

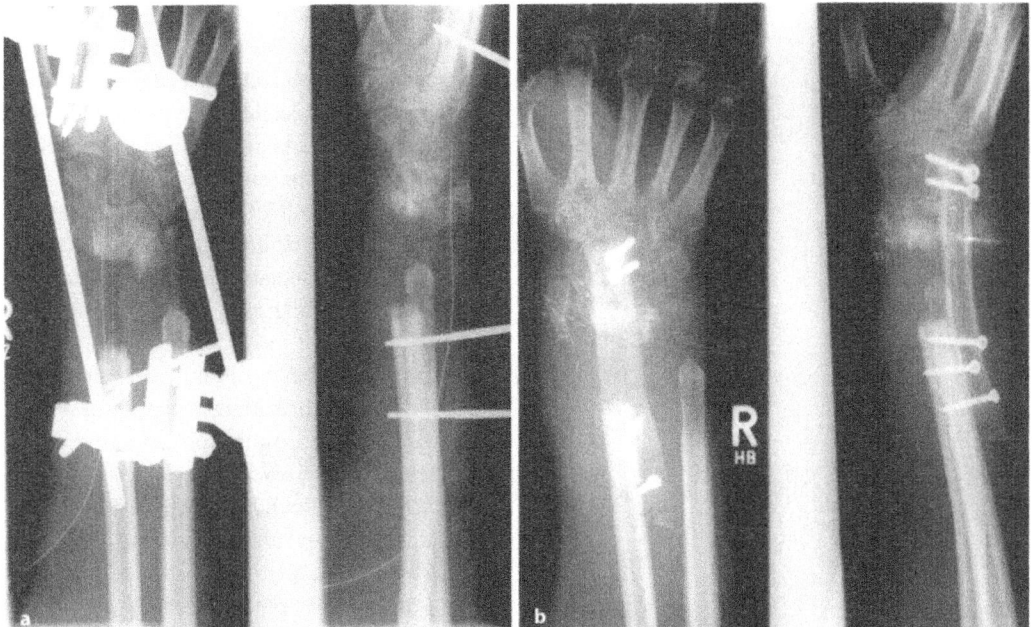

Abb. 3.11. a Distaler Radius- und Ulnadefekt nach Abschluss der „Infektsanierung". **b** Überbrückung mit frei und gefäßgestielt transplantierter Fibula

gie der Infektsanierung und fehlender knöchernen Konsolidierung wird im Beitrag Schmidt (s. Kap. 4) dargestellt.

Nach Infektsanierung (nicht „-beruhigung"), die häufig ausgedehnte Knochenresektionen erforderlich macht, steht man gelegentlich vor scheinbar unlösbaren Problemen. Die Defektüberbrückung mit gefäßgestieltem und mikrovaskulär angeschlossenem freiem Fibulalappen stellt die einzige Möglichkeit dar, den häufig zusätzlich bestehenden Weichteildefekt zu decken und zumindest den Radius zu überbrücken, wenn Elle und Speiche gleichermaßen langstreckig verloren gegangen sind (Abb. 3.11 a,b).

Plattenosteosynthese

Neben den Exoten Marknagelung und Fibulatransfer, die nur bei Spezialindikationen einzusetzen sind, ist die Plattenosteosynthese der Unterarmpseudarthrose als Standardverfahren unumstritten (Abb. 3.12 a,b; Kuner et al. 1996; Müller et al. 1991). Die Behandlungsstrategie richtet sich, wie bei allen Pseudarthrosen, nach dem vorliegenden Typ der Pseudarthrose.

Das operative Repertoire umfasst:

1. Implantatentfernung,
2. Pseudarthrosenresektion (falls erforderlich, z. B. alle Typ-B-Pseudarthrosen),
3. Spongiosa- oder Knochenspantransplantation (s. 2.),
4. Plattenosteosynthese.

Jeder dieser Einzelschritte ist vorab genau zu planen und vor allem immer zu entscheiden, welches Ausmaß die vorgesehene Knochentransplantation haben muss. Generell sind die Vorteile der „klassischen" Plattenosteosynthese so überzeugend, dass die operativen Alternativen – wenn sie es tatsächlich eines Tages geben sollte – einem Vergleich nicht standhalten dürften:

1. Kleinfragmentplattensysteme sind praktisch überall verfügbar.
2. Die Morbidität ist gering, weil immer der Zugang des Voreingriffes verwendet werden kann.
3. Die Pseudarthrose kann chirurgisch entfernt und die knöchernen Defekte können überbrückt werden.
4. Das zusätzlich Aufbohren der Markhöhle entfällt.

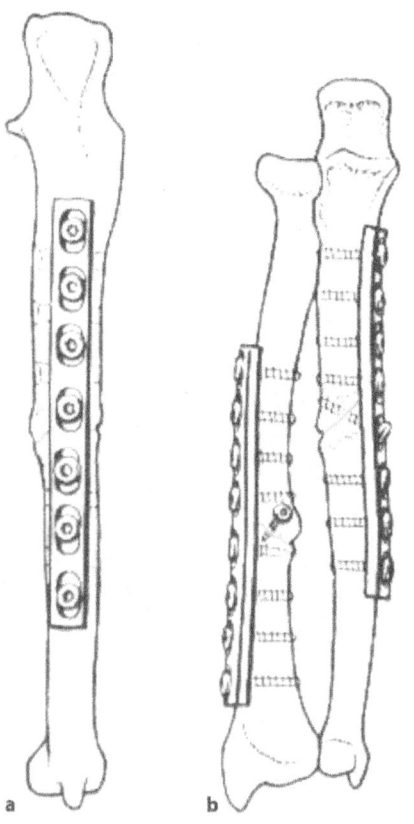

a   b

Abb. 3.12 a,b. Plattenosteosynthese und Spongiosaplastik der Unterarmpseudarthrose. (Manual der Osteosynthese, Müller et al. 1991)

3.2.5 Therapie in besonderen Fällen

Hypertrophe Pseudarthrose

Auch bei einer vitalen hypertrophen Pseudarthrose Typ A1 kann eine Knochenspanübertragung erforderlich werden, wenn der betroffene Knochen (Elle oder Speiche) in Relation zu ihrem Partner zu kurz geworden ist. Zur Operationsplanung sind also nicht nur Röntgenaufnahmen des Unterarmes in 2 Ebenen erforderlich, sondern auch Röntgenaufnahmen der Ellenbogen- und Handgelenke, evtl. sogar der Gegenseite, um nicht der Täuschung durch eine anlagebedingte Ulna-minus-Variante zu erliegen (Abb. 3.13 a,b).

Die Implantatentfernung einer vorausgegangenen Plattenosteosynthese ist meist unschwierig, abgebrochene Schraubenreste sollten belassen bleiben, weil deren Entfernung die Steifigkeit des Knochens soweit herabsetzen kann, dass es zu Ermüdungsfrakturen kommen kann.

Bei hypertropher Pseudarthrose ist eine Pseudarthrosenresektion nicht erforderlich. Die Ursache dieses Pseudarthrosentyps ist Instabilität und durch das Anbringen einer 8-Loch-Kleinfragment-DC-Platte, die im distalen und proximalen Fragment mit 4 Schrauben befestigt wird, ist ausreichende Stabilität gegeben; eine zusätzlich oder durch die Platte angelegte Zugschraube durch die Pseudarthrose erhöht die Stabilität ganz wesentlich.

Wenn primär bei der Frakturversorgung eine sogenannte Überbrückungsosteosynthese angelegt wurde (Neutralisationsplatte) und die Platte ausreichend lang sowie ungelockert ist, kann man sich als Minimallösung mit dem Einbringen von Zugschrauben zufrieden geben (Abb. 3.14 a–c), bei hypo- und oligotropher Pseudarthrose ist aber immer eine Spongiosaplastik erforderlich (Abb. 3.15 a–d, Abb. 3.16 a–c).

Avitale Pseudarthrose

Bei allen avitalen Pseudarthrosen und beim Typ A3 ist nach Entfernung des Vorimplantates die Resektion des Narbengewebes zwischen den Fragmentenden obligatorisch. Dieser Vorgang hat mit großer Sorgfalt zu erfolgen, die „Deckel" an den Fragmentenden sollten durchbohrt werden. Unter Bildwandlerkontrolle ist dann die korrekte Länge der Ulna oder des Radius einzustellen und dann zu entscheiden, ob eine Spanübertragung notwendig ist oder die Anlagerung von Spongiosa ausreicht. Die erforderlichen Knochentransplantate werden dann am gleichseitigen Beckenkamm gehoben und in den Defekt am Unteram eingepasst. Liegt der seltene Fall einer Pseudarthrose an Elle und Speiche vor, kann eine moderate Verkürzung der beiden Knochen geplant werden. Wird ein Knochenspan übertragen, der mehr als 1–1,5 cm lang ist, dann sollte dieser mit einer Einzelschraube an der Platte befestigt werden. Die Länge der Platte sollte wiederum so gewählt werden, dass im proximalen und distalen Fragment 4 Schrauben gut fassen. Dies ist am proximalen Radius und an der distalen Ulna manchmal nicht realisierbar. In dieser Situation sind interfragmentäre Zugschrauben eine gute Lösung.

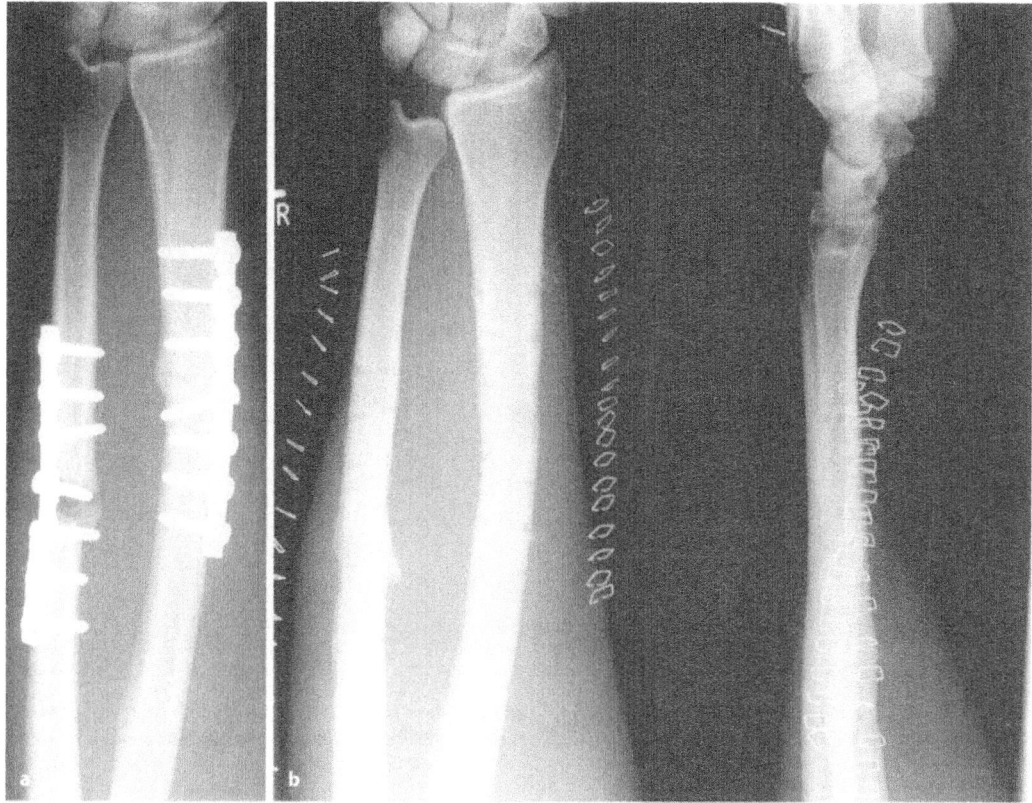

Abb. 3.13. a Dystrophe Ulnapseudarthrose Typ B1 mit Implantatlockerung und Plattenbruch. **b** Ausheilungergebnis nach Neuverplattung und Spongiosaplastik mit deutlicher Verkürzung des Radius und Inkongruenz im distalen Radioulnargelenk

3.2.6 Therapie bei besonderer Lokalisation

Neben dem Pseudarthrosentyp spielt die Lokalisation der Pseudarthrose für die operative Strategie eine nicht unerhebliche Rolle. Olekranonpseudarthrose sind nur mittels Kleinfragmentrekonstruktionsplatten effektiv stabilisierbar, wobei die beiden proximalen Glieder fast 90° gebogen werden müssen. Dies erlaubt jedoch das Eindrehen einer sehr langen Schraube von der Spitze des Olekranons parallel zur Ulnaachse in deren Metaphyse, wobei diese Schraube auch noch als Zugschraube durch die Pseudarthrose angelegt werden kann.

Eine „klassische" Zuggurtungsosteosynthese ist nur dann realisierbar, wenn es sich um eine Pseudarthrose der Ellenhakenspitze handelt. Reine Schraubenosteosynthesen sind zur Behandlung von Pseudarthrosen am Olekranon nicht stabil genug.

Die Pseudarthrose des Radiushalses nach Radiusköpfchenfraktur behandelt man am besten dadurch, indem man das Radiusköpfchen entfernt, sofern die Pseudarthrose proximal der Tuberositas radii liegt (vgl. Abb. 3.15 a–d). Alle Pseudarthosen innerhalb oder distal des Ansatzes der distalen Bizepssehne sollten mittels Plattenosteosynthese stabilisiert werden.

Distale Ulnapseudarthrosen sind nicht selten, denn einerseits ist die operative Stabilisierung einer weit distalen Fraktur oft schwierig, andererseits wird bei isolierter distaler Ulnafraktur meist eine konservative Behandlung empfohlen. Wenn nicht alternative Behandlungswege wie z. B. die Stoßwellentherapie gegangen werden (Abb. 3.17 a,b), kann die operative Therapie wegen der Kürze des distalen Fragmentes schwierig sein. Es empfehlen sich dann Kleinimplantate aus der Handchirurgie wie z. B. die hochstabilen Leiterplättchen.

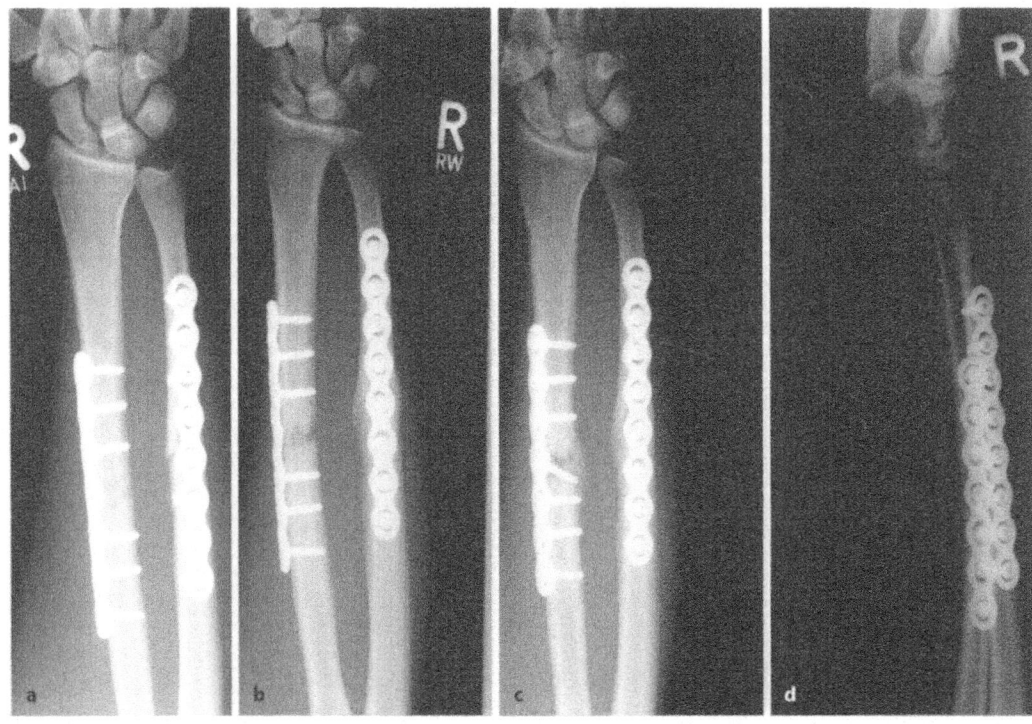

Abb. 3.14. a Plattenosteosynthese der Radius- und Ulnafraktur (postoperatives Röntgenbild). **b** Verzögerte Frakturheilung am Radius bei abgeschlossener knöcherner Konsolidierung an der Ulna. **c** Zusätzliche Zugschraube und Spongiosaplastik ohne Plattenwechsel

3.2.7 Ergebnisse einer Studie zur Behandlung von Pseudarthrosen

An der Berufsgenossenschaftlichen Unfallklinik Murnau wurden im Zeitraum vom 01.01.1997 bis 30.09.2001 189 Pseudarthrosen operativ behandelt, im Zeitraum vom 01.07.1998 bis 30.06.2000 erfolgte daneben bei 105 Pseudarthrosen eine extrakorporale Stoßwellentherapie. Beide Gruppen sind nicht miteinander vergleichbar, d. h. es fand keine Randomisierung in operative und nichtoperative Gruppe statt. Über die Indikation und die Ergebnisse der extrakorporalen Stoßwellentherapie haben Brandner u. Späth (2001) berichtet.

Der Anteil der Unterarmpseudarthrosen am Gesamtkontingent der operativ behandelten Pseudarthrosen betrug 9%. Alle 17 Unterarmspeudarthrosen (10-mal Ulnapseudarthrose, 7-mal Radiuspseudarthrose, keine Pseudarthrose beider Unterarmknochen) konnten zur knöchernen Konsolidierung gebracht werden, wobei in 15 Fällen *ein* operativer Eingriff in 2 Fällen *zwei* operative Eingriffe erforderlich waren. 15-mal wurde die Plattenosteosynthese angewandt, 2-mal ein Oberarmkompressionsverriegelungsmarknagel. 16-mal erfolgte eine Spongiosatransplantation, einmal lediglich eine Markraumbohrung und Nagelung. Der oben vorgestellte Fall einer Infekt-Defekt-Pseudarthrose ist nicht berücksichtigt.

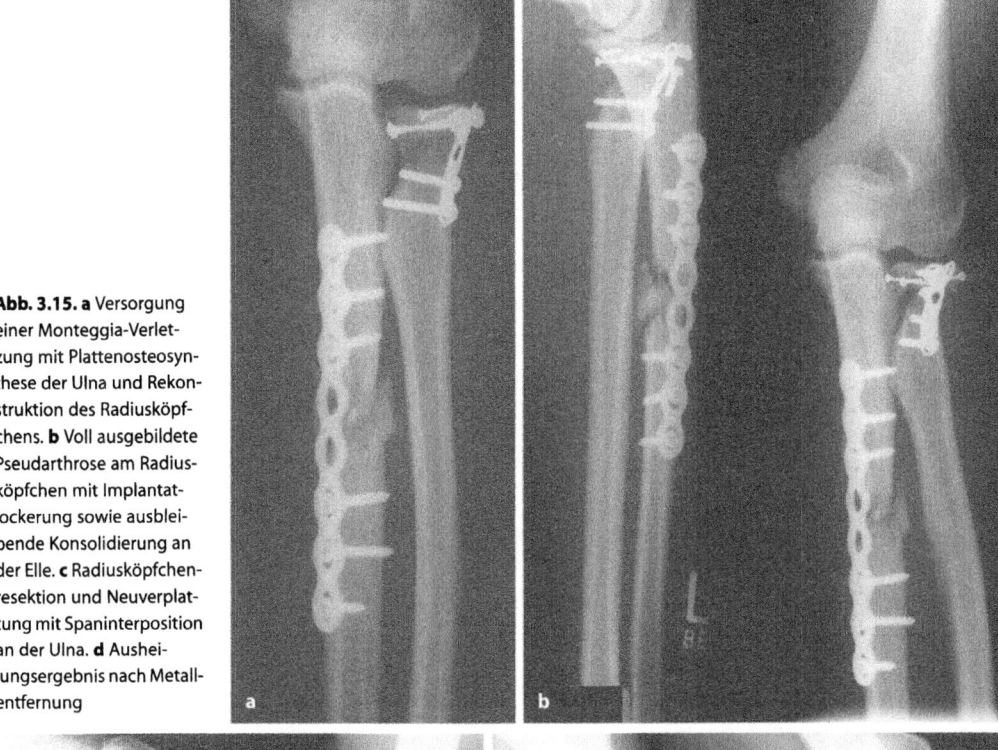

Abb. 3.15. a Versorgung
einer Monteggia-Verlet-
zung mit Plattenosteosyn-
these der Ulna und Rekon-
struktion des Radiusköpf-
chens. **b** Voll ausgebildete
Pseudarthrose am Radius-
köpfchen mit Implantat-
lockerung sowie ausblei-
bende Konsolidierung an
der Elle. **c** Radiusköpfchen-
resektion und Neuverplat-
tung mit Spaninterposition
an der Ulna. **d** Ausheilungsergebnis nach Metall-
entfernung

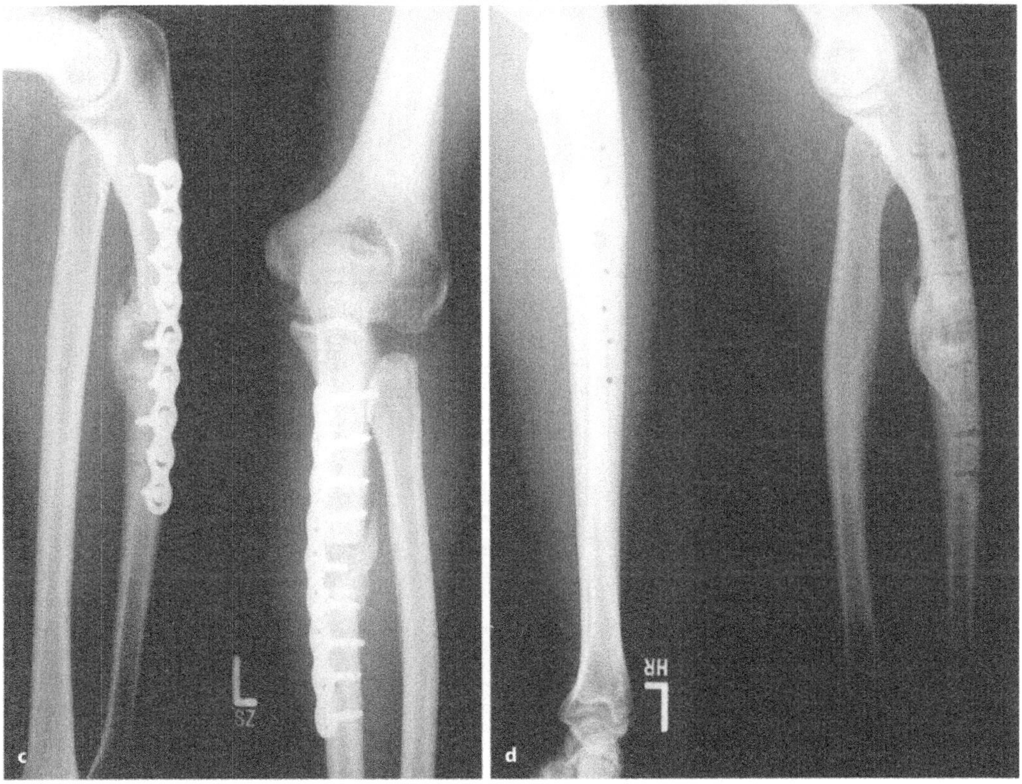

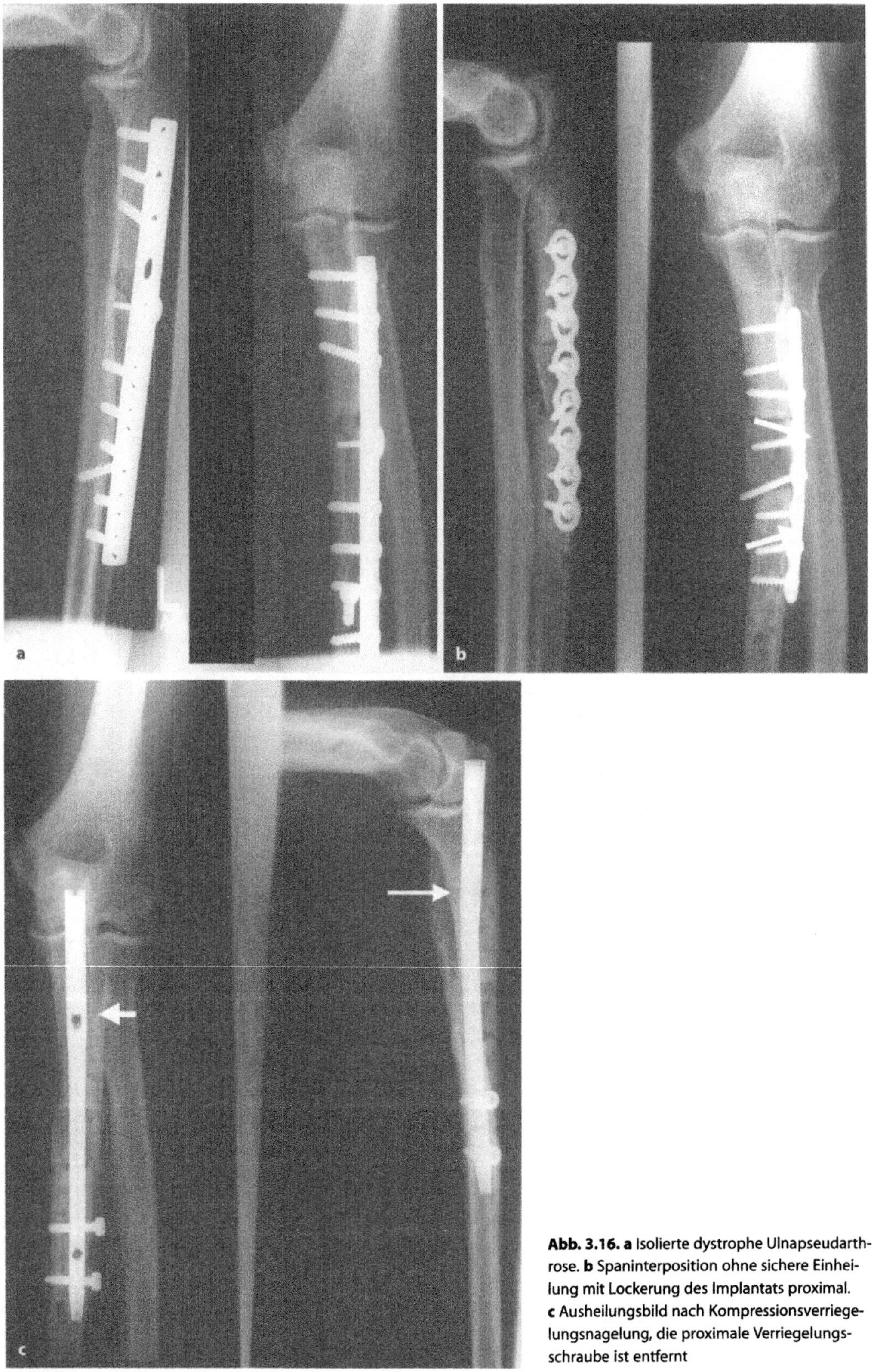

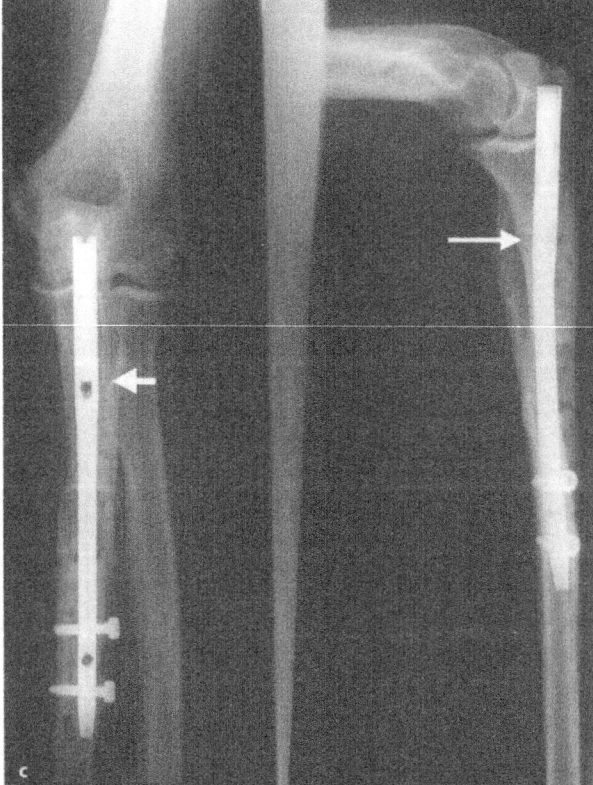

Abb. 3.16. a Isolierte dystrophe Ulnapseudarthrose. **b** Spaninterposition ohne sichere Einhei-
lung mit Lockerung des Implantats proximal.
c Ausheilungsbild nach Kompressionsverriege-
lungsnagelung, die proximale Verriegelungs-
schraube ist entfernt

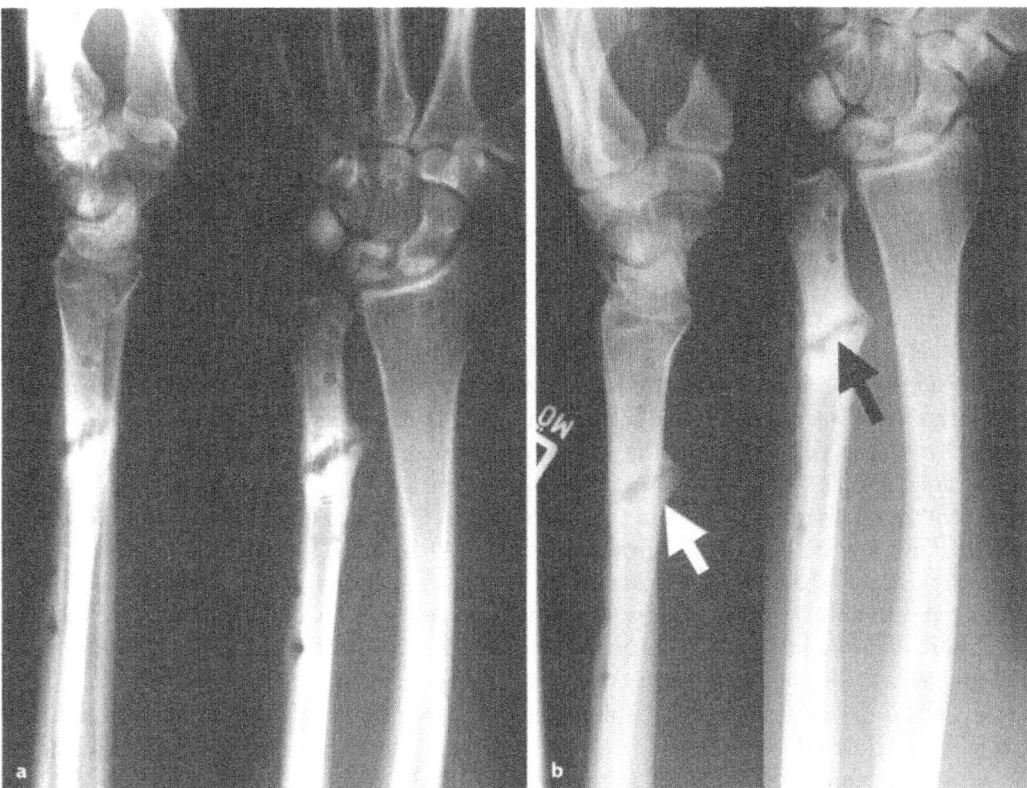

Abb. 3.17. a Isolierte hypertrophe distale Ulnapseudarthrose (2-mal voroperiert). **b** Konsolidierung durch extrakorporale Stoßwellentherapie (2-mal 2.000 Impulse hochenergetisch im Abstand von 6 Wochen)

Zusammenfassung

Unterarmpseudarthrosen sind selten, ihre Behandlung ist unschwierig und zuverlässig. Der Eingriff der Wahl ist die Plattenosteosynthese mit Spongiosaplastik. Funktionelle Defizite sind nur bei gelenknaher Lokalisation zu erwarten.

Literatur

Beickert R, Smieja S (2001) Kompressionsmarknagelung bei Pseudarthrosen. Trauma Berufskrankh 3: 195–202

Brandner H, Späth K (2001) Extrakorporale Stoßwellenbehandlung bei Knochenheilungsstörungen. Trauma Berufskrankh 3 (Suppl 2): 253–261

Bühren V (2000) Kompressionsmarknagelung langer Röhrenknochen. Unfallchirurg 103: 707–720

Hoffman R, Klaar N, Heinz J, Nonnemann HC (1999) Pseudarthrosen im Gesamtkrankengut einer Unfallchirurgischen Klinik. Osteosynthese Int 7 (Suppl 1): 5–8

Kuner EH, Berwarth H, Lücke SV (1996) Behandlungsprinzipien bei aseptischen Pseudarthrosen. Orthopäde 25: 394–404

Küntscher G (1962) Praxis der Marknagelung. Schattauer, Stuttgart New York

Müller ME, Allgöwer M, Schneider R., Willenegger H (1991) Manual der Osteosynthese. Springer, Berlin Heidelberg New York Tokyo

Schweiberer L, Baumgart R, Deiler S (1999) Die biologischen Bedingungen atropher und hypertropher Pseudarthrosen am Schaftknochen. Chirurg 70: 1193–1201

Stürmer KM (1996) Pathophysiologie der gestörten Knochenheilung. Orthopäde 25: 386–393

Weber BG, Czech O (1973) Pseudarthrosen. Huber, Bern Stuttgart Toronto

Diskussion I: Pseudarthrosen an oberer und unterer Extremität (Teil A)

Teilnehmer: *R. Beickert, H.G. Hermichen, H.-R. Kortmann, F. Kutscha-Lissberg, H.-U. Langendorff, G. Paus, H.G.K. Schmidt, M. Schofer, E. Winter.*

Wesentliche Voraussetzung für eine regelrechte postoperative Frakturheilung, d. h. zur Prophylaxe der Entstehung einer Pseudarthrose, bildet eine schonende Operationstechnik, die biologische Grundlagen berücksichtigt. Die die Knochen umhüllenden Weichteile müssen ebenso geschont werden wie die knöchernen Strukturen und deren Durchblutung. Bei Osteosynthesen mit Marknägeln schädigt ein sehr breites Aufbohren die zentrale Durchblutung des Knochens und stört so die knöcherne Heilung ebenso wie dieses bei einer Doppelplattenosteosynthese für die von außen in den Knochen eintretende Durchblutung der Fall ist.

Wenn nach einer Osteosynthese die knöcherne Heilung verzögert eintritt oder ausbleibt, ist zur Terminierung der Revisionsoperation nicht allein das Röntgenbild entscheidend. Einfließende Kriterien sind neben den Ansprüchen der Patienten die Erkenntnis, dass die radiologisch zu erkennende Heilung nicht immer auch der tatsächlichen knöchernen Situation entspricht. Verriegelungsnägel brauchen ggf. längere Zeit zur Heilung als andere Verfahren. Bei Sklerosezonen um das Frakturareal sprechen belastungsabhängige Beschwerden im Zweifel für eine nicht ausreichende Durchbauung. Wenn dabei nach biomechanischen Gesichtspunkten unter Berücksichtigung einer zu erkennenden Instabilität ein Implantatversagen droht, ist ein operatives Vorgehen eher frühzeitig indiziert. Hingewiesen wird auf die negativen Auswirkungen des erneuten operativen Vorgehens. Dabei sollten die biologischen Voraussetzungen des gewählten Verfahrens berücksichtigt und eine möglichst schonende Vorgehensweise ggf. mit winkelstabilen Implantaten gewählt werden. Ein grundsätzlicher Verfahrenswechsel sollte bei mehrfach fehlgeschlagenen Behandlungsversuchen eingeschlagen werden. Zu berücksichtigen sind dabei auch die individuellen Anforderungen des einzelnen Patienten, sodass bei körpernahen Pseudarthrosen am Oberschenkel ggf. auch der prothetische Ersatz in Erwägung gezogen werden sollte.

Es wird unter Berücksichtigung von drohenden Sekundärkomplikationen vor einem Verfahrenswechsel eines den Knochen innerhalb des Markraumes stabilisierenden Verfahrens gegenüber einem den Knochen von außen mit einer Platte stabilisierenden oder umgekehrt gewarnt, da hierdurch die Durchblutung des Knochens von innen und außen besonders erheblich negativ beeinträchtigt wird. Bei der Behandlung von Pseudarthrosen am Unterschenkel sollte bei Anwendung eines UTN ggf. bis 10 mm aufgebohrt werden.

Auch bei intramedullärem Vorgehen kann ergänzend eine Spongiosaplastik erforderlich werden, wobei in Einzelfällen auch eine gefäßgestielte Knochentransplantation zur Anwendung kommen kann.

Atrophen Pseudarthrosen am Oberarm gehen überwiegend operative Verfahren bzw. eine offene Verletzung voraus und werden hierbei häufiger nach Seidel- oder Bündelnagelung beobachtet. Es wird eingeräumt, dass diese Verfahren zwar durchaus in der Hand geübter Operateure geeignete Verfahren zur Behandlung von Oberarmfrakturen darstellen, jedoch sollten diese in jedem Fall auch beherrscht werden. Ursächlich für die gehäufte Entstehung von Pseudarthrosen bei diesen Verfahren sind überwiegend technisch operative Mängel.

Zur Therapie der Pseudarthrose am Oberarm werden auch auf 9 mm aufgebohrte Kompressionsnägel eingesetzt. Jedoch wird festgehalten, dass dieses Verfahren bei einer Versagerquote von 16% zur Zeit noch nicht den idealen Weg zur Therapie der Pseudarthrose am Oberarm darstellt.

Unter Berücksichtigung neuer Verfahren, wie etwa der retrograden Verriegelungsmarknagelung (z.B. UHN), treten konservative Verfahren zur Behandlung von Oberarmfrakturen zunehmend in den Hintergrund. Hyertrophe Pseudarthrosen sind bei diesen Verfahren seltener zu beobachten als unter konservativer Therapie.

Eine konservative Behandlung von Oberarmfrakturen, z. B. nach Specht, erfordert im Vergleich zur Operation einen längeren stationären Aufenthalt, hat aber eine wesentlich geringere Rate an Pseudarthrosen in Höhe von 1–3% zur Folge. Problematisch ist hierbei, dass dieses Behandlungsverfahren heute nahezu in Vergessenheit geraten ist und nicht mehr beherrscht wird.

Bei den häufigen großen körperfernen Defekten am Oberarm ist zu beachten, dass die Gelenkflächen ausreichend rekonstruiert werden, wozu nicht selten eine bilaterale Plattenosteosynthese erforderlich ist.

Ergänzend wird auf die Pseudarthrose des Olekranons eingegangen. Zur Therapie werden bei großen Defekten die Zuggurtungsosteosynthesen durch Platten und bei kleineren Defekten durch Drahtzerklagen eingesetzt. Wenn sich nach Olekranonfrakturen eine Verzögerung der knöchernen Heilung andeutet, sollte bei zu erkennender Entwicklung ein frühzeitiges operatives Vorgehen nach zwei bis drei Monaten erfolgen.

II Pseudarthrosen an oberer und unterer Extremität (Teil B)

Besonderheiten in der Therapie infizierter Pseudarthrosen

H.G.K. Schmidt, U.-J. Gerlach, M. Wurm

4.1 Einleitung

Infizierte Pseudarthrosen oder kurz genannt Infektpseudarthrosen stellen insofern eine Besonderheit dar, als hier zahlreiche Probleme miteinander kombiniert vorliegen, die in aller Regel gleichzeitig behandelt oder zumindest beachtet werden müssen. Bei den Infektpseudarthrosen besteht nicht nur Instabilität der langen Röhrenknochenabschnitte, wie es bei den „einfachen Pseudarthrosen" häufig als isoliertes Problem zu behandeln ist, sondern zu dieser Instabilität gehört grundsätzlich gleichzeitig die Knocheninfektion.

Bei den Infektpseudarthrosen bleibt es nicht allein bei diesen 2 Problemkreisen, die behandelt werden müssen, zusätzlich bestehen oft auch ausgedehntere oder zumindest kleine Hautweichteildefekte. Die Patienten haben nicht selten Nerven- und/oder Durchblutungsschäden oder auch weitere Begleiterkrankungen. Weil derartige Problemkombinationen in der Therapie häufig Schwierigkeiten bereiten, kommt es aufgrund der nicht selten lange dauernden Therapie oft zu Inaktivitäts- oder Bewegungsmangelschäden.

4.2 Problemstellung

In der Sonderstation für unfallchirurgische Infektionen des Berufsgenossenschaftlichen Unfallkrankenhauses Hamburg sind Infektpseudarthrosen, bei denen keine von den oben genannten Problemen bestehen, selten zu behandeln. Die zusätzlichen Krankheitssymptome sind bei dem speziellen Krankengut wie folgt gegliedert: Hautweichteildefekte größer als 8 cm^2: bei Infektpseudarthrosen am Oberarm bei 5% der Patienten, bei Infektpseudarthrosen am Unterarm bei ca. 70%. Sind die Infektpseudarthrosen am Oberschenkel lokalisiert, haben 10% der

Tabelle 4.1. Hautweichteildefekte bei Patienten mit Infektpseudarthrosen

Oberarm	Etwa 5%
Unterarm	Etwa 70%
Oberschenkel	Etwa 10%
Unterschenkel	Etwa 45%
Fuß	Etwa 55%

Patienten gleichzeitig größere Hautweichteildefekte, am Unterschenkel ca. 45%, am Fuß ca. 55% (Abb. 4.1 a,b, Tabelle 4.1).

Auch Durchblutungsschäden sind bei Patienten mit Infektpseudarthrosen nicht selten, so weisen arterielle Durchblutungsschäden 1% der Patienten mit Infektpseudarthrosen am Oberarm auf, 5% bei Infektpseudarthrosen am Unterarm, 1% bei Lokalisation der instabilen Infektion am Oberschenkel, 15% am Unterschenkel und ca. 30% bei Infektpseudarthrosen im Bereich des Mittelfußes (Tabelle 4.2).

Tabelle 4.2. Durchblutungsschäden bei Patienten mit Infektpseudarthrosen

Oberarm	Etwa 1%
Unterarm	Etwa 5%
Oberschenkel	Etwa 1%
Unterschenkel	Etwa 15%
Fuß	Etwa 30%

Auch Nervenschäden sind gehäuft bei diesem Patientengut anzutreffen, wie Tabelle 4.3 zeigt ist auch diese zusätzliche Problematik gehäuft bei Unterarm- bzw. Unterschenkelinfektpseudarthrosen und bei Problemen am Fuß anzutreffen.

Tabelle 4.3. Nervenschäden bei Patienten mit Infektpseudarthrosen

Oberarm	Etwa 10%
Unterarm	Etwa 30%
Oberschenkel	Etwa 2%
Unterschenkel	Etwa 30%
Fuß	Etwa 20%

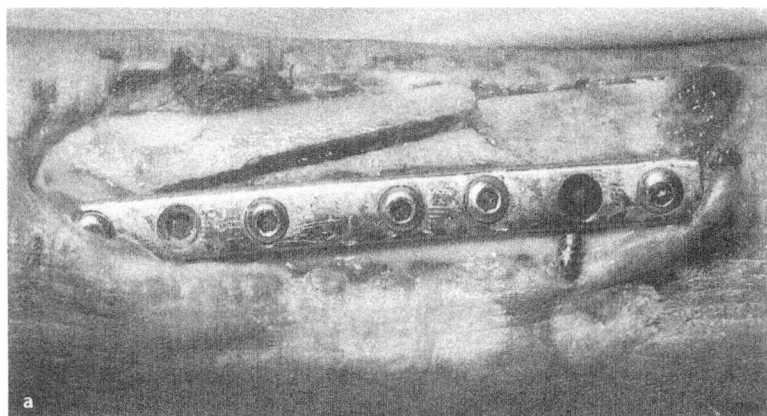

Abb. 4.1 a,b. Die bei uns häufig zur Behandlung kommende Komplexproblematik von ausgedehnter Knocheninfektion kombiniert mit großem Hautweichteildefekt: In diesem Fall sind nach Verfahrenswechsel auf Fixateur externe der Aufbau mit autogener Spongiosa und Weichteildefektverschluss mit freiem Latissimus-dorsi-Lappen erfolgreich ausgeführt worden

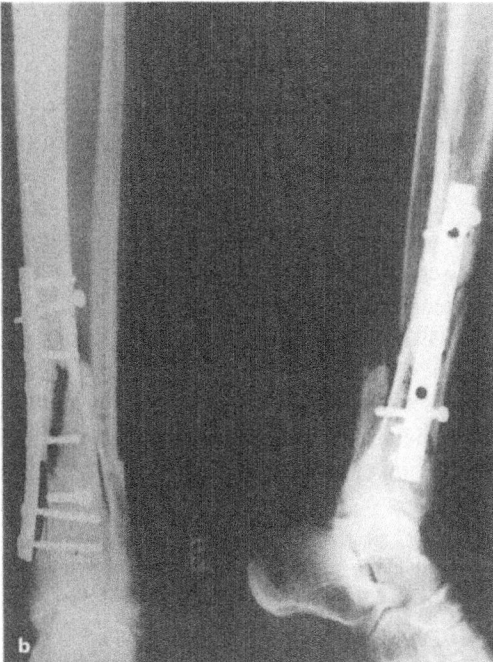

Inaktivitäts- oder Bewegungsmangelschäden bilden eine häufige Begleiterproblematik. Diese wird bei Veröffentlichungen häufig gar nicht genannt oder gewürdigt, obwohl gerade diese Probleme für den Behandlungserfolg von überragender Bedeutung sind. Zu Beginn der Behandlung liegen entsprechende Schäden bei 85–95% der Fälle vor. Bei den Inaktivitäts-/Bewegungsmangelschäden handelt es sich um erhebliche Einschränkungen der Gelenkbeweglichkeit, insbesondere an Kniegelenken, Sprunggelenken, Fußgelenken bzw. Schulter-, Ellenbogen- und Handgelenken, die häufig vor Übernahme der Behandlung nicht konsequent behandelt oder beseitigt worden waren. Damit besteht in diesem hohen Prozentsatz eine zusätzliche Schädigung, die bei konsequenter und umfassender Therapie einer infizierten Pseudarthrose gar nicht hätte auftreten dürfen. Diese Besonderheit der Infektpseudarthrose kann chirurgisch nicht therapiert werden, sondern erfordert die Behandlung anderer Berufsgruppen. Diese Problematik wird bei chirurgischen Darstellungen der Behandlungsproblematik häufig völlig vernachlässigt. Die Beseitigung derartiger Bewegungsmangelschäden lässt die Therapie der Infektpseudarthrose erst überzeugend und erfolgreich werden.

Schließlich sind als wesentliche Zweiterkrankungen bei den Patienten in gut 5% der Fälle Diabetes mellitus, bei 10% arterielle Verschlusskrankheiten und in jeweils 5% primär chronische Polyarthritis oder Hepatitis, Aids und ähnliches mit zu behandeln (Tabelle 4.4).

Infektpseudarthrosen sind deshalb in Zusammenfassung keine ungünstigen Varianten der aseptischen Pseudarthrosen, sondern ein *eigenständiges* Krankheitsbild, welches umfassende Diagnostik und Therapie erfordert.

Tabelle 4.4. Begleiterkrankungen bei Patienten mit Infektpseudarthrosen

Diabetes mellitus	Etwa 5%
Arterielle Verschlusskrankheit	Etwa 10%
Primäre chronische Polyarthritis	Etwa 5%
Hepatitis, Aids	Etwa 5%

4.3 Diagnostik

Vor der Therapie steht die Diagnostik, die bei Infektpseudarthrosen häufig recht umfangreich sein muss, weil die Infektionsausdehnung, das Ausmaß der Sequestrierung an Knochen und nicht selten auch die Schädigung der Weichteile genau abgeklärt werden müssen. Die Begleit- oder Zweiterkrankungen müssen eingestuft, eingestellt oder entsprechend therapiert werden, bevor man an die eigentliche Behandlung der Infektpseudarthrose denken kann. Auch wenn auf spezielle Besonderheiten der Diagnostik hier nicht näher eingegangen werden soll, bleibt hervorzuheben, dass neben der exakten klinischen Untersuchung und Erhebung der Anamnese selbstverständlich als Basis Röntgennativaufnahmen gefertigt werden müssen, ggf. sind auch röntgenologische Fistelfüllungen, Schichtaufnahmen, computertomographische oder magnetresonanztomographische Untersuchungen erforderlich, um Infektionsausdehnung und Sequestrierung sicher voraussagen zu können.

Manche Therapien sind ohne erweiterte Untersuchungen, z. B. Gefäßdiagnostik, gar nicht denkbar. Im Falle einer Infektpseudarthrose an der unteren Extremität bei gleichzeitig bestehendem Diabetes mellitus und/oder arteriellen Durchblutungsstörungen kommt z. B. der Angiographie deshalb entscheidende Bedeutung zu, weil anhand dieser beurteilt werden kann, ob eine gefäßchirurgische Behandlung dem infektberuhigendem Eingriff vorausgehen muss oder ob z. B. bei weit fortgeschrittenen Veränderungen eine Behandlung der Infektpseudarthrose infrage zu stellen ist, weil das therapeutische Ziel, was bei jeglicher Behandlung einer Infektpseudarthrose zu beachten ist – die Wiederherstellung einer funktionsfähigen und belastungsfähigen Extremität – gar nicht erreicht werden kann. Damit ist eine umfassende Diagnostik, die häufig viele Untersuchungen umfasst, zur Klärung des therapeutischen Weges unabdingbar.

4.4 Therapieplan

Die Therapie der Infektpseudarthrose ist fast immer eine mehrzeitig operative Behandlung

Tabelle 4.5. Schrittweise Korrektur von Infektpseudarthrosen

1. Schritt	Infektionsberuhigung
2. Schritt	Weichteildefektverschluss
3. Schritt	Knochendefektaufbau
parallel	umfassendes Reha-Programm
4. Schritt	Berufliche und soziale Wiedereingliederung

(Tabelle 4.5), die aus 3 oder mehr Schritten besteht, wobei diese stets von umfassenden Rehabilitationsmaßnahmen, auf die unten noch näher eingegangen wird, begleitet werden muss. Der vierte Schritt der Behandlung, der durch den Unfallchirurgen gesteuert und überwacht werden sollte, ist die berufliche und soziale Wiedereingliederung, zu der ebenfalls weiter unten Gesichtspunkte aufgeführt werden.

4.4.1 Infektionsberuhigung

Der infektberuhigende operative Eingriff umfasst 3 wesentliche Maßnahmen (Abb. 4.2 a–d):

a) die radikale Sequestrektomie von Knochen und Weichteilen,
b) die übungsstabile Stabilisierung,
c) die dauerhafte „Keimvernichtung".

Zu a) Sequestrektomie
Bei der radikalen Sequestrektomie sind folgende Gesichtspunkte besonders zu beachten:

Die Sequestrektomie muss nicht nur die Entfernung aller avitalen Knochenbezirke und/oder Weichteilnekrosen erfassen, sondern es müssen auch die vital gefährdeten Bezirke entfernt werden, die durch das stattfindende Operationstrauma sekundär nekrotisch werden könnten. Die radikale Sequestrektomie des Knochens bedeutet keinesfalls, den infizierten Knochen großflächig freizulegen und zu inspizieren, dies wäre ein Fehler, der die weitere Sequestrierung durch das Operationstrauma begünstigt. Die Schwierigkeit der Sequestrektomie bei der Infektion liegt darin, dass diese Sequestrektomie radikal erfolgen muss, obwohl der Zugang zum Knochen und zu den Weichteilen möglichst begrenzt und sehr schonend erfolgen sollte, um nicht die Traumatisierung durch die Operation zu fördern. Es ist optimale Arbeit zu leisten, aber nur ein sehr begrenzter Zugang gestattet. Aus diesem Grund muss die

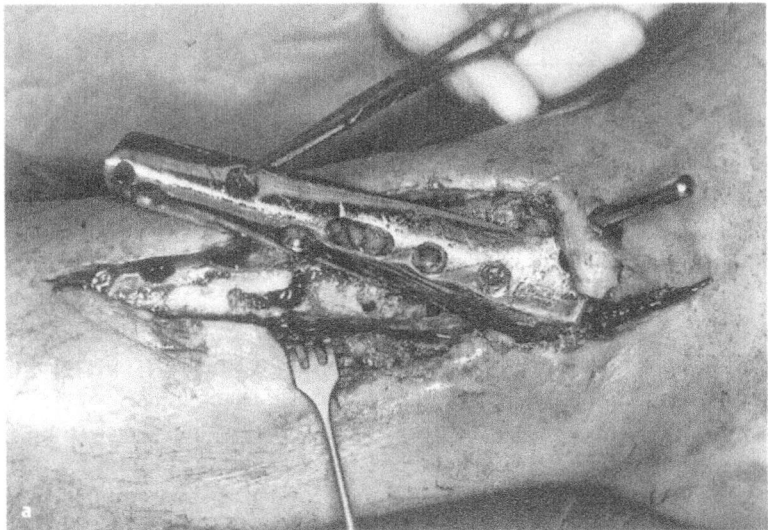

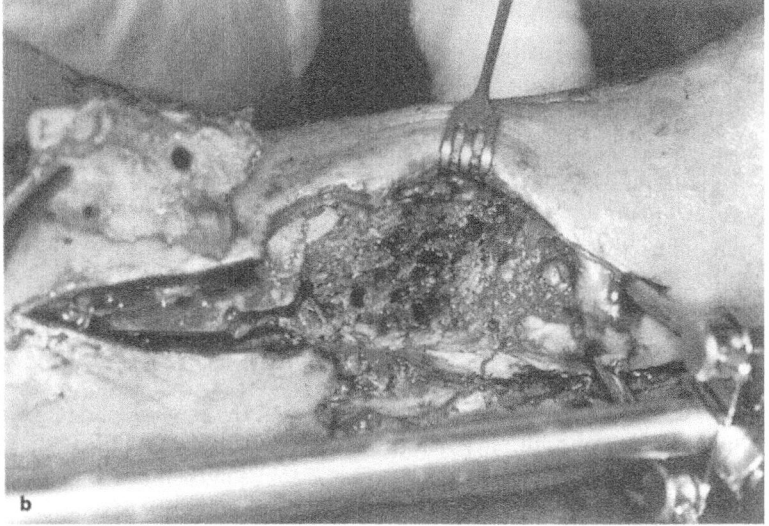

Abb. 4.2 a–d. Die typischen Behandlungsschritte der ersten Operation, die der Infektberuhigung gilt. Nach Entfernen der internen Osteosynthese Stabilisation im übungsstabilen Doppelklammerfixateur, radikale Sequestrektomie, wobei fast die gesamte Spongiosa des Pilonbereiches ausgeräumt werden musste, Einlage von Septopal zur definitiven Infektberuhigung und primärer temporärer Hautdefektverschluss mit Hautersatzmaterial. Auch in diesem Fall wurde der Knochendefekt mit autogener Spongiosa aufgefüllt, gleichzeitig ein freier Unterarmlappen transplantiert

präoperativ auszuführende Diagnostik so umfassend sein, dass das Ausmaß der Schädigung von Knochen- und Weichteilen präoperativ genau bekannt ist, damit man entsprechende Zugänge und die Freilegung planen kann. Ganz verkehrt ist es, infizierten Knochen zu entfernen, dies ist nur dann notwendig, wenn man sonst z. B. einen dahinter liegenden Sequester nicht erreicht oder aber das operative Vorgehen zur Zerstörung der Blutzufuhr geführt hat, sodass mit einer Revitalisierung oder Erholung der gestörten Strukturen nicht mehr zu rechnen ist. Ansonsten sind infizierter Knochen und/oder Weichteile erhaltenswert, weil sich die Gewebe bei Beruhigung der

Infektion, was mit den hier dargestellten Maßnahmen erreicht werden kann, anschließend wieder erholen.

Besonders schwierig ist es, im spongiösen Bereich zu erkennen, welcher Knochen zu entfernen ist und wo man die Sequestrektomie beenden kann. Hier gilt, dass sich der von Granulationsgewebe durchsetzte spongiöse Knochen nur in sehr kleinen Schichten von der Infektion befreien kann. Deshalb muss bei Infektion spongiöser Knochenareale meist mehr entfernt werden, als bei infiziertem kortikalen Knochen. In spongiösen Knochen bilden sich leicht Nekrosenester, die hinter infizierten, aber vitalen Kno-

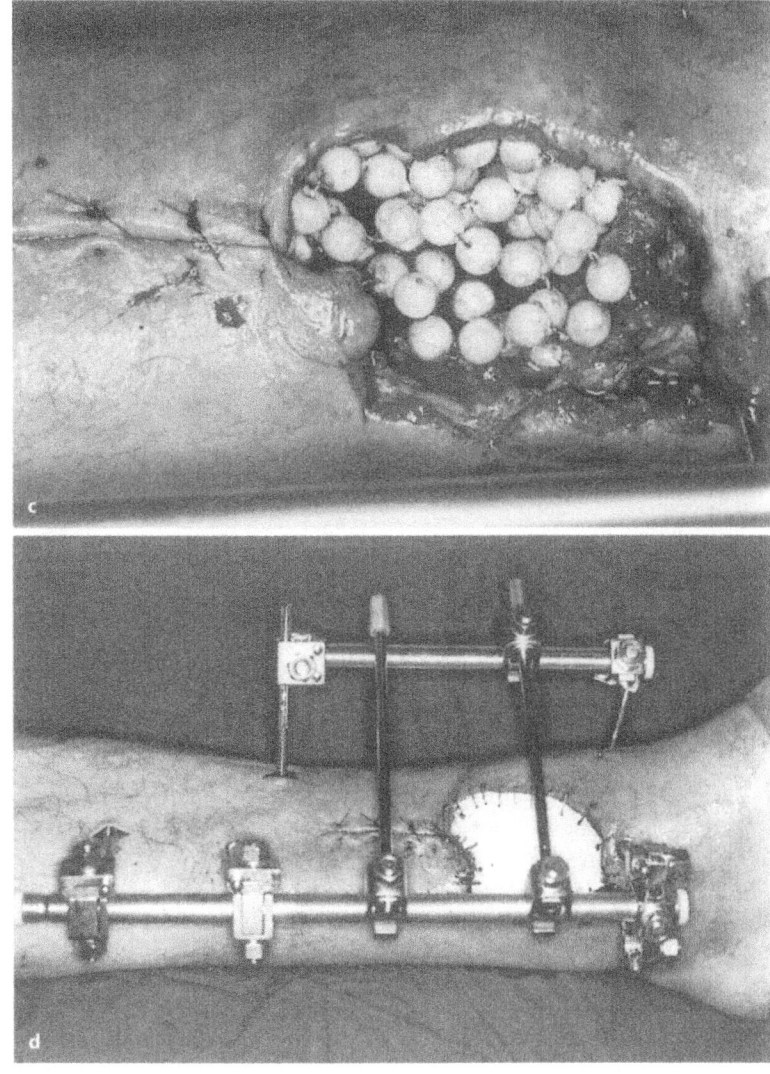

Abb. 4.2 c,d

chenbezirken liegen. In den meist metaphysären Abschnitten müssen häufig der größte Anteil der Spongiosa ausgeräumt werden, um dauerhafte Infektberuhigung zu erzielen (Abb. 4.3 a–f).

Haben die klinische Untersuchung und die präoperative Diagnostik ergeben, dass neben der Knocheninfektion gleichzeitig eine Gelenkinfektion besteht, muss zur Infektberuhigung in jedem Fall neben der Sequestrektomie des Knochens auch eine adäquate Gelenkbehandlung stattfinden, ansonsten gelingt keinerlei Infektionsberuhigung. Dies ist deshalb entscheidend wichtig, weil die Heilung einer Gelenkinfektion nur bei raschem Vorgehen zu erzielen ist und

andererseits bei bestehender Knocheninfektion die gleichzeitige Gelenkinfektion häufig übersehen wird, weil sie eben keine oder selten auffällige zusätzliche Symptome zeigt. Bei einer Infektion im Pilon ist grundsätzlich nach einer häufig gleichzeitig bestehenden oberen Sprunggelenkinfektion zu fahnden und diese mitzubehandeln, ebenso wie z. B. bei einer Kalkaneusinfektion die gleichzeitige Infektion des unteren Sprunggelenkes häufig anzutreffen ist.

Die therapeutischen Schritte der Gelenkinfektionsbehandlung können nur zusammenfassend dargestellt werden. Bei einem Gelenkinfektgrad 2 oder 3 (Synovialishypertrophie oder Synovialis-

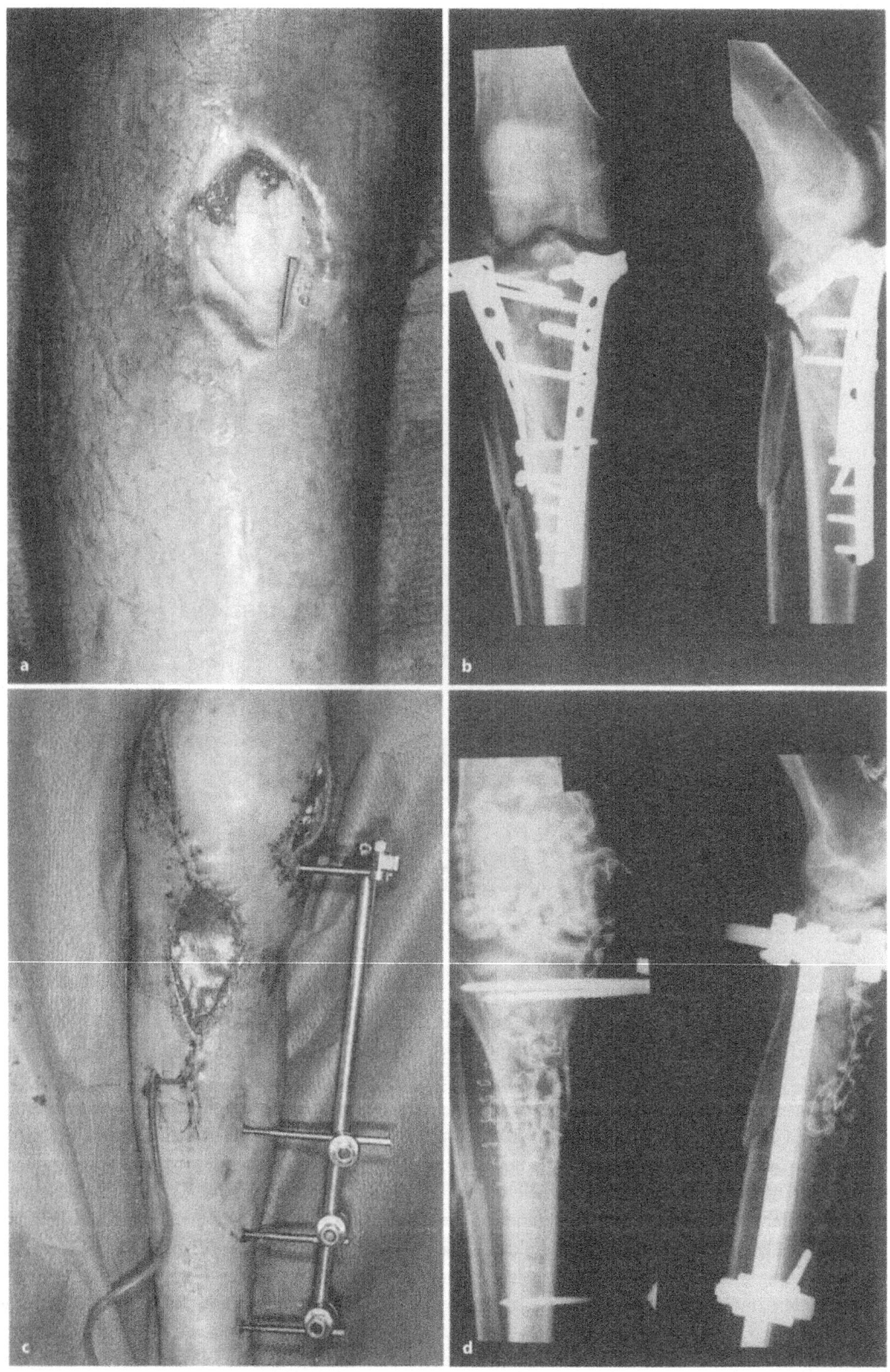

Abb. 4.3a–d

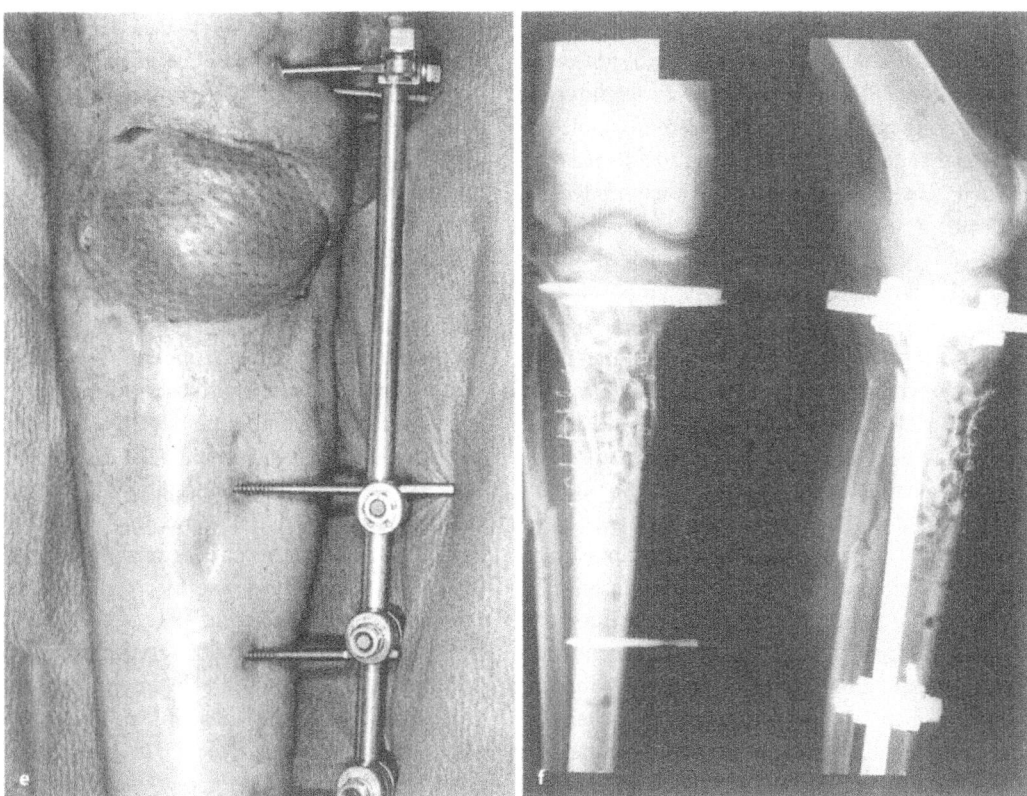

Abb. 4.3 a–f. Im Falle der Kombination von Knochen und Gelenkinfektion mit Hautweichteildefekt ist die gleichzeitige Behandlung aller 3 Probleme Voraussetzung für die Infektberuhigung. **a,b** Klinische und röntgenologische Ausgangssituation. **c,d** Ergebnis der ersten infektberuhigenden Operation, wobei Entfernung der internen Osteosynthese, Verfahrenswechsel auf medialen Klammerfixateur bei Teilstabilität erfolgte, radikale Sequestrektomie vorgenommen wurde, Septopaleinlage erfolgte und temporärer Hautweichteildefektverschluss mit Hautersatzmaterial vorgenommen wurde. Gleichzeitig wurde wegen der chronisch bestehenden Gelenkinfektion (Stadium V1 D IV) eine offene Synovialektomie nach medialer und lateraler Arthrotomie und Septopaleinlage vorgenommen. Durch diese Maßnahmen konnte die Infektion sowohl im Gelenk als auch im Knochen beruhigt werden, es erfolgte sekundär nach 14 Tagen der Gelenkverschluss und erste autogene Spongiosaplastik, kombiniert mit medialem Gastrocnemiuslappen, der mit Spalthaut gedeckt wurde. **e,f** Situation nach Einheilen des Muskellappens und bei beginnendem Knochendurchbau nach erster Spongiosaplastik. Es wurde eine weitere Spongiosaplastik vorgenommen. Die komplexe Fehlstellung im Tibiakopf konnte in der Infektion selbstverständlich nicht beseitigt werden, hier ist sekundär sicher ein Gelenkersatz erforderlich. Der Patient bewegte bei Behandlungsende 0–0–110° im Kniegelenk und konnte das Bein wieder voll belasten, erstaunlicherweise ohne größere Beschwerden

schwamm nach Gächter 1988, 1994) kann neben der Knocheninfektbehandlung die Gelenkinfektion häufig arthroskopisch therapiert werden. Bei einem Gelenkschädigungsgrad 4 („Synovialismalignität" nach Schmidt et al. 2001) stellt das offene Vorgehen die günstigere Behandlungsalternative dar, weil damit auch chronische Infektionen mit vorangeschrittener Gelenkzerstörung noch mit Erhalt der Gelenkfunktion therapiert werden können.

Handelt es sich bei der Knocheninfektion bzw. Infektpseudarthrose um ein mehrfach aufgetretenes Infektrezidiv, so ist präoperativ mit dem Patienten das radikale Vorgehen einer Segment-

resektion zu diskutieren. Da dieses in aller Regel ein aufwendiges Behandlungsverfahren darstellt und für den Patienten eine langwierige Behandlung bedeutet, sollte eine derartige Maßnahme nur nach Einholen einer zweiten Meinung in einer entsprechend versierten Schwerpunktklinik durchgeführt werden, denn es wäre zur Rekonstruktion des zirkulären Knochendefektes ein Segmenttransport anzuraten.

Zu b) Stabilisierung
Die Infektionsberuhigung, d. h. Zurückdrängen der Infektparameter und Normalisierung der

Knochenstruktur, ist bei liegender interner Osteosynthese nur selten möglich. Bei akuter Infektion einer Platten- oder Nagelosteosynthese ist ein so genannter Rettungsversuch der internen Osteosynthese dann zu diskutieren, wenn eine ausreichende präoperative Diagnostik das Vorliegen einer ausgedehnten Knocheninfektion oder aber sogar Sequestrierung ausgeschlossen hat. Nur in diesen günstigen Fällen gelingt das Zurückdrängen der Infektionssymptome bei belassener interner Osteosynthese.

Misslingt ein Rettungsversuch oder aber deckt die präoperative Diagnostik auf, dass es sich um eine ausgedehnte Knocheninfektion oder Sequestrierung oder eine Kombination dieser Probleme handelt, ist die Infektionsberuhigung bei Belassen der internen Osteosynthese meist unmöglich. Auch wenn die Infektion durch systemische Antibiose und lokales Vorgehen mit Einlegen von Antibiotikumträgern die Symptomatik zurückdrängen kann, wird es trotzdem nur selten gelingen, eine völlige Infektionsberuhigung zu erreichen und insbesondere den weiteren Frakturdurchbau zu erzielen. Dies ist bei der Wahl des Vorgehens - Entfernen der internen Osteosynthese und Umstieg auf externe Osteosynthese oder aber Rettungsversuch - immer zu berücksichtigen. Schreitet z. B. der Durchbau einer infizierten Fraktur nicht weiter voran und zeigt über Wochen einen Stillstand, ist der Wechsel des Stabilisierungsverfahrens zu empfehlen.

Bei manifester Knocheninfektion ist zur Stabilisierung fast immer ein Fixateur externe erforderlich. Inzwischen gibt es diverse Fixateurmodelle, die alle durchaus geeignet sind, einfache Problemkombinationen bei Infektpseudarthrosen zu stabilisieren. Die Autoren verwenden neben dem Orthofixateur für einfache Infektsituationen bevorzugt den AO-Fixateur, mit dem auch einiges an komplexer Problematik gut zu bewältigen ist, weil gleichzeitig eine Korrektur von Fehlstellungen und mit Sonderzubehör ein Segmenttransport ausgeführt werden kann.

Bei komplexer Problematik einer Infektion mit gleichzeitiger erheblicher Fehlstellung oder aber Vorliegen von ausgeprägten Gelenkkontrakturen, beim Segmenttransport, bei partieller oder vorübergehender Verkürzung und Verlängerung an anderer Stelle gleichzeitig oder nach-

einander, hat sich uns der Ringfixateur nach Ilisarow bestens bewährt. Wir verwenden bei Komplexproblemen - selten bei „einfachen" Infektpseudarthrosen - den Ringfixateur, der sich insbesondere für die in aller Regel komplexe Problematik von Fußinfektionen hervorragend eignet. Ein wesentlicher Vorteil des Ringfixateurs liegt darin, dass man mit sehr feinem Material (die Stabilisierungsdrähte aus Titan sind 2 mm stark) nicht nur eine exakte Stabilisierung erreicht, sondern gleichzeitig oder hintereinander punktgenaue Korrekturen, Verkürzungen, Verlängerungen, Kompressionen und/oder Segmenttransporte ausführen kann, ohne das Fixateurmodell zu ändern, und sogar schrittweise dynamische Prozesse während der Beruhigung der Infektion ausführen kann. Da eine derartige Problematik bei Fußinfektionen besonders schwierig zu therapieren ist, kommt gerade hier dem Ringfixateur überragende Bedeutung zu.

Bei Vorliegen einer Infektpseudarthrose sollte auf die Nagelung verzichtet werden, weil diese Osteosyntheseform in diesem Fall kontraindiziert ist. Die Nagelung - gleichgültig ob gebohrt oder ungebohrt - kann zur Ausbreitung der Infektionserreger in die gesamte Markhöhle führen oder aber so genannte „Persisterkeime" erzeugen, d. h. Keime die lange Jahre „schlafen" und dann bei Schwächung der Immunabwehr wieder eine akute Infektion im oder am Knochen auslösen. Deshalb führt die Nagelung auch nach Infektionsberuhigung zur Gefährdung des Behandlungserfolges. Nach Knocheninfektionen sollte auf diese Osteosyntheseform in aller Regel verzichtet werden, wenn dies auch in Einzelfällen sowohl bei vorliegender Infektion als auch nach Infektion gelegentlich sehr gute Resultate bringen kann, mit der Gefahr der Provokation einer Reinfektion oder des Weiterbestehens einer Infektion.

Zu c) „Keimvernichtung"

Bei der Behandlung von Infektpseudarthrosen muss klar sein, dass beim ersten infektberuhigenden Eingriff immer im infizierten Milieu operiert wird, auch wenn in einem bestimmten Prozentsatz bei Infektpseudarthrosen prä- und intraoperativ kein Keimnachweis gelingt. Dies mag daran liegen, dass kein Wundabradat entnommen wird (Gewebeanteile aus dem Rande der Infektzone) sondern ein Abstrich, es kann daran liegen, dass kein Transportmedium für die Versendung der Probe in das bakteriologische Labor verwendet wird oder aber dass die Proben z. B. zu lange unterwegs sind oder zwischenzeitlich falsch gelagert wurden (Kühlschrank), es kann aber auch daran liegen, dass die korrekt durchgeführte Probenentnahme unter laufender Antibiose erfolgt, was häufig das Anwachsen der Keime auf den Kulturmedien verhindert, weil eine Schädigung der Keime durch die antibiotische Therapie eingetreten ist, auch wenn diese im Organismus vital waren.

Grundsätzlich muss präoperativ der auslösende Keim bekannt sein, weil sich hieraus häufig verschiedene Konsequenzen ergeben. Einerseits richtet sich die perioperative Antibiose – die stets erfolgen sollte – nach Keimspektrum und Resistenz, andererseits lässt sich der Einsatz lokaler Antibiotika besser planen. Bei der Therapie von Infektpseudarthrosen und anderen Infektproblemen haben sich die lokalen Antibiotikumträger in Form der PMMA-Gentamycin-Ketten (Septopal®) bewährt. Auch wenn dieser Antibiotikumträger „nur" Gentamycin freisetzt, geschieht dies in aller Regel bei geschlossener Wundhöhle in sehr hoher Konzentration, d. h. meist in Konzentrationen von ca. 200 µg/ml bis zu ca. 2.000 µg/ml, sodass auch gegen Gentamycin schwach resistente Keime vernichtet werden.

Zur Bestimmung der Gentamycin-Resistenz isolierter Keime in den bakteriologischen Labors ist zu beachten, dass ein Antibiotikumspiegel getestet wird, der einer intravenösen Therapie mit Gentamycin entspricht (10 µg/ml), es werden also nicht die hohen Konzentrationen zugrunde gelegt, die bei der lokalen Therapie in aller Regel erreicht werden. Dies bedeutet, dass das Septopal bei „einfacher" Gentamycin-Resistenz trotzdem wirksam sein wird, obwohl das Testblättchen Resistenz ergeben hatte.

Wie erkennt man „einfache" Gentamycin-Resistenz? Dies ergibt sich aus den Resistenzmustern. Bei Knocheninfektionen werden im bakteriologischen Labor stets viele Antibiotika getestet, sodass sich ein gewisses Resistenzmuster ergibt. Besteht z. B. Resistenz gegen Penicillin G, Cefazolin und Gentamycin, während alle anderen Testungen Empfindlichkeit ergeben, spricht man von „einfacher" Gentamycin-Resistenz. In solchen Fällen ist davon auszugehen,

dass der lokale Antibiotikumträger mit Gentamycin trotzdem gute Wirksamkeit aufweisen wird, weil es sich mit Wahrscheinlichkeit um eine niedrige Gentamycin-Resistenz handelt.

Im Grunde genommen müsste in einer derartigen Situation eine Bestimmung der minimalen Hemmkonzentration (MHK) durchgeführt werden, bei der ermittelt wird, bis zu welcher Titerstufe der Keim resistent ist. Derartige Untersuchungen sind aufwendig, werden nur in wenigen Labors ausgeführt und kosten natürlich Geld, deshalb ist im Routinebetrieb das oben angesprochene Vorgehen gestattet. Bei mehrfacher Resistenz des nachgewiesenen Bakterienstammes gibt es inzwischen auch Antibiotikumketten, die Clindamycin und Gentamycin, genannt Copal®, oder Vancomycin und Gentamycin enthalten. Man kann sich derartige Ketten auch selbst herstellen, indem man dem Knochenzement entsprechende Antibiotika zumischt, das Zumischen erfolgt in die Trockensubstanz mit einem kristallinen Antibiotikum. Es darf keinesfalls ein flüssiges Antibiotikum zugefügt werden, weil dann die Stabilität des Knochenzementes zu sehr verändert würde.

Hoch resistente Keimen, z. B. ORSA (Oxacillinresistenter Staphylococcus aureus) oder MRSE (multiresistenter Staphylococcus epidermidis) sind nicht selten nur noch Vancomycin-empfindlich, während alle anderen Antibiotika als resistent angegeben werden. In derartigen Fällen hat sich die Verwendung von Vancomycin-Gentamycin-Ketten sehr bewährt. Bei derartigen Mehrfachresistenzen sind selbstverständlich unabhängig von der lokalen chirurgischen Therapie viele Hygienemaßnahmen zu beachten, auf die hier nicht näher eingegangen wird.

Neben der lokalen antibiotischen Behandlung ist bei jeglichem Eingriff bei vorliegender oder vermuteter Infektion eine gleichzeitige systemische antibiotische Behandlung notwendig. Auf diese sollte keinesfalls verzichtet werden, insbesondere deshalb, weil durch die Operation Keime in die Blutbahn verschleppt werden können und damit eine Absiedlung von Infektionen in andere Organe oder entfernte Knochen-/Weichteilgebiete erfolgen könnte oder aber lokal nicht eröffnete Infektherde kurzzeitig eine Reinfektion auslösen können, wenn diese nicht durch systemische Antibiose zurückgedrängt werden.

Die systemische antibiotische Behandlung wird bei gleichzeitiger Anwendung der lokalen Antibiotikumträger immer nur kurzzeitig vorgenommen, d. h. zwischen 3–5 Tagen postoperativ. Die Behandlung wird immer intraoperativ begonnen, nachdem Gewebe für die bakteriologische Untersuchung gewonnen wurde. Die Antibiose erfolgt nach Antibiogramm, es wird immer das einfachste, möglichst preiswerte, möglichst spezifisch wirkende Antibiotikum bevorzugt, keinesfalls Kombinationen von hochpotenten Antibiotika. Dies verteuert die Therapie, aber verbessert sie selten und führt viel rascher zu sekundären Resistenzen oder anderen Problemen, die von den Antibiotika bekannt sind.

4.4.2 Weichteildefektbeseitigung

Der Weichteildefektbeseitigung bei Infektpseudarthrosen kommt überragender Stellenwert zu. Hier hat sich in den letzten beiden Jahrzehnten das Behandlungskonzept geändert. Früher wurde erst der Knochendefektaufbau, dann als letzter Schritt die Weichteildefektsanierung ausgeführt. Dies hat sich geändert, inzwischen wird die Weichteilbehandlung so früh und so stabil wie möglich ausgeführt.

Eine ausgedehnte Defektbeseitigung der Hautweichteile zum Zeitpunkt der infektberuhigenden Operation ist zu vermeiden. Zum Zeitpunkt der Durchführung der infektberuhigenden Operation bleibt unklar, ob die Infektion durch diesen Eingriff tatsächlich beruhigt werden wird, dies ist erst im weiteren Verlauf zu erkennen. Deshalb würde in dieser Situation eine fasziokutane Verschiebe- oder Muskellappenplastik oder sogar ein freier Lappen zwar die Weichteilsituation verbessern, aber nicht die Infektberuhigung erleichtern, weil diese von den Maßnahmen am infizierten Knochen abhängt, primär weniger von den Weichteilen. Ist die Knocheninfektion nicht beruhigt, kann die ausgeführte Weichteildeckung einerseits das Erkennen der weiter bestehenden Infektion erschweren, andererseits die weitere Behandlung schwieriger gestalten, weil die Knocheninfektion durch diese oder an dieser Weichteildeckung vorbei bewerkstelligt werden muss. Insofern hat es sich

bewährt, bei vorliegenden Weichteildefekten – was ja durchaus nicht selten der Fall ist – primär in der infektberuhigenden Operation einen temporären Weichteildefektverschluss mit einer Kunsthaut, z. B. Epigard®, zu erreichen und erst nach 10–14 Tagen und *sicherer* Infektberuhigung die suffiziente Weichteildeckung auszuführen.

Als suffiziente Weichteildeckung genügt bei Hautdefekten über Weichteilen, d. h. bei freiliegender Muskulatur oder Faszie, in aller Regel Spalthaut oder Varianten der Spalthaut. Bei freiliegendem Knochen aber muss in aller Regel entweder ein fasziokutaner, ein Muskellappen oder ein freier Lappen verwendet werden. Bei größeren Defekten, die nicht mit fasziokutanem Lappen gedeckt werden sollten, hat es sich bewährt, bereits bei Planung der Operationsschritte den plastischen Chirurgen hinzu zu ziehen und mit diesem das weitere Vorgehen detailliert zu besprechen. Hier ist insbesondere im Zeitablauf zu berücksichtigen, dass plastische Chirurgen ggf. nach einer Angiographie möglichst 7 Tage warten wollen, um nicht bei Lappentransplantationen Spastiken der arteriellen Strombahn zu erleben. Darüber hinaus bewährt sich die Zusammenarbeit mit dem plastischen Chirurgen, weil die Technik der freien und gestielten Lappen und deren Kombinationen in den letzten Jahren derart verbessert worden ist, dass Unfallchirurgen diese Techniken in der Regel nicht mehr genügend beherrschen.

Zu den unterschiedlichen Vor- und Nachteilen einzelner plastischer Methoden und Verfahren kann aus Zeitgründen nicht näher eingegangen werden. Es kann an dieser Stelle nur betont werden, dass bei größeren Weichteildefekten die Zusammenarbeit mit den plastischen Kollegen außerordentlich erfolgreich ist.

4.4.3 Knochendefektaufbau

In den letzten Jahren bieten sich 3 Methoden des Knochendefektaufbaus an:

1. autologe/autogene Spongiosatransplantation,
2. Transplantation eines mikrovaskulär anastomosierten Knochenspans,
3. Segmenttransport.

Die 3 Verfahren können auch durchaus kombiniert angewendet werden. Auf Einzelheiten kann an dieser Stelle nicht eingegangen werden.

Spongiosatransplantation

Wir verwenden weiterhin häufig autogene Spongiosa, wobei wir in aller Regel zirkuläre Knochendefekte bis 3 cm Länge durch Spongiosatransplantation auffüllen. Die Spongiosa wird bei uns – da wir meist größere Mengen benötigen – aus den hinteren Beckenkämmen oder den Trochanteren entnommen. Leider kann im Rahmen dieses Referates auch nicht auf besondere Probleme der Entnahme eingegangen werden. Die autogene Spongiosa – wobei wir ausschließlich regelrechten Schwammknochen verwenden und keine kortikospongiösen Blöcke einsetzen – entnehmen wir mit dem scharfen Löffel, nicht mit dem Meißel und keinesfalls mit irgendwelchen Maschinen. Der Vorteil der autogenen Spongiosa liegt insbesondere darin, dass diese Knochenfraktion häufig auch bei noch bestehender Infektion einheilt und anschließend entsprechend umgebaut wird. Nur bei ausgedehnter Knocheninfektion heilt die Spongiosa nicht ein, sondern wird resorbiert. Voraussetzung für die erfolgreiche Transplantation ist selbstverständlich die Infektionsberuhigung.

Es hat sich nicht bewährt – von sehr begrenzten Infektionen einmal abgesehen – die Infektionsberuhigung, d. h Sequestrektomie und Stabilisierung, gleichzeitig mit der Auffüllung des Defektes mit autogener Spongiosa auszuführen. In diesem Fall ist eher mit dem Weiterbestehen der Infektion oder Reinfektion zu rechnen, weil die Reparaturleistung des Organismus überfordert wird. Das sichere Verfahren ist ganz bestimmt das zweizeitige.

Mikrovaskulärer Knochenspan

Durch den Segmenttransport, der gegenüber der mikrovaskulären Transplantation, aber auch gegenüber der autogenen Spongiosa, wesentliche Vorteile aufweist, ist insbesondere die Transplantation von mikrovaskulären Knochenspänen zurückgedrängt worden. Dies Verfahren wurde bei uns in den letzten 10 Jahren nicht mehr ausgeführt. Vielmehr hat sich der Segmenttransport derartig bewährt, dass er für alle zirkulären

Defekte oberhalb von 3 cm angewendet wird und beste Ergebnisse aufweist.

Segmenttransport

Ein wesentlicher Vorteil des Segmenttransportes ist darin zu sehen, dass der sich im Distraktionsspalt spontan bildende Knochen gleich als Röhrensystem, d. h. im Haver'schen-System aufgebaut wird und nicht wie bei Transplantation von spongiösem Knochen 2 Umbauvorgänge ablaufen müssen (erster Umbau von der transplantierten Spongiosa zum ungerichteten Geflechtknochen, zweiter Umbau vom Geflechtknochen zum Röhrensystem).

Der Segmenttransport kann auf verschiedenste Weise ausgeführt werden, für die Stabilisierung sind auch hier verschiedene Verfahren mitgeteilt und werden erfolgreich angewendet. Bei infizierten Pseudarthrosen mit größeren zirkulären Knochendefekten wird bei uns zur Stabilisierung der Ringfixateur verwendet, und er eignet sich dann in diesem System auch für den Segmenttransport. Selbstverständlich sind alle anderen Fixateursysteme anwendbar, es bestehen nur größte Bedenken, bei Infektpseudarthrosen Nagelsysteme anzuwenden, weil dabei vermehrt mit Reinfektion zu rechnen ist, insbesondere bei gleichzeitigem Bestehen von großen Hautweichteildefekten, auch wenn diese plastisch versorgt worden sind. Selbstverständlich sind auch gute Ergebnisse nach Stabilisation mit Nagelung nach abgelaufener Infektion bekannt, andererseits bestehen durchaus nicht so selten Probleme der Reinfektion nach Segmenttransport und sekundär ausgeführter Nagelung, weshalb die Autoren diese selbstverständlich nicht ablehnen, auch nicht als falsch klassifizieren, aber für infektgefährdet halten und deshalb im eigenen Patientengut diese Methode nicht anwenden.

4.4.4 Umfassendes Rehabilitationsverfahren

Wie oben angedeutet, muss zwingend neben der operativen Behandlung, möglichst jeweils am ersten postoperativen Tag beginnend, das Rehabilitationsprogramm gestartet werden. Zur Erreichung des Behandlungszieles einer funktionsfähigen Extremität ist bei den häufig sehr ausgepräg-

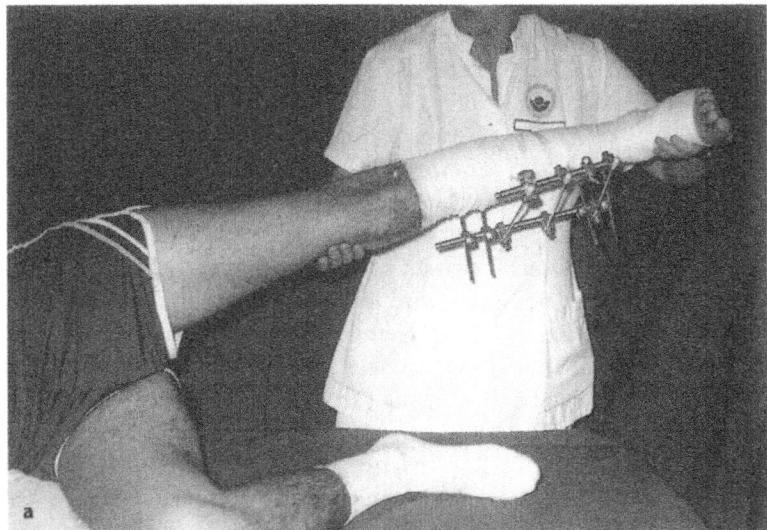

Abb. 4.4. a–f. Besonderheiten der umfassenden Rehabilitationsbehandlung. a Die krankengymnastische Behandlung muss nicht nur die Beweglichkeit in den angrenzenden Gelenken wieder herstellen oder verbessern, sondern sie muss natürlich auch die übrige Körpermuskulatur stärken bzw. häufig wieder herstellen. b Eine so genannte Waagenstraße hilft dem Patienten, die erlaubte Teilbelastung von 10 kg zu erlernen

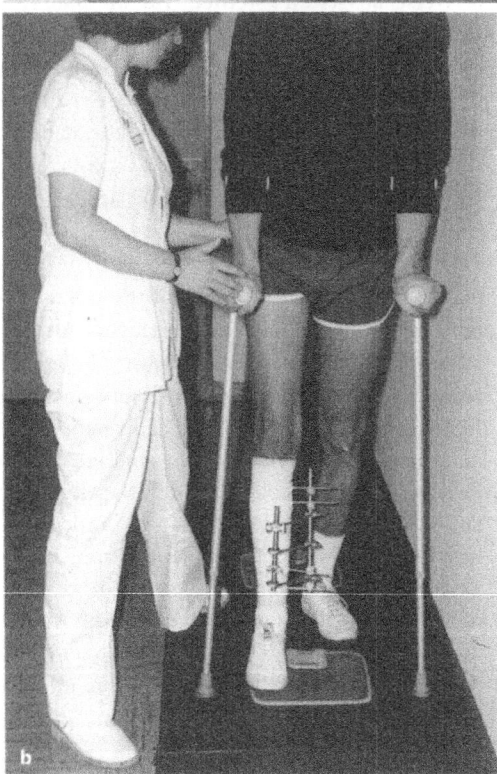

tion insbesondere an der oberen Extremität, aber auch an der unteren Extremität, Ergotherapie erforderlich, wobei die Ergotherapeuten entsprechende Lagerungsschienen, -schalen oder Übungsgeräte fertigen. Schließlich ist parallel Sporttherapie nötig, insbesondere zum Erhalt und Wiedergewinn von Funktionen der nicht geschädigten Gliedmaßenabschnitte. Nach Erreichung von Teilstabilität sollte ein teilentlastender Gehapparat verordnet und bei der Gehschulung verwendet werden. Während der Behandlung ist insbesondere bei Problemen die psychologische Betreuung durch entsprechende Therapeuten erforderlich, bei Kindern ist auch die schulische Weiterbildung notwendig. Außerdem ist dem Patienten ein Eigenbehandlungsprogramm zu zeigen und mit diesem zu trainieren, um behandlungsfreie Zeiten auszufüllen und um die Beschäftigung des Patienten mit seiner verletzten Extremität zu fördern.

Nach Erreichen von Fistelfreiheit bei vorliegender Übungsstabilität ist die Mobilisation im Bewegungsbad oder im allgemeinen Schwimmbad anzustreben, eine Gruppentherapie z. B. in der Sporthalle ist durchaus möglich. Parallel dazu sollten alle Maßnahmen der physikalischen Therapie genutzt werden, um Sekundärschäden wie Rückenverspannungen und Gelenkschmerzen der oberen Extremitäten bei Verwendung von Unterarmstützen zu vermeiden. Für lange Wege erhält jeder Patient von Anfang an einen

ten Inaktivitätsmangelschäden eine umfassende Therapie erforderlich (Abb. 4.4 a–f). Dazu gehören tägliche Krankengymnastik mit ausreichenden Behandlungszeiträumen ebenso wie eine hydrophysikalische Therapie (alle Patienten mit Fixateuren sollten ins Reinigungsbad). Außerdem ist häufig zur Wiedererlangung der Funk-

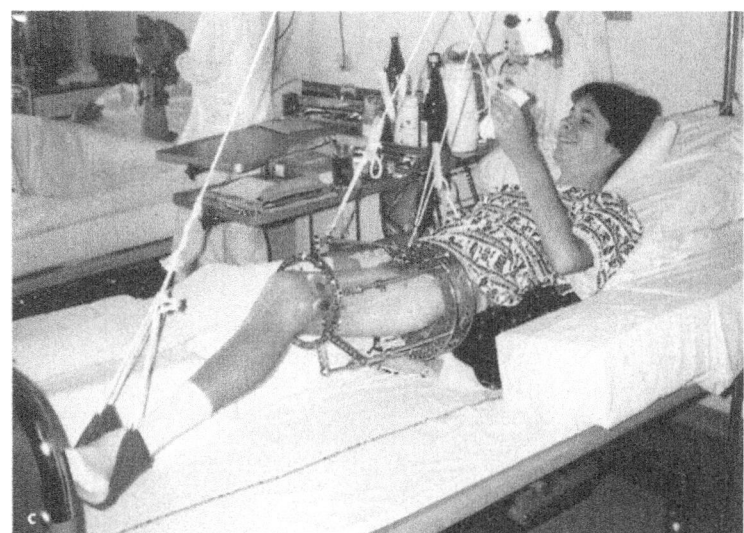

Abb. 4.4. c Der Patient erhält möglichst ein Eigentherapieprogramm, das er je nach Maßgabe des Falles entsprechend häufig selbständig ausführen muss
d Der Ringfixateur gestattet bei errreichtem Knochenkontakt die Vollbelastung, was die Sporttherapie erleichtert

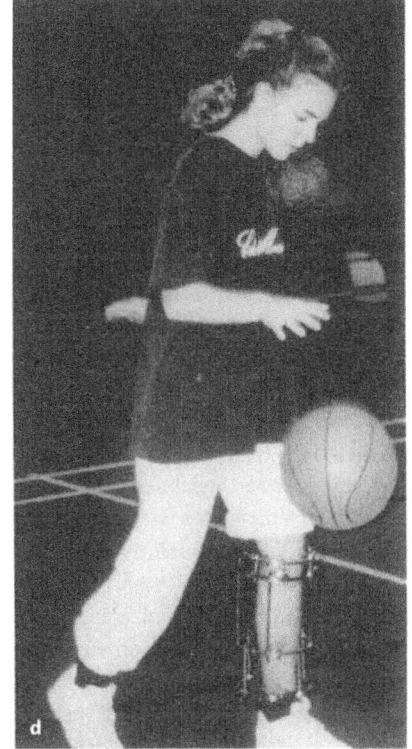

Rollstuhl, es sei denn, es besteht nur eine Problematik an der oberen Extremität.

Es sei nochmals ganz nachdrücklich unterstrichen, dass der Behandlungserfolg ganz wesentlich von dieser parallel zu den anderen Maßnahmen erfolgenden umfassenden Rehabilitationsbehandlung abhängt und auch gute operative Ergebnisse bei Fehlen dieser Reha-Behandlung zum Scheitern verurteilt sind.

4.4.5 Berufliche und soziale Wiedereingliederung

Auch hierzu ließe sich selbstverständlich viel ausführen. Wenige Schlagworte sollen genügen. Zur beruflichen und sozialen Wiedereingliederung gehören z. B. großzügige Wochenendbeurlaubungen, wobei die Autoren in letzter Zeit erleben mussten, das die gesetzlichen Krankenkassen derartige Beurlaubungen verbieten oder nicht finanzieren, was als außerordentlicher Rückschritt betrachtet werden muss. Für die Wiedereingliederung ist die Hilfsmittelversorgung in der Wohnung, das Verordnen und Anpassen von Rollstühlen nötig, auch wenn diese nur zeitweilig erforderlich sind, schließlich gehört dazu die KFZ-Hilfe, das KFZ-Training und die berufliche Wiedereingliederung.

Bei der beruflichen Wiedereingliederung empfiehlt sich häufig die so genannte Arbeits- und Belastungserprobung, d. h. die schrittweise Steigerung der Arbeitszeit, wobei diese Zeit nicht vom Arbeitgeber vergütet wird, sondern entweder von den Berufsgenossenschaften oder den Krankenkassen oder evtl. auch von den Rentenversicherungsträgern. Diese Methode, einen verletzt gewesenen Arbeitnehmer schrittweise in

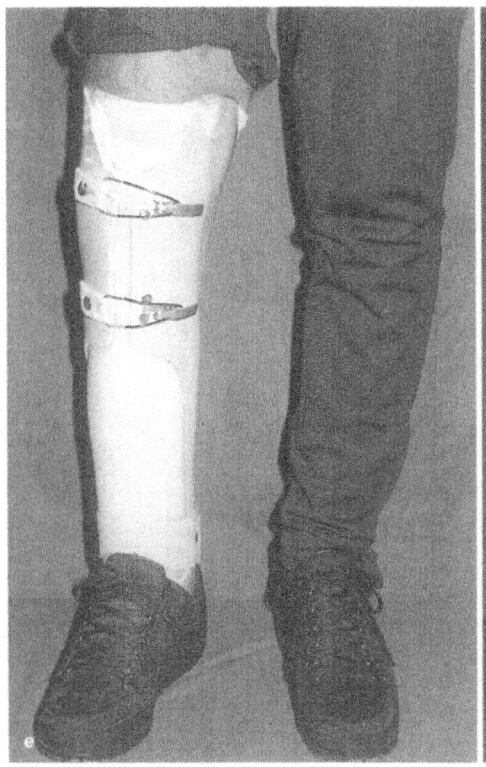
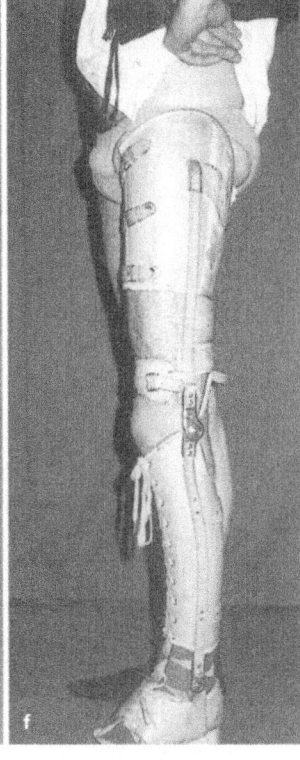

Abb. 4.4. e,f Die teilentlastenden Gehapparate gestatten die gezielte Entlastung der unteren Extremität, indem das Gewicht beim Unterschenkelapparat an den Tibiakonsolen und Femurkondylen abgefangen wird (hier erkennbar an den mehrfach vorgenommenen Unterpolsterungen durch den Patienten selbst) oder beim Oberschenkelapparat am Tuber ischiadicum, wo eine so genannte Tuberbank in den Apparat eingearbeitet ist

das Arbeitsleben zurückzuführen, wurde erstmals vor ca. 25 Jahren vorgeschlagen und ist inzwischen bei den Berufsgenossenschaften als „Hamburger Modell" etabliert.

Ist die Wiedereingliederung in den alten Beruf wegen der Verletzungsfolgen unmöglich, müssen entsprechende Umschulungsmaßnahmen diskutiert und empfohlen werden oder aber es sind Weiterbildungsmaßnahmen notwendig. All diese Maßnahmen sollten von dem Behandler der Infektpseudarthrose entscheidend mit koordiniert werden, denn nur so ist vermeidbar, dass z. B. eine Umschulung zu einer Tätigkeit erfolgt, die anschließend auch nicht ausgeführt werden kann, weil bestimmte medizinische Gesichtspunkte keine Berücksichtigung fanden. Andererseits ist in den Fällen, in denen keine komplette Rehabilitation möglich ist, das Beschaffen von Pflegeplätzen erforderlich oder der Übergang zur Rente und die Erläuterung der verschiedenen Verfahren für den Patienten sehr wesentlich. Selbstverständlich können hier von den Ärzten bestimmte Verfahren gebahnt werden, die dann von Sozialarbeitern durchgeführt und überwacht werden müssen.

Auch bei komplexer, sehr ungünstiger Ausgangssituation ist unter Einsatz der heutigen chirurgischen Möglichkeiten und Verwendung aller begleitenden Maßnahmen in vielen Fällen die erfolgreiche Wiedereingliederung in das Arbeitsleben oder aber die deutliche Verbesserung der Lebensqualität möglich, vorausgesetzt all die genannten Maßnahmen laufen tatsächlich in erforderlichem Umfang gleichzeitig ab.

Das oben Erläuterte soll durch die Demonstration von 3 Behandlungsfällen unterstrichen werden, wobei nochmals zu betonen ist, wie wichtig die Zusammenarbeit aller Spezialisten bei diesem Krankheitsbild ist und die Therapie keinesfalls allein auf die chirurgische Behandlung beschränkt sein darf: Abb. 4.5 a–l, Abb. 4.6 a–l, Abb. 4.7 a–n.

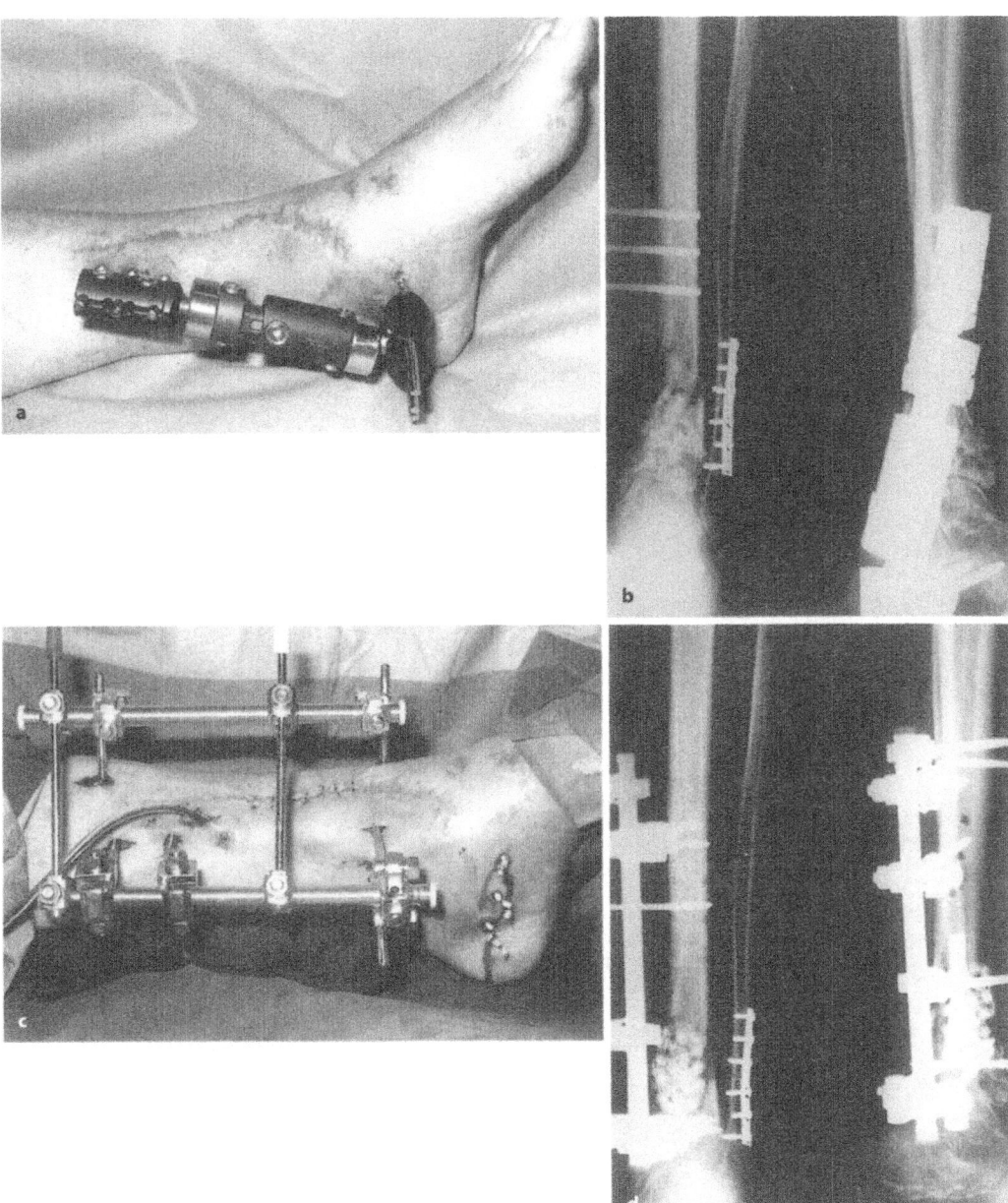

Abb. 4.5. a–l. Behandlungsbeispiel 1. **a,b** Es handelte sich um eine sequestrierende Osteitis des distalen Unterschenkels mit Fistelung distal der Innenknöchelspitze und liegendem gelockertem gelenkübergreifendem Orthofix-Fixateur. Die präoperativen Röntgenaufnahmen zeigen, dass von der bestehenden Sequestrierung in etwa 3 cm Ausdehnung nur Bruchteile entfernt worden waren, weshalb es nicht zur Infektberuhigung gekommen war (auswärtige Therapie). **c,d** Es erfolgte die Entfernung des Fixateurs, Kürettage der Bohrlöcher und Einlage von Miniseptopal in die Bohrlöcher, radikale Sequestrektomie, Septopaleinlage, Reosteosynthese im AO-Klammerfixateur, womit Übungsstabilität erzielt werden konnte. Man achte auf die Anordnung der Knochenschrauben im Pilon, hier werden 2 Schrauben, die eine ventromedial, die andere dorsomedial platziert und eine dritte Schraube von ventral eingebracht. Die Röntgenaufnahmen zeigen, wie dicht die Schrauben am Gelenk liegen, trotzdem verleihen gerade diese Schrauben in dieser Anordnung über Monate Stabilität

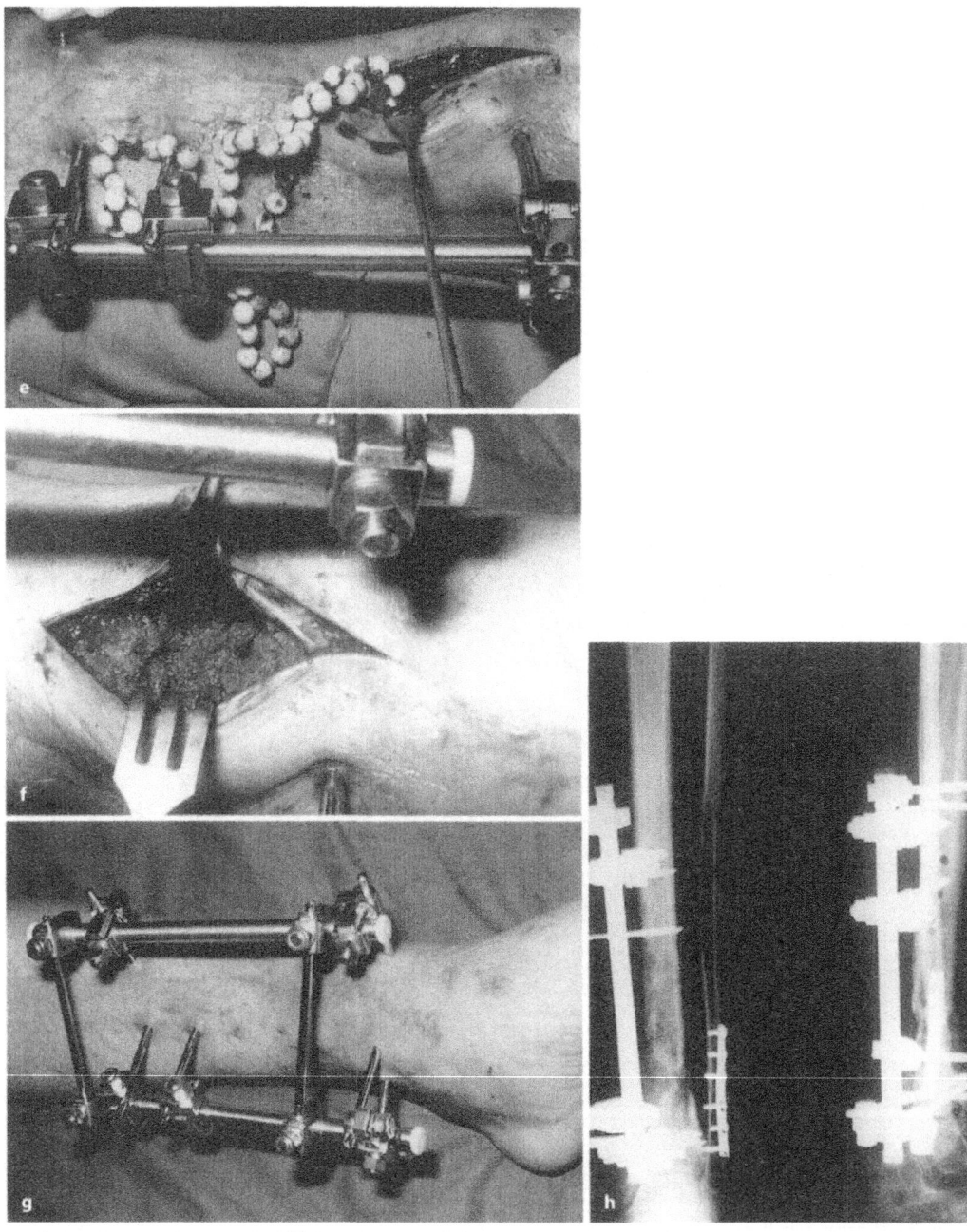

Abb. 4.5. e,f Nach 4 Wochen Septopalentfernung und autogene Spongiosaaufbauplastik. **g,h** Die Situation 3 Monate später. Die Spongiosa heilt ein, die Pins sind gut gepflegt, es besteht keine Restinfektion

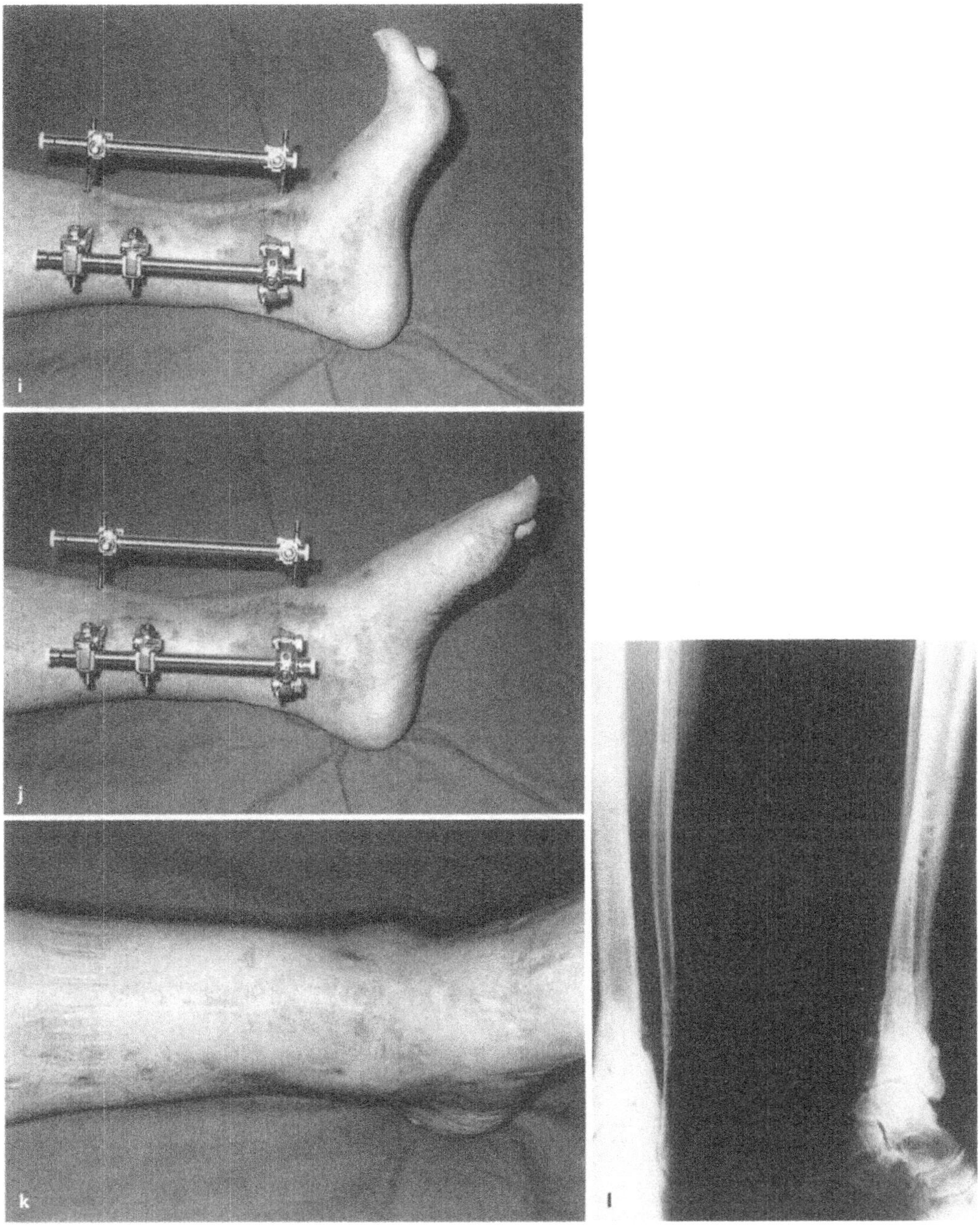

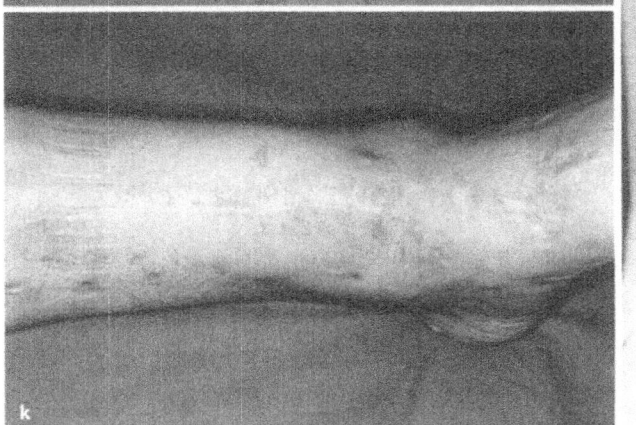

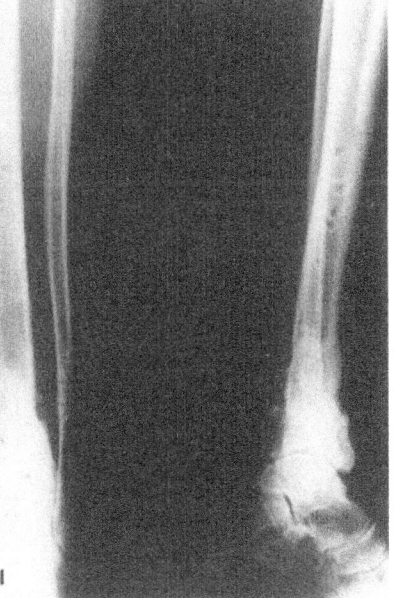

Abb. 4.5. i,j Trotz liegenden Fixateurs ist auch die Beweglichkeit im oberen Sprunggelenk wieder möglich, auch wenn diese bei dem 60 Jahre alten Mann natürlich nur eingeschränkt erreichbar ist. **k,l** Das Behandlungsergebnis 2 Jahre später: dauerhafte Infektberuhigung, freie Vollbelastung; eingeschränkte Beweglichkeit bei OSG-Arthrose, die selbstverständlich in der Situation nicht vermieden werden konnte

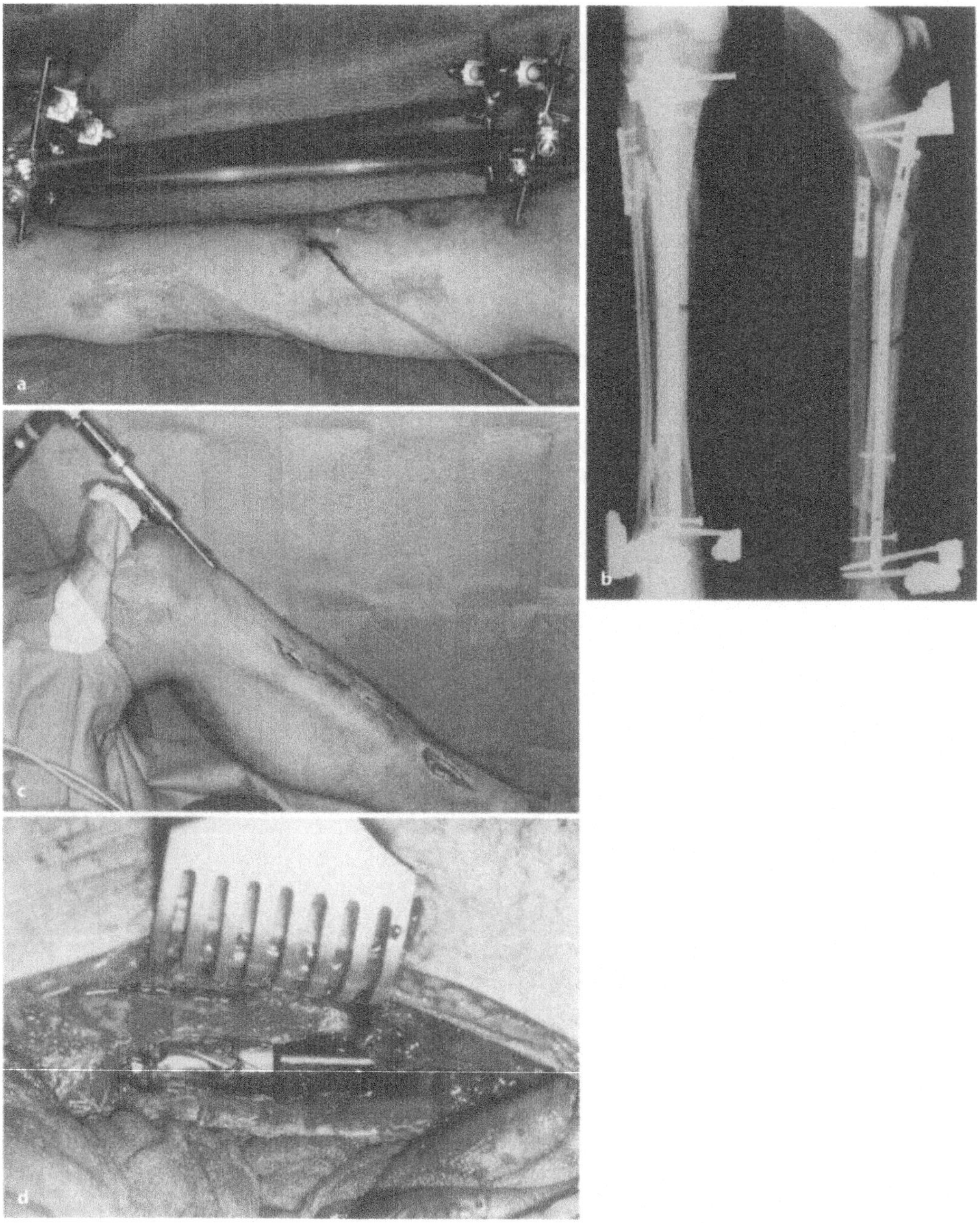

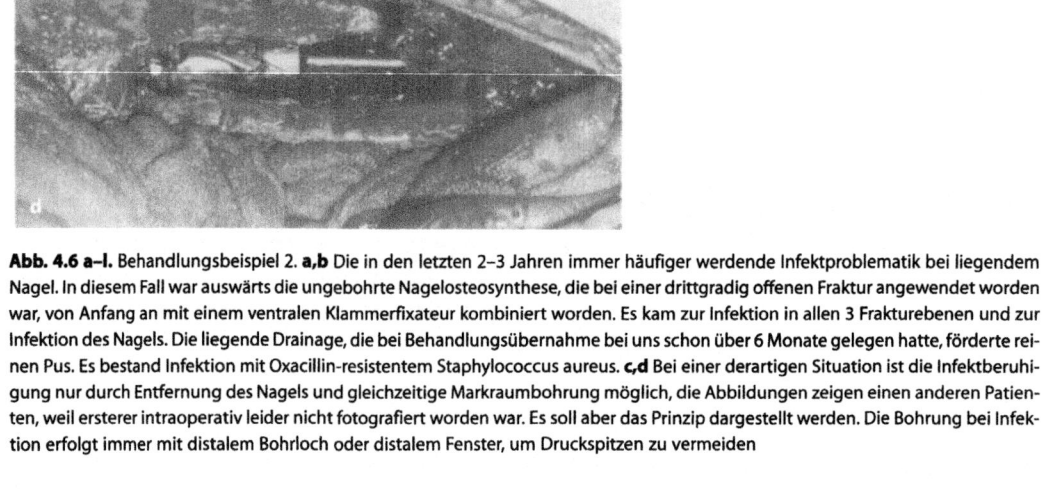

Abb. 4.6 a–l. Behandlungsbeispiel 2. **a,b** Die in den letzten 2–3 Jahren immer häufiger werdende Infektproblematik bei liegendem Nagel. In diesem Fall war auswärts die ungebohrte Nagelosteosynthese, die bei einer drittgradig offenen Fraktur angewendet worden war, von Anfang an mit einem ventralen Klammerfixateur kombiniert worden. Es kam zur Infektion in allen 3 Frakturebenen und zur Infektion des Nagels. Die liegende Drainage, die bei Behandlungsübernahme bei uns schon über 6 Monate gelegen hatte, förderte reinen Pus. Es bestand Infektion mit Oxacillin-resistentem Staphylococcus aureus. **c,d** Bei einer derartigen Situation ist die Infektberuhigung nur durch Entfernung des Nagels und gleichzeitige Markraumbohrung möglich, die Abbildungen zeigen einen anderen Patienten, weil ersterer intraoperativ leider nicht fotografiert worden war. Es soll aber das Prinzip dargestellt werden. Die Bohrung bei Infektion erfolgt immer mit distalem Bohrloch oder distalem Fenster, um Druckspitzen zu vermeiden

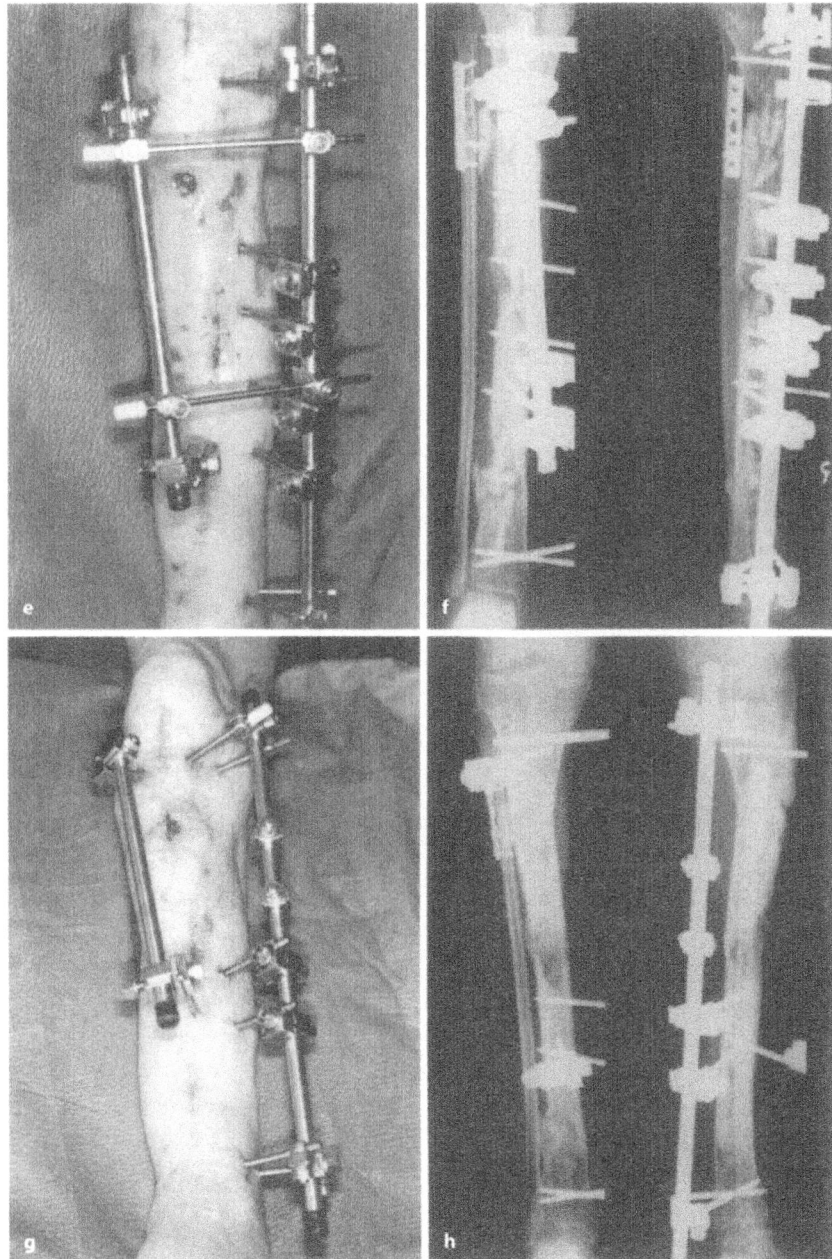

Abb. 4.6. e,f Es erfolgte Reosteosynthese mit Doppelklammerfixateur und Sequestrektomie in allen 3 Etagen. Die Inspektion des Knochens hatte ergeben, dass die 2 mittleren Frakturetagen vital waren. In diesem Fall wurden selbstgefertigte Vancomycin-Gentamycin-Formkörper eingelegt, um die Infektion mit hochresistentem Staphylococcus aureus zu beseitigen, was damit gelang. Schrittweiser Aufbau der Defekte mit dreimaliger Spongiosatransplantation, weil in der mittleren Etage eine zweite Sequestrektomie erforderlich gewesen war

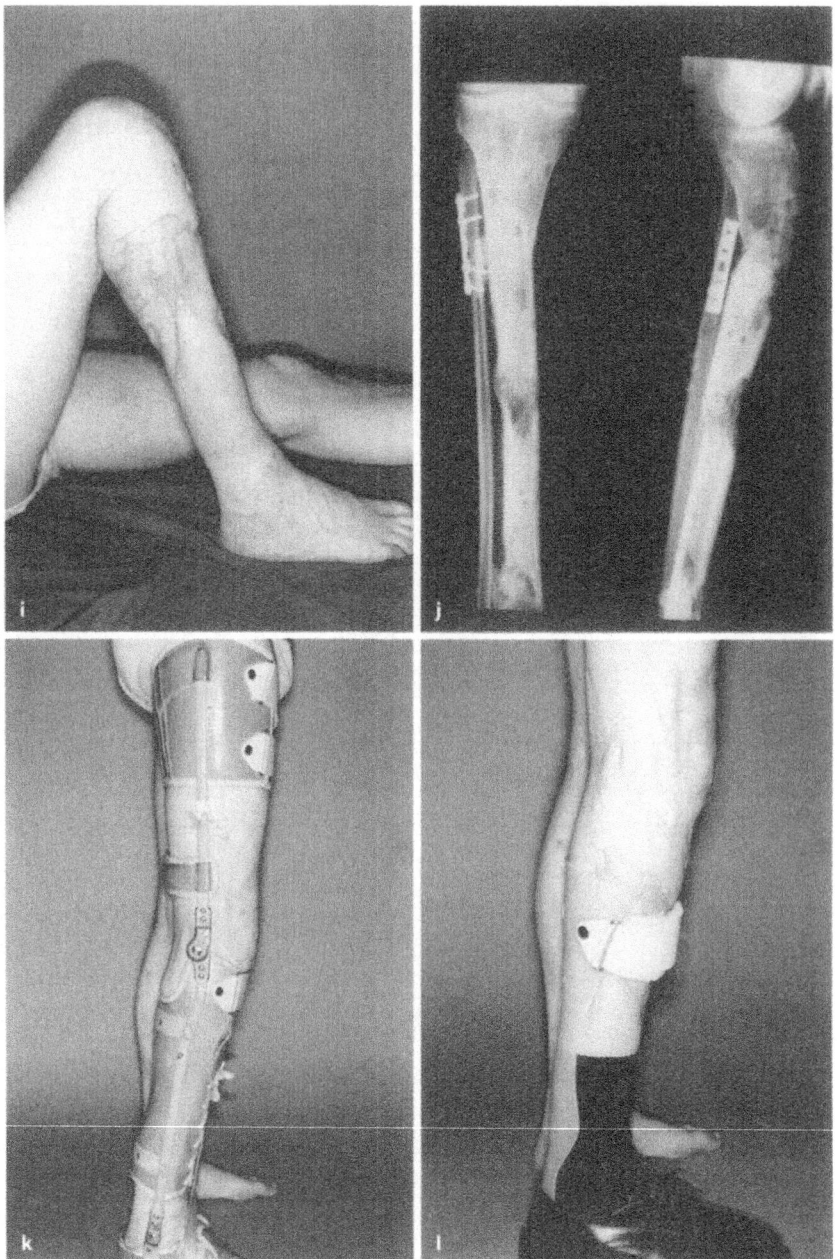

Abb. 4.6. i,j Es kam zur kompletten Infektberuhigung, zum Knochendurchbau in allen 3 Etagen bei geringer Antekurvationsfehlstellung proximal. **k,l** Anfangs Versorgung mit teilentlastendem Oberschenkelgehapparat, in dem dann schrittweise die Belastung gesteigert wurde, nach einem Dreivierteljahr konnte auf eine Peroneusfeder umgestiegen werden, mit der der Patient wieder arbeitsfähig ist

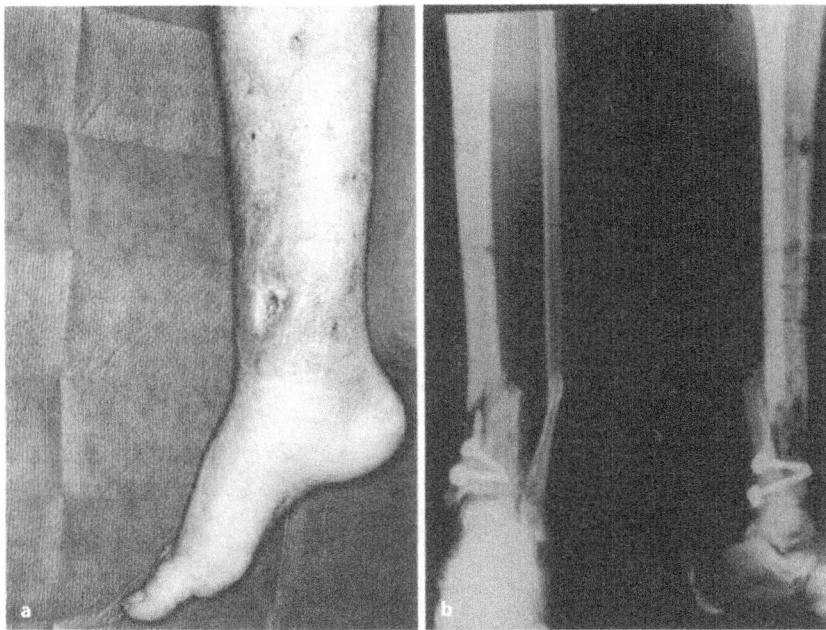

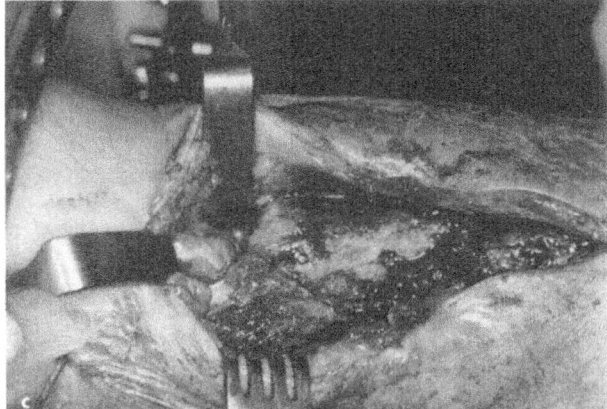

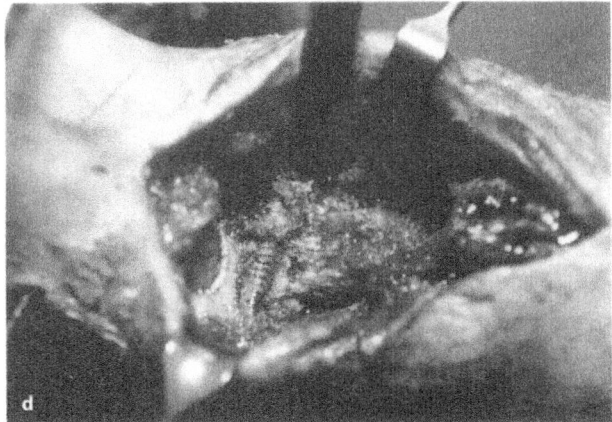

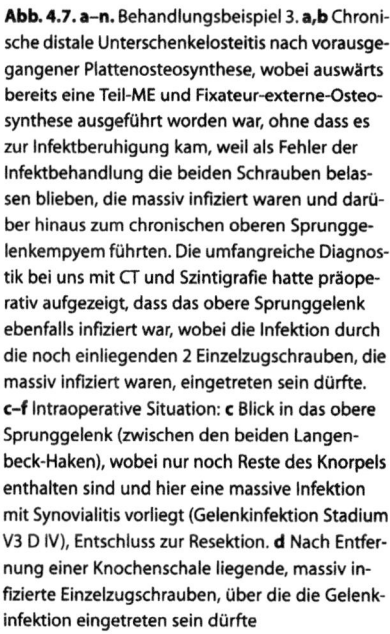

Abb. 4.7. a–n. Behandlungsbeispiel 3. **a,b** Chronische distale Unterschenkelosteitis nach vorausgegangener Plattenosteosynthese, wobei auswärts bereits eine Teil-ME und Fixateur-externe-Osteosynthese ausgeführt worden war, ohne dass es zur Infektberuhigung kam, weil als Fehler der Infektbehandlung die beiden Schrauben belassen blieben, die massiv infiziert waren und darüber hinaus zum chronischen oberen Sprunggelenkempyem führten. Die umfangreiche Diagnostik bei uns mit CT und Szintigrafie hatte präoperativ aufgezeigt, dass das obere Sprunggelenk ebenfalls infiziert war, wobei die Infektion durch die noch einliegenden 2 Einzelzugschrauben, die massiv infiziert waren, eingetreten sein dürfte.
c–f Intraoperative Situation: **c** Blick in das obere Sprunggelenk (zwischen den beiden Langenbeck-Haken), wobei nur noch Reste des Knorpels enthalten sind und hier eine massive Infektion mit Synovialitis vorliegt (Gelenkinfektion Stadium V3 D IV), Entschluss zur Resektion. **d** Nach Entfernung einer Knochenschale liegende, massiv infizierte Einzelzugschrauben, über die die Gelenkinfektion eingetreten sein dürfte

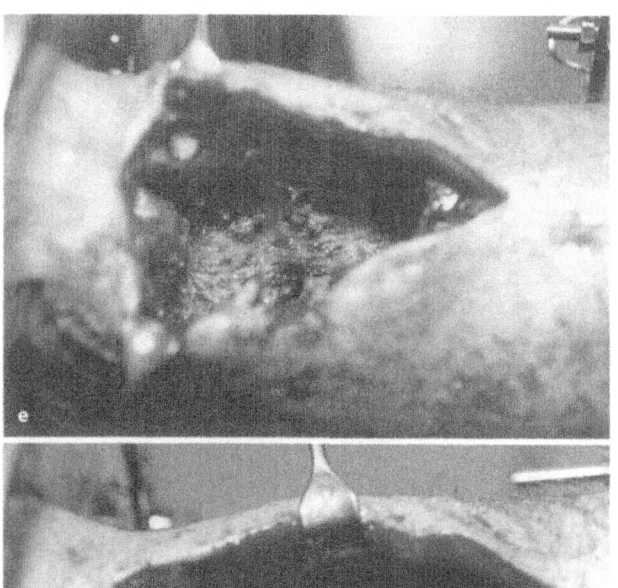

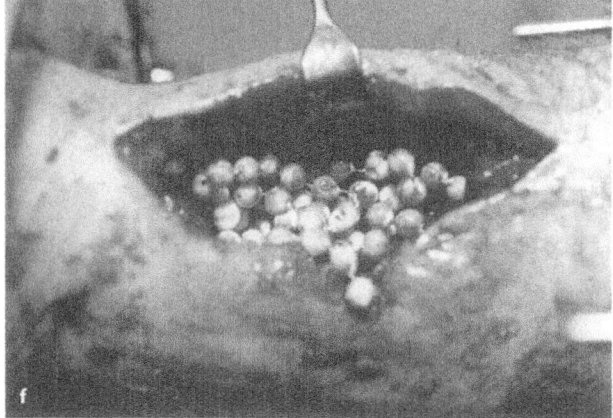

Abb. 4.7. g Zustand nach Segmentresektion mit komplettem Entknorpeln des Talus, Defektstrecke 9 cm. **f** Anschließende Einlage des Septopal®. **g,h** Postoperativer Zustand nach kompletter Montage des Unterschenkelringfixateurs unter Einschluss des Fußes, wobei hier eine schrittweise Stellungskorrektur vorgenommen wurde

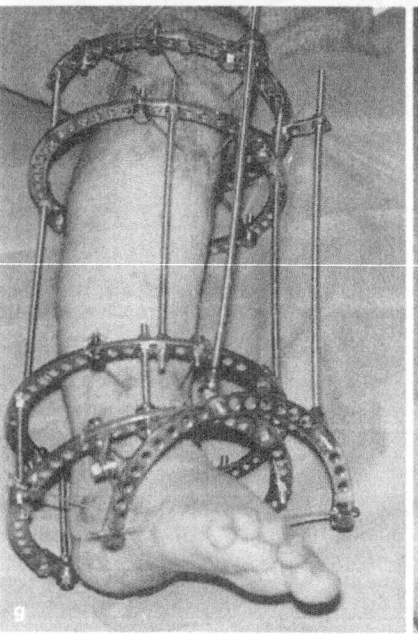

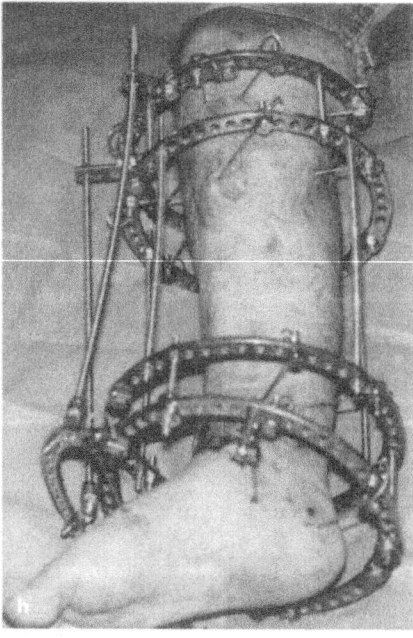

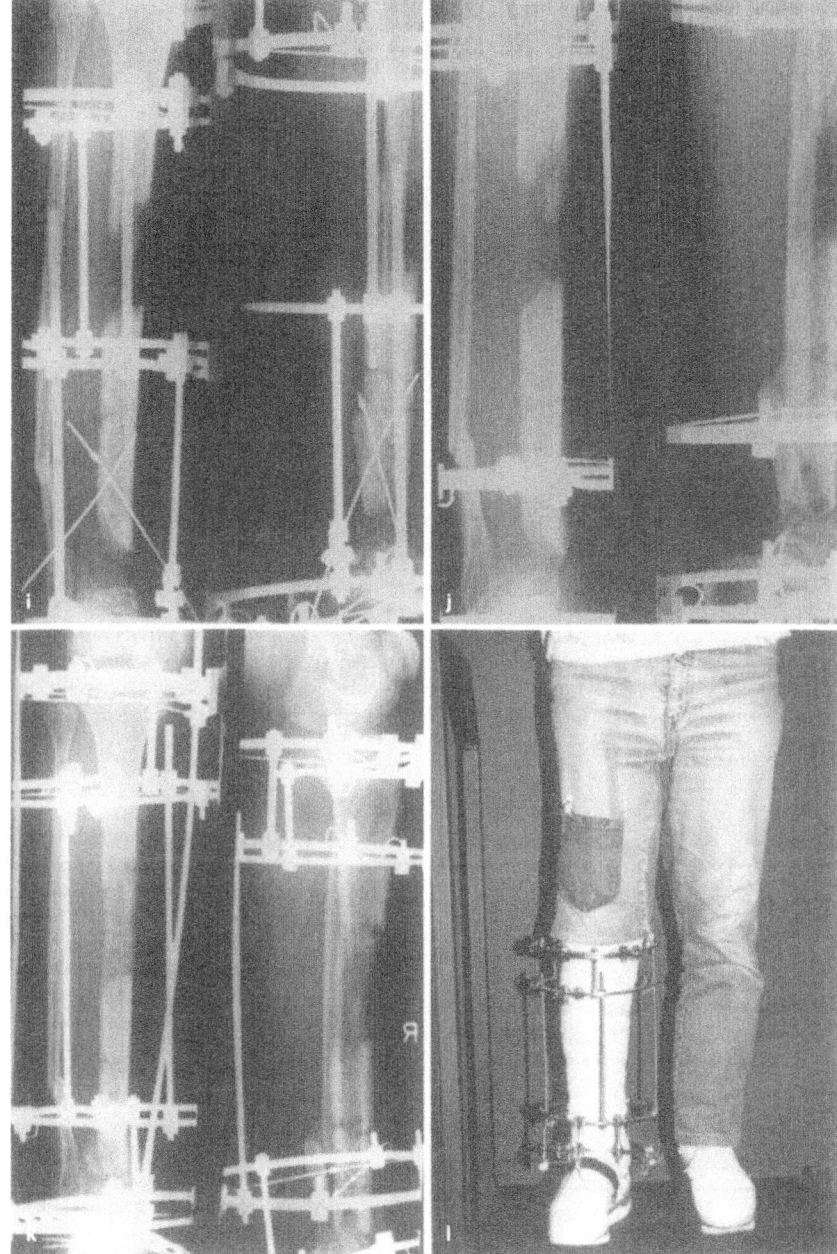

Abb. 4.7. i,j Röntgenologische Situation bei Durchführen des Segmenttransportes mit Zugdrähten, nach 8 Monaten Entfernen der Zugmechanismen, Einbringen eines Fixationsringes, Stellungskorrektur und autogene Spongiosaplastik in die Andockzone. **k,l** Situation ein Jahr später mit heilender Distraktionsstrecke und heilender Dockingzone, zu diesem Zeitpunkt wurde selbstverständlich die untere Extremität bereits voll belastet

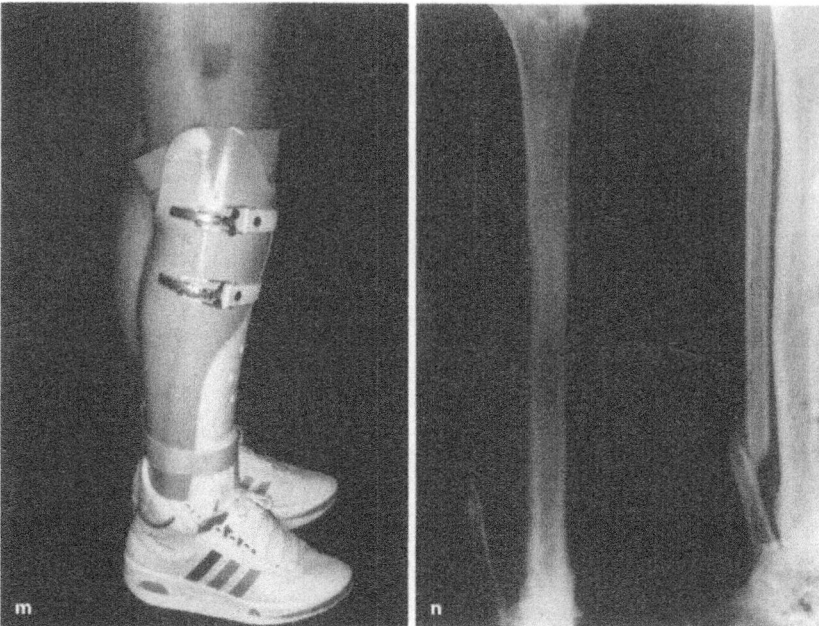

Abb. 4.7. m,n Nach 14 Monaten konnte der Fixateur komplett entfernt werden, es erfolgte Versorgung mit teilentlastendem Unterschenkelgehapparat. Die Röntgenaufnahmen ein Jahr später zeigen den achsgerechten Durchbau in der Distraktionsstrecke, die kaum noch abgegrenzt werden kann, und der komplette Durchbau in der Arthrodese/Andockregion. Die Knochenbildung in der Distraktionsstrecke erfolgt wohlgemerkt röhrenförmig im Haver'schen-System, was gegenüber dem autogenen Spongiosaaufbau einen wesentlichen Vorteil bedeutet

Literatur

Gächter A (1988) Die Bedeutung der Arthroskopie beim Pyarthros. Hefte Unfallheilkd 200: 132–136
Gächter A (1994) Gelenkinfekt – Arthroskopie Spülungsbehandlung – Hints und Tricks. Arthroskopie 7: 98–101
Schmidt HGK, Gerlach U, Wurm M, Grosser V (2001) Diagnostik und Therapie von Schulter- und Ellengelenkempyemen. Trauma Berufskrankheit 3 Suppl 3: S404–S414

Weiterführende Literatur (Bücher)

Behrens F (1992) Fixateur externe. In: Müller ME, Allgöwer M, Schneider R, Willenegger H (Hrsg) Manual der Osteosynthese, 3. Aufl. Springer, Berlin Heidelberg New York Tokyo, S 367–410
Burri C (1979) Posttraumatische Osteitis, 2. Aufl. Huber, Bern Stuttgart Wien
Cotta H, Wentzensen A, Holz F, Krämer K-L, Pfeil J (Hrsg) (1996) Standardverfahren in der operativen Orthopädie und Unfallchirurgie, Thieme, Stuttgart New York

Kinzl L (1986) Entzündliche Knochen- und Gelenkerkrankungen. In: Jäger M, Wirth CJ (Hrsg) Praxis der Orthopädie. Thieme, Stuttgart New York, S 618–638
Kossmann Th, Trentz O (1995) Weichteilinfektionen. In: Rüter A, Trentz O, Wagner M (Hrsg) Unfallchirurgie. Urban & Schwarzenberg, München Wien Baltimore, S 179–187
Kremer K, Lierse W, Platzer W, Schreiber HW, Weller S (Hrsg) (1997) Chirurgische Operationslehre in 10 Bänden, Bd. 8: Posttraumatische Defekt- und Infektsanierung, Schädel, Wirbelsäule, Becken. Thieme, Stuttgart New York
Müller KH (1981) Exogene Osteomyelitis von Becken und unteren Gliedmaßen. Springer, Berlin Heidelberg New York
Rüter A, Trentz O, Wagner M (1995) Infektionen des Knochens und der Gelenke. In: Rüter A, Trentz O, Wagner M (Hrsg) Unfallchirurgie. Urban & Schwarzenberg, München Wien Baltimore, S 169–177
Willenegger H (1992) Infektionen. In: Müller ME, Allgöwer M, Schneider R, Willenegger H (Hrsg) Manual der Osteosynthese, 3. Aufl. Springer, Berlin Heidelberg New York Tokyo, S 743–746
Wolter D, Zimmer W (Hrsg) (1991) Die Plattenosteosynthese und ihre Konkurrenzverfahren: Von Hansmann bis Ilisarow. Springer, Berlin Heidelberg New York Tokyo

Alternative Behandlungsstrategien bei Pseudarthrosen

G. Böhmer, N. Hunger, H.-J. Böhm, H.-R. Kortmann

5.1 Einleitung

Der „goldene Standard" in der Pseudarthrosenbehandlung ist heutzutage nach wie vor die Operation. Allgemeine Kontraindikationen und spezielle Probleme des Patienten sowie dessen limitierte Menge von autogener Spongiosa berechtigen jedoch, über alternative Behandlungsstrategien nachzudenken. Diese Alternativen lassen sich in Gruppen unterschiedlicher Therapieprinzipien einteilen. Die Stimulation der Pseudarthrose und damit deren Ausheilung soll z. B. durch elektromagnetische, mechanische, in Form der Stoßwellentherapie oder des niedriggepulsten Ultraschalls, humorale oder zelluläre Therapien erreicht werden.

Empirisch festgestellte und vielfach publizierte positive Ergebnisse überzeugen den kritischen Therapeuten nur bedingt. Neueren Untersuchungen gelingt es, diese Befunde in Teilbereichen positiv zu untermauern. Ein Überdenken einzelner Therapieansätze in der Pseudarthrosenbehandlung erscheint aus unserer Sicht unverzichtbar, auch wenn nicht jede alternative Behandlungsform bei jeder Art der Pseudarthrose in gleichem Maße mit gleich guten Resultaten einsetzbar sein kann.

5.2 Elektromagnetische Stimulation

Im Jahre 1972 entwickelten Kraus u. Lechner Verfahren zur Pseudarthrosenbehandlung durch elektromagnetische Wechselfelder (Magnetodyn®). Hierbei werden nach dem elektrophysikalischen Prinzip der induktiven Kopplung Wechselpotenziale erzeugt. Ein äußeres magnetisches Wechselfeld bewirkt in einer an den Knochen angelagerten (implantierten) Spule einen Wechselstrom. Während zur Pseudarthrosenbehandlung die chirurgisch invasive Therapieform erforderlich ist, kommt bei der Behandlung der Algodystrophie, bei gelockerten Hüftendoprothesen oder peripheren Durchblutungsstörungen die konservative Magnetfeldtherapie mit ausschließlich von außen angelegtem wechselndem Magnetfeld zur Anwendung.

Klinische retrospektive Studien belegten insbesondere bei atrophen und infizierten Pseudarthrosen gute Ausheilungsergebnisse. So berichten Lechner et al. (1981) über 93,6% Ausheillung bei 319, durchschnittlich seit 3 Jahren erfolglos behandelten atrophen, davon ein Drittel infizierten, Pseudarthrosen. Wiendl (1982) beschreibt eine Heilung von 95% bei 65 areaktiven Pseudarthrosen bei langen Röhrenknochen.

Neuere experimentelle Untersuchungen belegen die positiven Wirkungen der Magnetfeldtherapie im Zellmodell bei Fibro- und Osteoblastenkulturen und bei der Expression von KollagenTyp-I-mRNA sowie der extrazellulären Matrixsynthese humaner Osteoblasten (Heermeier et al. 1998; Rodemann et al. 1989). Im Tiermodell konnten eine Steigerung der Festigkeit des Kallus nach Kallusdistraktion und eine Beschleunigung der Osteoinduktion nachgewiesen werden (Aldinger et al. 1994; Krüger et al. 2000). In aktuellen Publikationen bestätigen Autoren ihre früheren klinischen Ergebnisse hinsichtlich der Wirksamkeit der operativen Magnetfeldtherapie in der Behandlung atropher und infizierter Pseudarthrosen anhand größerer Fallzahlen (Schmit-Neuerburg 2001; Stürmer u. Schmit-Neuerburg 1985).

Die positiven Effekte der adjuvanten Magnetfeldtherapie in der operativen Pseudarthrosenbehandlung bestätigen die aus der Grundlagenforschung und tierexperimentell gewonnenen Befunde zu Zellstoffwechsel, Zelldifferenzierung und Osteogenese. Offensichtlich liegt insbesondere in der Behandlung der atrophen (infizierten) Pseudarthrose die Stärke der operativen Magnetfeldtherapie.

5.3 Mechanische Stimulation

5.3.1 Stoßwellentherapie

Die extrakorporale Stoßwellentherapie (ESWT) wird seit vielen Jahren mit gutem Erfolg in der Urologie zur Steinzertrümmerung in der Niere und dem ableitenden Harntrakt eingesetzt. 1991 wurde diese Behandlungsform erstmalig am menschlichen Knochen in der Behandlung der verzögerten Knochenheilung und bei Pseudarthrosen angewendet (Valchanou u. Michailov 1991). Weitere Indikationen für die ESWT werden z. B. in der Behandlung der Tendinosis calcarea, der Epicondylopathia humeri radialis und des Fersensporns gesehen.

Die Wirkungsmechanismen der ESWT sind bis heute nur partiell geklärt. Postuliert wird eine Traumatisierung und Bildung von Mikrofissuren im beschallten Knochenbezirk mit reaktiver Stimulation der Osteogenese. Hinsichtlich der Knochenheilung wurden im Tierversuch sowohl fördernde als auch verzögernde Effekte gesehen (Literatur bei Rompe et al. 1997).

Zahlreiche Veröffentlichungen beschreiben für die oben angeführten Indikationen positive Therapieerfolge. Eine Metaanalyse zur ESWT ließ Heller u. Niethard (1998) feststellen, dass die Mehrzahl dieser Veröffentlichungen die statistischen Anforderungen an wissenschaftliche Arbeiten nicht erfüllen. Ein inhomogenes Patientengut, verschiedene Lokalisationen der Pseudarthrosen, eine unterschiedliche Gerätephysik, differente Applikationen der Stoßwellen mit nicht bewerteter Vor- und Nachbehandlung weisen auf die Probleme dieser noch nicht exakt definierten und standardisierten Therapie hin.

Diese Probleme sind auch in den aktuellen Publikationen nur teilweise behoben. Nach wie vor differieren Gerätephysik und Applikationsparameter zwischen den Studien (Beutler et al. 1999; Brandner u. Späth 2001; Schaden 2000). Die berichteten Ausheilungsergebnisse liegen nun zwischen 41 und 75,7% und damit deutlich niedriger als in früheren Publikationen, bei Patientenzahlen zwischen 25 und 105. Sie betreffen aber Pseudarthrosen unterschiedlicher Art und Lokalisation und reduzieren somit die quantitative Studienaussage. Die Behandlungsdauer der zur Ausheilung gebrachten Pseudarthrosen, nach ein- oder mehrmalig applizierter Stoßwellenbehandlung, beträgt durchschnittlich zwischen 4 und 6 Monaten.

Das Therapiekonzept der ESWT kann aufgrund der vorliegenden Befunde in älteren und auch aktuellen Publikationen nicht zur Therapie von Pseudarthrosen empfohlen werden. Das nach wie vor inhomogene Patientengut, die nach wie vor nicht standarisierten physikalischen Parameter zur Applikation der Stoßwellen bedürfen dringend der exakten Definition. Zeiträume von 4–6 Monaten bis zur Ausheilung mit Stoßwellen behandelter hyperthropher Pseudarthrosen werden bei einer alleinigen, aber adäquaten operativen Behandlung deutlich unterschritten.

5.3.2 Niederenergetisch gepulster Ultraschall

Im Gegensatz zur Stoßwellentherapie handelt es sich bei der niederenergetisch gepulsten Ultraschallbehandlung um ein definiertes Verfahren. Die physikalischen Parameter sind in dem Behandlungsgerät (Firma Exogen®) standardisiert. Die bei der niederenergetisch gepulsten Ultraschallbehandlung eingesetzte Schallleistung führt zu keiner relevanten thermischen oder mechanischen Gewebealteration. Sie liegt in dem Bereich, der auch zur Ultraschalldiagnostik seit über 30 Jahren ohne Nebenwirkungen eingesetzt wird.

Tierexperimentelle Untersuchungen beschreiben eine beschleunigte Knochenheilung von Fibulafrakturen bei Ratten und Kaninchen (Duarte 1983; Dyson u. Brookes 1983). Auf zellulärer Ebene wurde eine Steigerung der Kalziumaufnahme um 55% bei ultraschallbehandelten Osteoblastenzellkulturen festgestellt sowie eine Aktivierung der Adenylatzyklase und eine vermehrte Ausschüttung von Wachstumsfaktoren (Ryaby et al. 1989, 1992). In 2 klinischen randomisierten doppelblinden und plazebokontrollierten Untersuchungen zur Frakturheilung stellten Heckmann et al. (1994) eine Verkürzung der Heilung konservativ behandelter Tibiaschaftfrakturen und Kristiansen et al. (1997) bei distalen Radiusfrakturen fest.

Für die Pseudarthrosenbehandlung mit niederenergetisch gepulstem Ultraschall liegen bisher nur wenige größere klinische Studienergebnisse vor. Gebauer et al. (1997) berichten über eine Heilungsrate von 100% bei hyperthrophen und von 85% bei athrophen Pseudarthrosen bei insgesamt 40 Patienten. Mayr (2001) beschreibt eine Ausheilungsrate von 86,1% in der Pseudarthrosenbehandlung bei 36 Patienten, auch hier wird eine tendenziell bessere Heilung bei hyperthrophen Pseudarthrosen gesehen.

In den bisher existierenden wenigen klinischen Studien zur Therapie bei verzögerter Knochenbruchheilung oder in der Behandlung von Pseudarthrosen werden günstige Ergebnisse belegt. Hierbei scheint diese Therapieform bei hyperthrophen Pseudarthrosen bessere Ausheilungsresultate zu ermöglichen als bei athrophen. Geplant oder bereits in Arbeit sind für die Jahre 2001 und 2002 weitere multizentrische, prospektive, randomisierte und kontrollierte Doppelblindstudien zur Problematik der verzögerten Frakturheilung bei Unterschenkelfrakturen und zur Heilung von Unterschenkelfrakturen mit höhergradigem Weichteilschaden. Kurzfristig ist hierdurch mit weiteren klinischen Ergebnissen zu rechnen.

5.4 Humorale Stimulation

In der heutigen Forschung zur humoralen Stimulation der Knochenneubildung ist ein zentraler Punkt das BMP („bone morphogenetic protein"). Als knocheninduktiv wirkende BMP's gelten heute BMP-2 bis -7 und BMP-9. Die i. v.-Applikation von BMP enttäuscht aufgrund ausgeprägter Nebenwirkungen und des schnellen systemischen Abbaus. Abhilfe schafft die lokale Verwendung mit einer geeigneten Matrix als Träger. Ergebnisse liegen im Tierversuch für die Behandlung von Frakturen, Knochendefekten und bei der verzögerten Knochenbruchheilung vor (Bostrom et al. 1996; Cook et al. 1994). Auch in der humanen rekonstruktiven Chirurgie werden experimentell mit BMP beschichtete Allografts eingesetzt (Schwartz et al. 1998).

Für die Pseudarthrosenbehandlung in der Humanmedizin wurde eine erste Arbeit publiziert (Friedlaender et al. 2001). In dieser prospektiven, randomisierten Multizenterstudie erfolgte bei 120 Patienten mit 124 Tibiapseudarthrosen die Implantation eines Marknagels, ergänzt durch die Anlagerung autologer Spongiosa im Pseudarthrosenbereich oder alternativ an Kollagen I gebundenes BMP-7. 84% Heilung wurde in der Gruppe der mit Marknagel und Spongiosa behandelten Patienten erreicht, 75% durch die Therapie mit BMP-7.

Seit dem 17.05.2001 ist auf dem europäischen Markt das erste klinisch zur Pseudarthrosentherapie anwendbare BMP-7 (Stryker® Biotech) erhältlich. Wenn auch Dosierung und Art der Anwendung noch nicht als standardisiert zu bezeichnen sind, ist jedoch für das Behandlungskonzept der humoralen Stimulation in der Pseudarthrosenbehandlung die Basis geschaffen.

5.5 Zelluläre Stimulation

Bei der sekundären Knochenbruchheilung entsteht Kallus über Zelldifferenzierung in die osteogene Reihe, hierbei sind die erforderlichen Vorläuferzellen im umgebenden Weichgewebe und im Frakturhämatom lokalisiert. Speziell bezogen auf die Verhältnisse bei der atrophen und Defektpseudarthrose kann der Mangel an differenzierbaren Zellen ursächlich für die ausbleibende Heilung sein. Somit wäre ein möglicher Therapieansatz darin zu sehen, osteogene Vorläufer- oder Stammzellen in den Defektbereich zu transplantieren. Die erforderlichen biotechnologischen Techniken zur Isolation und Expansion dieser Stammzellen aus Beckenkammpunktaten sind etabliert (Meyer et al. 2000). Nach Erreichen der gewünschten Zellzahl können die Stammzellen unter definierten Bedingungen in die osteogene Reihe differenziert werden (Pittinger u. Mackay 1999). Dieser Vorgang ist einfach durchzuführen, das Kulturmedium muss lediglich mit einer organischen Phosphatquelle und Askorbinsäure supplementiert werden (Chung et al. 1992).

Im Gegensatz zum inzwischen klar definierten Kulturprozess besteht jedoch derzeit noch keine konkrete Vorstellung darüber, in welcher chirurgisch applizierbaren Zubereitung die Zellen in den Defekt transplantiert werden könnten. Hier

kämen synthetische Matrices, poröse Kerami-
ken, Kollagenträger oder auch Hydrogele infrage.

Festzuhalten bleibt, dass die beschriebene
Verfahrensweise langfristig sicherlich vielver-
sprechend ist. Der biotechnologische Ablauf ist
definiert und inzwischen ohne technische Probleme umsetzbar. Es mangelt derzeit jedoch
noch an einer chirurgischen Applikationsform.
Praktische Anwendungen des Verfahrens haben
bisher nicht stattgefunden.

Literatur

Aldinger G, Herr G, Beyer A (1994) Beschleunigung der Osteoinduktion durch elektromagnetische Wechselfelder. Osteologie
3: 160–168

Beutler S, Regel G, Pape HC et al. (1999) Die extrakorporale Stoßwellentherapie (ESWT) in der Behandlung von Pseudarthrosen
des Röhrenknochens. Unfallchirurg 102: 839–847

Bostrom M, Lane JM, Tomin E et al. (1996) Use of bone morphogenetic protein-2 in the rabbit ulnar nonunion model. Clin
Orthop 327: 272–282

Brandner H, Späth K (2001) Extrakorporale Stoßwellentherapie
bei Knochenheilungsstörungen. Trauma Berufskrankh 3
(Suppl 2): S253–S261

Chung CH, Golub EE, Forbes E et al. (1992) Mechanism of action
of beta-glycerophosphat on bone cell mineralization. Calcif
Tissue Int 51: 305–311

Cook SD, Baffes GC, Wolfe MW et al. (1994) Recombinant human
bone morphogenetic protein-7 induces healing in a canine
long-bone segmental defect model. Clin Orthop 301: 302–312

Duarte LR (1983) The stimulation of bone growth by ultrasound.
Arch Orthop Trauma Surg 101: 153–159

Dyson M, Brookes M (1983) Stimulation of bone repair by ultrasound. Ultrasound Med Biol 2 (Suppl): 61–66

Friedlaender GE, Perry CR, Cole JD et al. (2001) Osteogenetic pro-
tein-1 (bone morphogenetic protein-7) in the treatment of
tibial nonunions. J Bone Joint Surg Am 83 (Suppl 1): 151–158

Gebauer D, Mayr E, Orthner E (1997) Die Wirksamkeit von niedrig-
energetischem Ultraschall zur Behandlung von Pseudarthrosen. Klinische Multizenterstudie

Heckmann JD, Ryaby JP, McCabe J et al. (1994) Acceleration of
tibial fracture-healing by non-invasive, low-intensity pulsed
ultrasound. J Bone Joint Surg Am 76: 26–34

Heermeier K, Spanner M, Träger J et al. (1998) Effects of extremely
low frequency electromagnetic field (EMF) on collagen type I
mRNA expression and extracellular matrix synthesis of human
osteoblastic cells. Bioelectromagnetics 19: 222–231

Heller KD, Niethard FU (1998) Der Einsatz der extrakorporalen
Stoßwellentherapie in der Orthopädie – eine Metaanalyse. Z
Orthop 136: 390–401

Kraus W, Lechner F (1972) Die Heilung von Pseudarthrosen und
Spontanfrakturen durch strukturbildende elektrodynamische
Potentiale. Muench Med Wochenschr 144: 1814–1819

Kristiansen TK, Ryaby JP, McCabe J et al. (1997) Accelerated
healing of distal radial fractures with the use of specific, low-
intensity ultrasound. A multicenter, prospective, randomized,
double-blind, placeb-controlled study. J Bone Joint Surg Am
79: 961–973

Krüger T, Hein W, Plitz W et al. (2000) Einfluss der magnetisch
induzierten Elektostimulation (MIES) auf die Kallusdistraktion
nach Distraktion der Schaftibia. Osteologie 9: 157–164

Lechner F, Ascherl R, Kraus W (1981) Treatment of pseudathroses
with electrodynamic potentials of low frequency range. Clin
Orthop 161: 71–81

Mayr E (2001) Niedrigintensive Ultraschallbehandlung bei Frak-
turheilungsproblemen. Trauma Berufskrankh 3 (Suppl 2):
S276–S279

Meyer W, Böhm HJ, Kirch H, Kortmann HR (2000) Isolation und
Kolonienwachstum mesenchymaler Vorläuferzellen aus Be-
ckenkammaspiraten. Trauma Berufskrankh 2: 211–215

Pittinger MF, Mackay AM (1999) Multilineage potential of adult
mesenchymal stem cells. Science 284: 143–147

Rodemann HP, Bayreuther K, Pfleiderer G (1989) The differenta-
tion of normal and transformed human fibroblast in vitro is in-
fluenced by electromagnetic fields. Exp Cell Res 182: 610–621

Rompe JD, Eysel P, Hopf C et al. (1997) Extrakorporale Stoßwellen-
applikation bei gestörter Knochenheilung. Unfallchirurg 100:
845–849

Ryaby JT, Bachner EJ, Bendo JA et al. (1989) Low intensiy pulsed
ultrasound increases calcium incorporation in both differen-
tiating cartilage and bone cell cultures. Trans Orthop Res Soc
14: 15

Ryaby JT, Mathew J, Duarte-Alves P (1992) Low intensity pulsed
ultrasound affects adenylate cyclase and TGF-β synthesis in
osteoblastic cells. Trans Orthop Res Soc 17: 590

Schaden W (2000) Extrakorporale Stoßwellentherapie (ESWT) bei
Pseudarthrosen und verzögerter Frakturheilung. Trauma
Berufskrankh 2 (Suppl 3): S333–S339

Schmit-Neuerburg KP (2001) Indikationen und klinische Ergebnisse der magnetfeldinduzierten Wechselstromstimulation
verzögert heilender Frakturen und Pseudarthrosen. Trauma
Berufskrankh. 3 (Suppl 1): S66–S72

Schwartz Z, Somers A, Mellonig JT et al. (1998) Addition of
human recombinant bone morphogenetic protein-2 to inac-
tive commercial human demineralized freeze-dried bone allo-
graft makes an effective composite bone inductive implant
material. J Periodontol 69: 1337–1345

Stürmer KM, Schmit-Neuerburg KP (1985) Indikation und klinische Ergebnisse der elektromagnetisch induzierten Wechselstromstimulation reaktionsarmer Pseudarthrosen. Unfallchirurgie 11: 197–203

Valchanou VD, Michailov P (1991) High energy shock waves in
the treatment of delayed and nonunion of fractures. Int
Orthop 15: 181–184

Wiendl HJ (1982) Klinische Erfahrungen mit der postoperativen
elektromagnetischen Stimulation von Pseudarthrosen. Aktuelle Traumatol 12A: 287–293

Möglichkeiten der Heilverfahrenssteuerung bei verzögerter Knochenbruchheilung bzw. Pseudarthrosen

N. Erlinghagen

6.1 Rechtliche und tatsächliche Rahmenbedingungen der Heilverfahrenssteuerung

Im Aufgabenkatalog des § 1 Sozialgesetzbuch (SGB) VII, Gesetzliche Unfallversicherung, steht die Rehabilitation neben der Prävention und der Kompensation bei Arbeitsunfällen und Berufskrankheiten als eine von drei Säulen an zentraler Stelle (Abb. 6.1). Der in § 26 Abs. 2 SGB VII formulierte Auftrag, die *Gesundheit* und *Leistungsfähigkeit* der Versicherten *mit allen geeigneten Mitteln* wiederherzustellen, umfasst dabei insbesondere Leistungen der Heilbehandlung und zur Teilhabe am Arbeitsleben (Abb. 6.2). Vom Erfolg der Heilbehandlung hängen dann auch evtl. die Notwendigkeit von Leistungen zur Teilhabe am Leben in der Gemeinschaft und nicht zuletzt auch die Erbringung von Geldleistungen ab.

Bei der Bearbeitung eines Versicherungsfalles hat also der Sachbearbeiter bzw. die Sachbearbeiterin zeitgleich neben der rechtlichen Prüfung des Falles alle Leistungsebenen, die medizinische, die berufliche, die soziale Rehabilitation, Sachleistungen, Geldleistungen und Fragen der Pflege zu betreuen (Abb. 6.3). Da diese Leistungen in Wechselbeziehung zueinander stehen, hat er vorausschauend jeweils die Ermittlungen und Bearbeitungsschritte zu planen, vorzubereiten und durchzuführen, die zum jeweiligen Zeitpunkt notwendig sind, um ein optimales Ergebnis für den Versicherten zu erzielen. Man kann bei der gegebenen Komplexität der Aufgabe durchaus von einer Art „Projektmanagement" sprechen (Abb. 6.4).

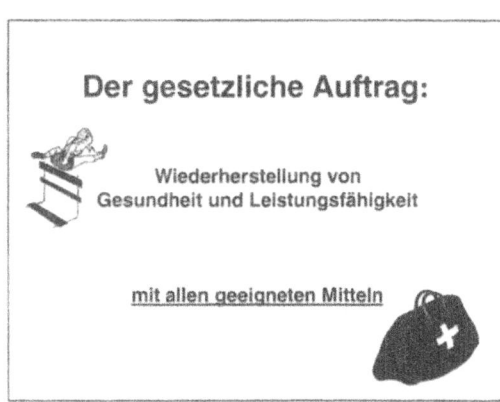

Abb. 6.2

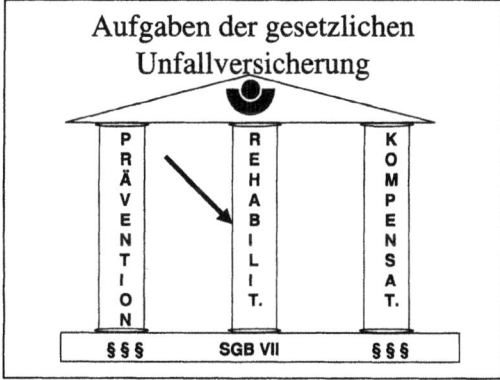

Abb. 6.1

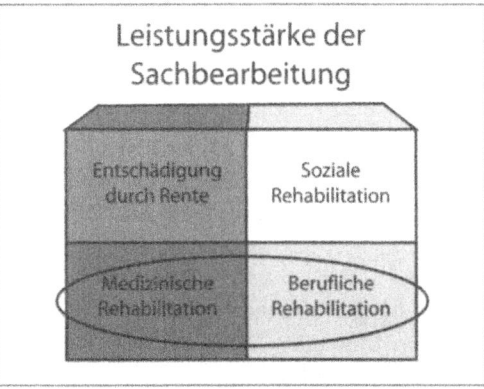

Abb. 6.3

Beratung / Auskunft / Beziehungen zu and. Soz.leistungstr.		
Pflege		
Sachleistungen		
Soziale Rehabilitation		
Berufliche Rehabilitation	Nachgehende Betr.	
Verletztengeld	Rente	
BK §3	Steuerung d. Heilverfahrens	
	Prüfung d. Versicherungsfalls	
Unfall / BK		Arbeitsfähigk.

Abb. 6.4

Der "Werkzeugkasten" u.a.:

- Erstversorgung
- ärztliche Behandlung
- Arznei-, Verband-, Heil- und Hilfsmittel
- Behandlung in Krankenhäusern und Rehabilitations- einrichtungen
- häusliche Krankenpflege
- Leistungen zur medizinischen Rehabilitation
- Belastungserprobung
- Arbeitstherapie

Abb. 6.6

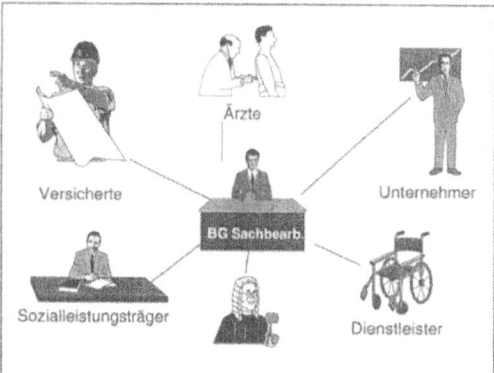

Abb. 6.5

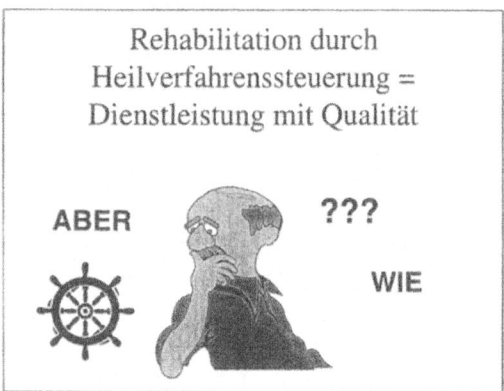

Rehabilitation durch Heilverfahrenssteuerung = Dienstleistung mit Qualität

ABER   ???

WIE

Abb. 6.7

Neben dieser Aufgabe steht die Funktion des Sachbearbeiters als „Kommunikator". Es obliegt ihm, den Mitwirkenden am Prozess der Wieder- herstellung des Versicherten die Informationen abzuverlangen und rechtzeitig zukommen zu las- sen, die diese zur optimalen Einbindung benöti- gen. Dabei spielt nicht selten auch die Überwin- dung von Kommunikationsproblemen zwischen den verschiedenen Beteiligten eine wichtige Rol- le (Abb. 6.5).

Der „Werkzeugkasten" der Rehabilitation ist durch das SGB VII umfangreich bestückt. Neben der Erstversorgung und der ärztlichen Behand- lung enthält er u. a. die Versorgung mit Arznei-, Verband-, Heil- und Hilfsmitteln sowie die Behandlung in Krankenhäusern und Rehabilita- tionseinrichtungen, die häusliche Krankenpflege und die Möglichkeiten der Belastungserprobung und Arbeitstherapie (Abb. 6.6).

6.2 Auftrag zur Qualitätssicherung in der Heilverfahrenssteuerung

Heilverfahrenssteuerung stellt nach dem gesetz- lichen Auftrag eine Dienstleistung dar, die nach dem Selbstverständnis der Unfallversicherungs- (UV)-Träger einen hohen Qualitätsanspruch zu erfüllen hat. Diese Qualität ergibt sich nicht von selbst, sie muss erst hergestellt und laufend über- prüft werden (Abb. 6.7).

Den Weg zur Qualität gibt das Gesetz selbst vor (Abb. 6.8).

Nach § 26 Abs. 4 SGB VII haben Qualität und Wirksamkeit der Leistungen zur Heilbehandlung und Teilhabe dem allgemeinen Stand der medizi- nischen Erkenntnisse zu entsprechen und den medizinischen Fortschritt zu berücksichtigen. Nach Abs. 5 der Vorschrift bestimmen die UV-Trä- ger im Einzelfall Art, Umfang und Durchführung

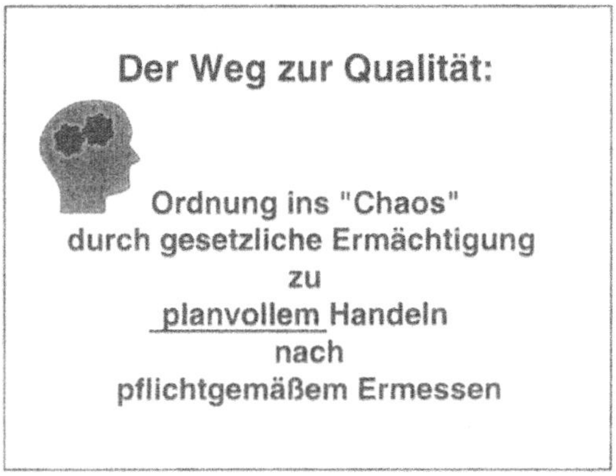

Der Weg zur Qualität:

Ordnung ins "Chaos"
durch gesetzliche Ermächtigung
zu
planvollem Handeln
nach
pflichtgemäßem Ermessen

Abb. 6.8

Strukturqualität im Heilverfahren

- Erste Hilfe und Transport
- Durchgangsärzte
- 19 Berufgenossenschaftliche Kliniken und Sonderstationen, VAV-Kliniken
- Berufsgen. stationäre Weiterbehandlung, Erweiterte ambulante Physiotherapie
- Berichtswesen / vertragliche Verpflichtung
- Beratungsärzte
- Überwachung durch die Landesverbände der gewerbl. BGen

Abb. 6.10

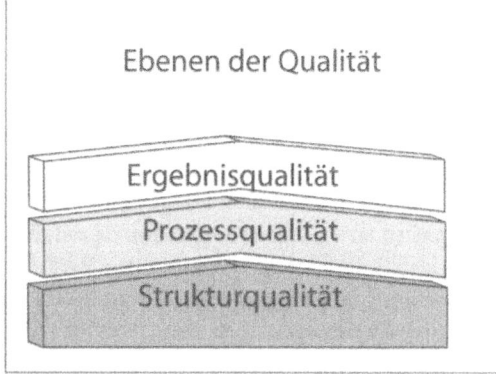

Ebenen der Qualität

Ergebnisqualität

Prozessqualität

Strukturqualität

Abb. 6.9

der Heilbehandlung und der Leistungen zur Teilhabe sowie die Einrichtungen, die diese Leistungen erbringen, nach pflichtgemäßem Ermessen. Die UV-Träger haben also den Auftrag, durch planvolles Handeln Ordnung in das Verfahren zu bringen. Qualität in den Ergebnissen ist nur auf der Grundlage einer qualitativ ausgefeilten Struktur und eines effizienten Prozesses zu erreichen (Abb. 6.9).

6.3 Strukturqualität im Heilverfahren

Die Elemente einer wirksamen Struktur im Heilverfahren sind tief gestaffelt und orientieren sich an dem jeweils qualitativ Gebotenen, an den geographischen Gegebenheiten, an persönlichen und technischen Fähigkeiten und nicht zuletzt an der Bereitschaft, sich dem Versorgungsanspruch der UV-Träger zu stellen (Abb. 6.10).

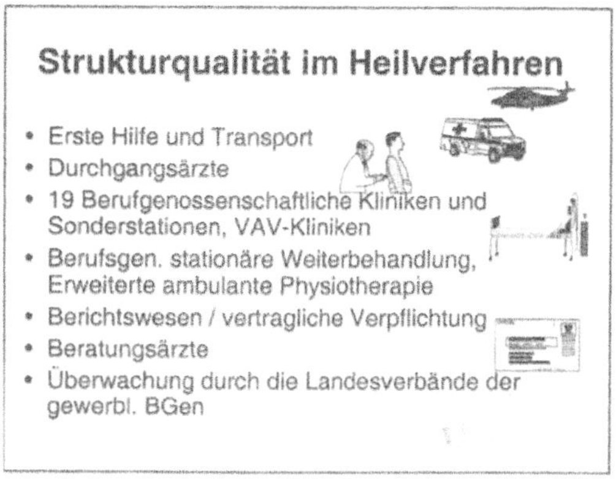

Bereits durch die verpflichtende Einbindung der Betriebe in die Organisation der ersten Hilfe werden die frühesten Schritte der Versorgung gewährleistet. Transport und Rettung zu Lande und aus der Luft erfolgen unter Beteiligung der gesetzlichen Unfallversicherung bei der Organisation und der Kostentragung. Hier werden auch die besonderen Belange der Arbeitsunfälle in der betrieblichen Praxis bei den Planungen eingebracht.

Die wichtigste Säule der Struktur ist das weite Netz der niedergelassenen und in stationären Einrichtungen tätigen Durchgangsärzte. Nach strengen persönlichen, fachlichen und sachlichen Vorgaben ausgewählt, garantieren sie jederzeit erreichbares unfallmedizinisches Fachwissen, planvolle, an Standards orientierte Versorgung, rechtzeitige Einbindung anderer medizinischer Fachdisziplinen und sind erstes „Auge und Ohr" der Unfallversicherung für den verletzten Versicherten.

Reicht diese Ebene der Versorgung nach der Art der Verletzung nicht aus, stehen eine hohe Zahl von besonders im Verletzungsartenverfahren speziell von den UV-Trägern zugelassenen Kliniken bereit, die u. a. für Fälle der Maximalversorgung wiederum von 19 berufsgenossenschaftlichen Kliniken und Sonderstationen ergänzt werden.

Die „Versorgungspyramide" hält durch die „Berufsgenossenschaftliche stationäre Weiterbehandlung" (BGSW) und die „Erweiterte ambulante Physiotherapie" (EAP) zusätzlich flächendeckende Einrichtungen für eine intensive Rehabilitation nach der Erstversorgung vor.

Strukturqualität im Heilverfahren bei den BG`en

- meist dezentrale, ortsnahe Sachbearbeitung in Bezirksverwaltungen
- gute Aus-, Fort- und Weiterbildung der Sachbearbeiterinnen u. Sachbearbeiter
- Nutzung von Erfahrungswissen
- EDV-gestützte Fallbegleitung z.B. durch terminliche Überwachung

Abb. 6.11

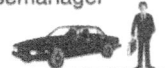

Prozessqualität im Heilverfahren

- Vorstellungspflicht bei D-Arzt
- Frühe Meldungen
- Koordination, Planung und Kontrolle des Heilungsverlaufs durch Auswertung der Berichte und Kommunikation mit den Beteiligten
- Handeln Arzt - Verw. "Hand in Hand"
- Berufshelfer vor Ort "Casemanager"

Abb. 6.12

Nicht immer geliebt, aber von zentraler Bedeutung, ist die zwingend durch Vertrag abgesicherte, grundsätzliche Verpflichtung aller Beteiligten zur regelmäßigen Berichterstattung von der Erstversorgung an bis zum Abschluss des Heilverfahrens. Dieser vertragliche Anspruch der UV-Träger auf Information bringt Transparenz und zwingt immer wieder zur Überprüfung des eigenen Handelns.

Die Landesverbände der gewerblichen UV-Träger haben es nicht nur im Auftrag der einzelnen Träger übernommen, die oben angeführten Strukturen zu schaffen, sondern überwachen auch unter Mitwirkung besonders qualifizierter Beratungsärzte, dass die vorgegebenen Standards laufend eingehalten werden.

Aber auch durch die Gestaltung der internen Strukturen versuchen die UV-Träger ihr Handeln qualitativ zu verbessern (Abb. 6.11).

Durch zumeist dezentrale, ortsnahe Sachbearbeitung in Bezirksverwaltungen suchen sie die Nähe zu den Verfahrensbeteiligten und verschaffen sich möglichst enge persönliche Kontakte. Eine gute Aus-, Fort- und Weiterbildung der Sachbearbeiterinnen und Sachbearbeiter besonders auf medizinischem Gebiet sollen diese in die Lage versetzen, den Anschluss an die medizinische Entwicklung zu halten, verstehende und verständnisvolle Partner sein zu können. Bei den Sachbearbeitern wächst durch die Betreuung einer Vielzahl von Fällen ein Erfahrungswissen heran, das an jüngere Kollegen im Team weitergegeben wird. Durch den vermehrten Einsatz EDV-gestützter Fallbegleitung, terminlicher

Überwachung und moderner Kommunikationswege wird die tägliche Arbeit besser unterstützt.

6.4 Prozessqualität im Heilverfahren

Aufgabe der Prozesssteuerung ist es, die oben angeführten strukturellen Elemente des Heilverfahrens so zu verknüpfen, dass im Einzelfall zur richtigen Zeit die richtigen Mittel zur Verfügung stehen und fallbezogen die notwendigen Richtungsentscheidungen getroffen werden (Abb. 6.12).

In einer Vielzahl von Fällen leichterer Art wird von den niedergelassenen Kassenärzten eine adäquate Versorgung vorgenommen. Gleichwohl stellt die Verpflichtung, bei Eintritt von Arbeitsunfähigkeit oder Behandlungsbedürftigkeit über eine Woche hinaus den Versicherten einem Durchgangsarzt vorzustellen, die wichtigste Steuerungsmaßnahme dar. Erst wenn der Versicherte der besonderen unfallmedizinischen Fachkompetenz des Durchgangsarztes zugeführt wird, kann dieser qualitätssichernd eingreifen. Dessen früher Bericht an die Verwaltung – zumeist auch die erste Meldung beim Versicherungsträger über den Unfall – setzt den Prozess der Koordination, Planung und Kontrolle des Heilungsverlaufs beim Sachbearbeiter in Gang. Dabei orientiert sich dieser an den Angaben des Arztes in den oben angeführten Berichten, versucht durch Kommunikation mit den Beteiligten möglichst früh Entwicklungen zu erkennen, die seine Reaktion erfordern und Komplikationen zu vermeiden oder abzumildern. Die organisatorischen Möglichkeiten des Sachbearbeiters übersteigen im Übrigen die des Durchgangsarztes. Durch seine Mitwirkung kann er dem behandelnden Arzt zur Seite stehen und ihm die Vorbereitung der nächsten Schritte erleichtern. Der erfahrene Rat des bei der Verwaltung eingebundenen Beratungsarztes hilft dem Sachbearbeiter, die richtigen Fragen zu stellen und evtl. lenkend einzugreifen. Hier lautet aber das Prinzip nicht nur „Alles aus einer Hand", sondern besonders für Ärzte und Verwaltungen ein Arbeiten „Hand in Hand". Ein besonderer Garant für diese Vorgehensweise ist auch der Berufshelfer, der vor Ort gemeinsam mit Versicherten und Ärzten Lösungen sucht. Moderne Bezeichnungen wie „Casemanager" oder „Troubleshooter" werden seiner Rolle als partnerschaftlicher Begleiter in schwierigen Lebenslagen nur unzureichend gerecht.

6.5 Spezielle Reaktionen bei Verdacht auf Bruchheilungsstörungen oder Pseudarthrosenbildung

Koordination, Planung und Kontrolle des Heilungsverlaufs setzen natürlich voraus, dass der Sachbearbeiter seine Fälle nicht schematisch abarbeitet, sondern besonders ein inneres „Frühwarnsystem" für Anzeichen einer Komplikation entwickelt.

Aus bestimmten Anzeichen und Diagnosen lassen sich nahezu regelhaft Schwierigkeiten im Heilverlauf prognostizieren (Abb. 6.13). Dazu zählen u. a. der Morbus Sudeck, Gelenkkontrakturen und -einsteifungen, ausgedehnte Weichteilschäden, die Osteomyelitis und die Ostitis, Thrombosen und Blutumlaufstörungen sowie Nervenverletzungen. Trotz aller guten Erfahrungen und Fortschritte bei der Behandlung von Knochenbrüchen sind dies aber bis heute auch noch immer Fälle von Pseudarthrosen und verzögerter Bruchheilung.

Bei der Vielzahl der zu bearbeitenden Fälle von Knochenbrüchen sieht sich der Sachbearbeiter einer Reihe von „Fallstricken" ausgesetzt, die aus verschiedenen Gründen herrühren (Abb. 6.14).

Die Haltung „Es wird schon gutgehen!" ist

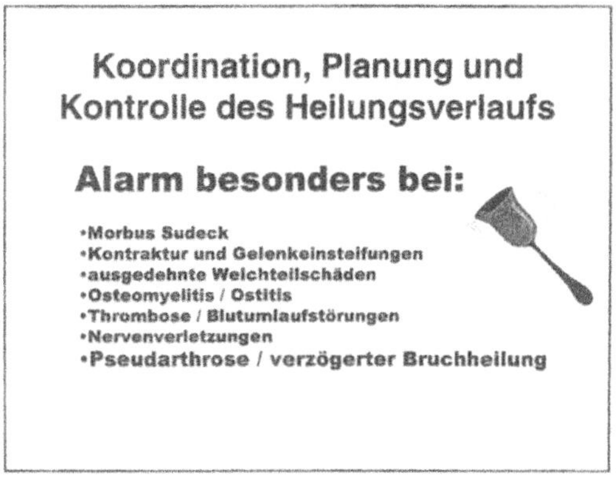

Abb. 6.13

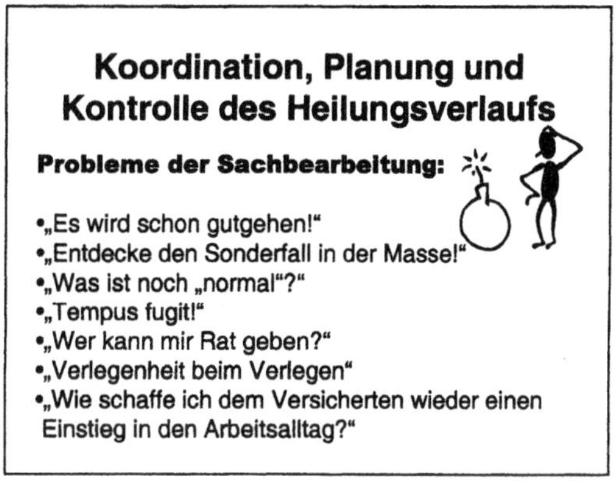

Abb. 6.14

zunächst weniger ein Ausdruck von Gleichgültigkeit, sondern Ergebnis der guten Erfahrung aus der Mehrzahl der Fälle. Es ist sicher nicht sinnvoll, in jedem Fall mit hektischem Aktivismus zu reagieren, braucht doch auch der „normale" Knochenbruch zunächst einmal Zeit zur Heilung. Die Aufgabe lautet also: „Entdecke den Sonderfall in der Masse!" Was aber ist „normal"? Die alte Weisheit „Tempus fugit" gilt auch in der Sachbearbeitung. Bis zu welchem Zeitpunkt darf ich warten –wann ist der richtige Zeitpunkt zum Handeln schon überschritten? Schließlich: „Wer kann mir Rat geben?"

Ist aber die Komplikation erkannt worden, folgt der Erkenntnis oft eine gewisse „Verlegenheit beim Verlegen". Wer mag schon gerne dem behandelnden Arzt gegenüber seinen Verdacht äußern, seine Behandlung habe das Ziel nicht erreicht und deswegen werde der Patient in ande-

Was tun bei Verdacht?

- Bruchspezifischen Termin zur Kontrolle setzen
- Berichte sorgfältig („auch zwischen den Zeilen") lesen
- Rö.- / CT-Bilder beiziehen
- **Vorlage an beratenden Arzt**
- Vorstellung bei qualifizierter Klinik (OP-Indikation?)

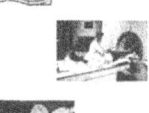

Abb. 6.15

re Hände gegeben. Nicht zuletzt bleibt aber immer auch die Frage: „Wann kann ich es verantworten, dem Versicherten z. B. über eine Belastungserprobung ohne Gefahr wieder einen Einstieg in den Arbeitsalltag zu verschaffen?"

Ein planvolles Vorgehen kann helfen, Wege aus dem Dilemma zu finden (Abb. 6.15).

Als erste Maßnahme sollte der Sachbearbeiter schon bei Beginn der Behandlung eine Vorstellung entwickeln, wann zu erwarten ist, dass der konkrete Bruch ausgeheilt sein wird. Hierbei helfen ihm Richtwerte, wie sie z. B. aus den Hinweisen der Landesverbände für die Sachbearbeitung herrühren, die Rücksprache mit dem beratenden Arzt, besonders aber die Prognosen des behandelnden Arztes selbst. Hat dieser eine zeitliche Planung der Behandlung nicht mitgeteilt, sollte sie der Sachbearbeiter konkret anfordern. Dies hilft auch, unnötige Routineanfragen zu vermeiden. Als Folge dieser ersten Planung setzt der Sachbearbeiter dann *Termine zur Kontrolle des Heilverlaufs.*

Der ständige Kontakt zum behandelnden Arzt beruht in erster Linie auf dessen *Behandlungsberichten* sowie den ergänzenden Befunden. Soweit diese eindeutig formuliert sind und Probleme im Heilverlauf offen ansprechen, wird der Sachbearbeiter diese auch wahrnehmen und reagieren. Oft sind die Berichte jedoch auch so gefasst, dass es einiger *Erfahrung und Sorgfalt bei der Auswertung* bedarf, in diesen die Probleme wirklich zu erkennen. Der Sachbearbeiter muss dann „zwischen den Zeilen lesen". Die Formulierungskunst ist in den Berichten oft erstaunlich ausgeprägt.

Spricht der behandelnde Arzt vom „noch gut einsehbaren Bruchspalt", von einer „noch deutlich erkennbaren Aufhellungslinie" im Röntgenbefund oder von „bindegewebigen Strukturen" bzw. „protrahiertem Verlauf", ohne daraus selbst weitere Schlüsse zu ziehen und diese auch mitzuteilen, ist je nach Zeitpunkt der Mitteilung Vorsicht geboten. Auch unerklärliche Schmerzen und mangelnde Belastungsstabilität nach Gipsabnahme bei konservativer Behandlung oder die kommentarlose Fortschreibung der Arbeitsunfähigkeit sollten nicht unbeachtet bleiben. Zeitablauf alleine löst hier die Probleme meist nicht.

In solchen Situationen muss sich der Sachbearbeiter selbst ein Bild von der Lage machen. Er sollte sofort die aktuellen *Röntgen- und CT-Bilder anfordern.* Ein Telefongespräch mit dem Versicherten selbst mit Nachfrage nach dessen Befinden und seiner Einschätzung des bisherigen Behandlungsverlaufs ist nicht nur eine Geste aus dem Gesichtspunkt der Betreuung, sondern gibt – wenn auch subjektiv gefärbt – oft eine ergänzende Sicht der Lage.

Alle Erkenntnisse, die Akte, die Befunde der bildgebenden Verfahren und die eigene Einschätzung sollten dann zur kurzfristigen *Vorlage des Falles bei dem beratenden Arzt* führen. Soweit möglich, sollte der Fall persönlich erörtert und die weitere Strategie geplant werden. Gibt die Situation Anlass zu *einer Vorstellung des Versicherten an anderer Stelle* z. B. zur Prüfung der Operationsindikation, sollte beraten werden, welche Klinik hierzu qualifiziert ist und den Patienten alsbald aufnehmen könnte. Die Erfahrung zeigt, dass medizinisch-sachliche Argumente des beratenden Arztes von den behandelnden Ärzten überwiegend positiv aufgenommen werden. Dies gilt insbesondere dann, wenn der beratende Arzt selbst mit dem Kollegen telefonisch Kontakt aufnimmt und den Fall erörtert. Nicht selten sind behandelnde Ärzte dann auch dankbar dafür, wenn sie Gelegenheit erhalten, ihre Verantwortung für den Patienten mit Kollegen zu teilen und sich qualifizierten Rat einzuholen. Solche Gespräche sollten, zumal wenn sie der Sachbearbeiter selbst führt, ganz von der Sorge um den Patienten geprägt und frei von auch nur unterschwelligen Vorwürfen gehalten sein. Nie sollte jedoch ein Patient aufgefordert werden, sich an

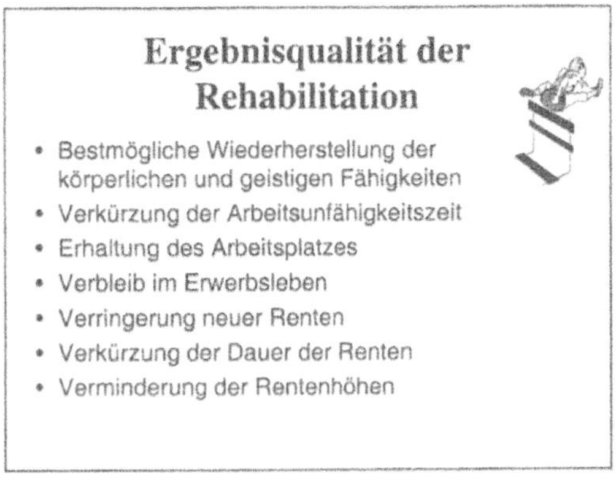

Ergebnisqualität der Rehabilitation

- Bestmögliche Wiederherstellung der körperlichen und geistigen Fähigkeiten
- Verkürzung der Arbeitsunfähigkeitszeit
- Erhaltung des Arbeitsplatzes
- Verbleib im Erwerbsleben
- Verringerung neuer Renten
- Verkürzung der Dauer der Renten
- Verminderung der Rentenhöhen

Abb. 6.16

anderer Stelle vorzustellen, ohne dass dies dem behandelnden Arzt vorher mitgeteilt wurde.

Im Hinblick auf die besonderen Probleme, die Pseudarthrosen und Bruchheilungsstörungen zur Folge haben, kann es nie falsch sein, einen verdächtigen Heilungsverlauf frühzeitig an geeigneter Stelle überprüfen zu lassen. Der gut informierte behandelnde Durchgangsarzt wird hierfür stets Verständnis haben und die Vorstellung unterstützen, soweit er sie nicht sogar selbst ins Auge gefasst hatte.

6.6 Parameter für die Ergebnisqualität

Die Qualität der Heilverfahrenssteuerung bemisst sich letztlich an folgenden Parametern (Abb. 6.16):

- bestmögliche Wiederherstellung der körperlichen und geistigen Fähigkeiten des Versicherten nach einem Versicherungsfall,
- Verkürzung der Arbeitsunfähigkeitszeit,
- Erhaltung des Arbeitsplatzes,
- Verbleib im Erwerbsleben,
- Verringerung neuer Renten,
- Verkürzung der Dauer der Rentenzahlung,
- Verminderung der Rentenhöhen.

Gerade bei Pseudarthrosen und Bruchheilungsstörungen muss es also das Ziel der Heilverfahrenssteuerung sein, möglichst bald nach dem Unfall eine Knochenstabilität zu erreichen, die den Versicherten in die Lage versetzt, seine vor dem Unfall ausgeübte Tätigkeit wieder aufzunehmen. Angesichts der Arbeitsmarktlage zählt dabei jeder Tag.

Zusammenfassung

Der Gesetzgeber hat den UV-Trägern die Werkzeuge in die Hand gegeben, die es ihnen ermöglichen, durch strukturelle und administrative Maßnahmen das Heilverfahren in seiner Qualität zu sichern. Gerade bei Komplikationen wie verzögerter Knochenbruchheilung und Pseudarthrosen bedarf es des aufmerksamen, selbstbewussten und gut geschulten Sachbearbeiters, um aus der Vielzahl regulärer Fälle diejenigen herauszufiltern, bei denen es besonderer Heilbehandlungsschritte bedarf. Bei guter Kommunikation zwischen Versicherten, Ärzten und Verwaltungen gelingt es, diese Fälle rechtzeitig besonders qualifizierter Behandlung zuzuführen und deren Heilungschancen zu erhöhen. Die Wiederherstellung der körperlichen Leistungsfähigkeit des Betroffenen und damit der Erhalt des Arbeitsplatzes bleibt oberstes Ziel aller Beteiligten am Heilverfahren.

Spezielle Aspekte bei der Begutachtung persistierender Pseudarthrosen

V. Grosser, M. Wenzl

7.1 Einleitung

Schwerpunkt des Beitrages sind Beurteilungskriterien und Erfahrungswerte für die Einschätzung der Minderung der Erwerbsfähigkeit (MdE) bei persistierenden Pseudarthrosen. Es ist aber zu betonen, dass sich die Aufgabe des Gutachters nicht in der MdE-Einschätzung erschöpft. Ebenso wichtig ist die Stellungnahme zu Behandlungsoptionen. Die Erfahrung zeigt, dass in spezialisierten Zentren auch lange bestehende, z. T. mehrfach voroperierte Pseudarthrosen in den meisten Fällen zur knöchernen Ausheilung gebracht werden können. Persistierende Pseudarthrosen mit starker funktioneller Beeinträchtigung müssen heute als Ausheilungsergebnis nur in seltenen Fällen hingenommen werden, z. B. wenn aufgrund des Allgemeinzustandes oder besonders ungünstiger lokaler Verhältnisse das Risiko einer operativen Korrektur den zu erwartenden Nutzen übersteigt.

7.2 Apparative Untersuchungen und Unterlagen

In den meisten Fällen reichen zur Diagnosestellung einer Pseudarthrose die klinische Untersuchung und konventionelle Röntgenaufnahmen aus (Abb. 7.1 a,b). Ist fraglich, ob und ggf. inwieweit bereits eine knöcherne Konsolidierung eingetreten ist, führen konventionelle Tomogramme oder eine Computertomographie weiter. Bei gelenknahen Pseudarthrosen sind Funktionsaufnahmen oder eine Durchleuchtung hilfreich, wenn aufgrund der klinischen Untersuchung nicht ausreichend differenziert werden kann, ob die Bewegung in der Pseudarthrose oder im Gelenk stattfindet. Die Knochenszintigraphie ist speziellen Indikationen vorbehalten, z. B. bei Verdacht auf begleitende Osteitis. Sie sollte dann immer als Dreiphasenszintigraphie veranlasst werden. In seltenen Fällen kann eine Knochenszintigraphie angezeigt sein, um zwischen einer straffen Pseudarthrose und anlagebedingten Ver-

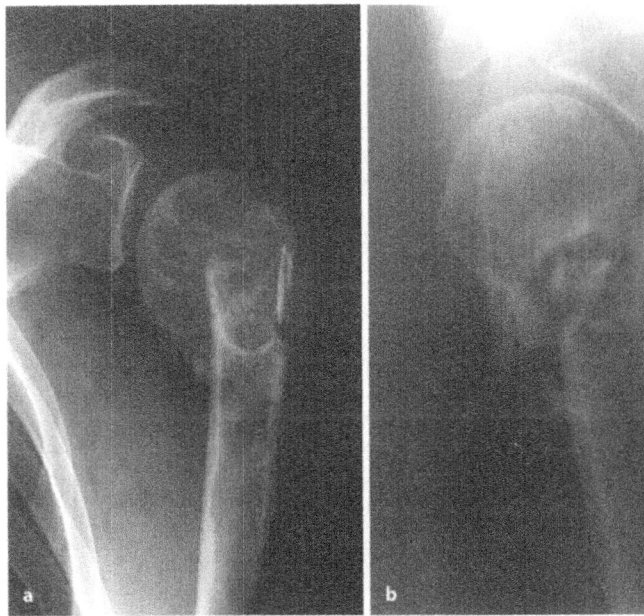

Abb. 7.1 a,b. Subkapitale Humeruspseudarthrose

änderungen wie z.B. einer Patella bipartita zu unterscheiden. In der Regel ist eine eindeutige Klärung hier jedoch bereits durch eine Auswertung der Behandlungsunterlagen und die Analyse der Röntgenbilder im zeitlichen Verlauf möglich.

Zur Begutachtung bei persistierenden Pseudarthrosen sollten vollständige Unterlagen über die bisherige Behandlung einschließlich der Unfallaufnahmen und der im Verlauf angefertigten Röntgenbilder vorliegen. Dies ist insbesondere auch als Grundlage für die gutachtliche Stellungnahme zu Behandlungsoptionen wichtig.

7.3 Zusammenhangsfragen

Wenn nach einer Fraktur bzw. Pseudarthrose zunächst ausreichende knöcherne Stabilität bestanden hat und es im weiteren Verlauf erneut zur Instabilität kommt, stellt sich die Zusammenhangsfrage, wenn die erneute Instabilität nicht spontan, sondern bei einer äußeren Einwirkung eingetreten ist. Prinzipiell kommen hier bezüglich der Kausalität alle Kombinationen in Betracht. Es kann sich um einen Ermüdungsbruch im ehemaligen Frakturbereich handeln, hier ist das erste Ereignis allein wesentlich. Bei einer Refraktur im engeren Sinne können beide Ereignisse zusammen oder das zweite Ereignis allein wesentlich sein. Wesentliche Kriterien für die Beurteilung im Einzelfall sind der Zustand des Knochens vor dem zweiten Ereignis, die genaue Lokalisation der neuen Frakturlinie sowie Art und Höhe der äußeren Einwirkung. Zur Vorbereitung der Begutachtung sollte daher verwaltungsseitig eine lückenlose Dokumentation der Vorgeschichte in der Unfallakte, die Beschaffung der Röntgenaufnahmen im Verlauf und eine möglichst zeitnahe aussagekräftige Rekonstruktion des Unfallherganges erfolgen.

7.4 Stabilitätsverlust

Für die MdE-Einschätzung ist es von wesentlicher Bedeutung, ob es sich um eine schlaffe oder straffe Pseudarthrose handelt. Die funktionellen Folgen des Stabilitätsverlustes sind besonders

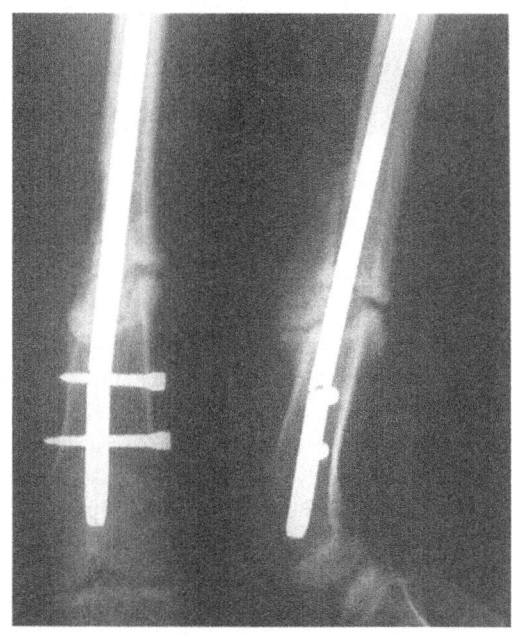

Abb. 7.2. Implantatversagen des einliegenden Marknagels bei Oberschenkelpseudarthrose

hoch an den tragenden Knochen der Beine. An den Armen ist die Einsetzbarkeit der Hand besonders wichtig. Durch Orthesen können die funktionellen Einschränkungen zum Teil kompensiert werden. Durch einliegende Implantate kann funktionell Stabilität bestehen, obwohl knöchern eine instabile Situation vorliegt. Bei fehlender knöcherner Heilungstendenz ist in derartigen Fällen eine therapeutische Intervention erforderlich, da sonst auch bei biomechanisch günstigen Implantaten wie Marknägeln und winkelstabilen Fixateur-interne-Systemen ein Implantatversagen letztlich unausweichlich ist (Abb. 7.2).

Bei schlaffen, funktionell stark beeinträchtigenden Pseudarthrosen ist es besonders wichtig, zu prüfen, ob die Behandlungsmöglichkeiten ausgeschöpft sind. Die Abb. 7.3 und Abb. 7.4 zeigen eine seit über 2 Jahren bestehende schlaffe gelenknahe Pseudarthrose des distalen Humerus. Auf dem – von vorn aufgenommenen – Foto ist zu erkennen, dass auch eine ausgeprägte rotatorische Instabilität vorlag. Da der rechte Arm aufgrund der Instabilität kaum eingesetzt wurde, ist es zu einer ausgeprägten Kalksalzminderung gekommen. Es wurde die Indikation zu einem

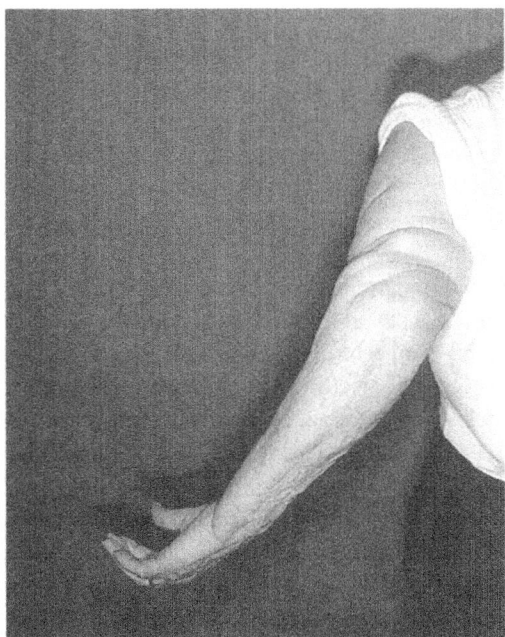

Abb. 7.3. Fallbeispiel (siehe Text)

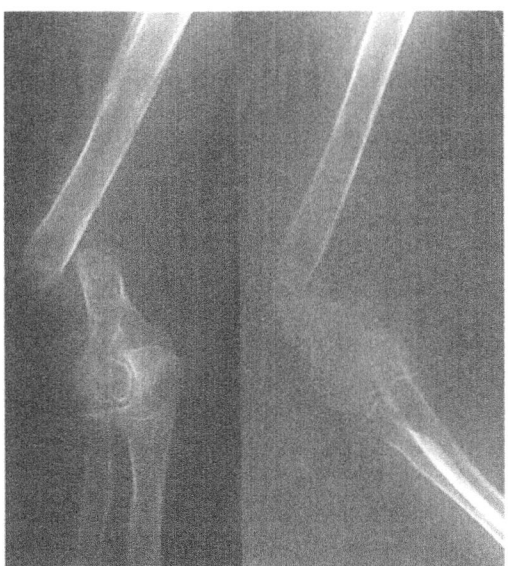

Abb. 7.4. Fallbeispiel (siehe Text)

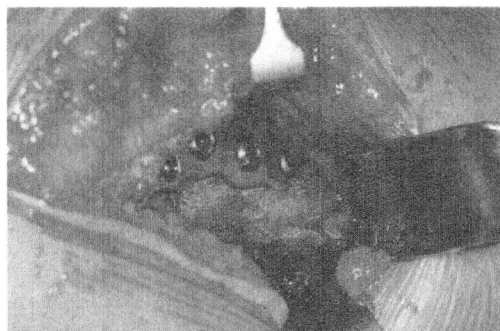

Abb. 7.5. Fallbeispiel (siehe Text)

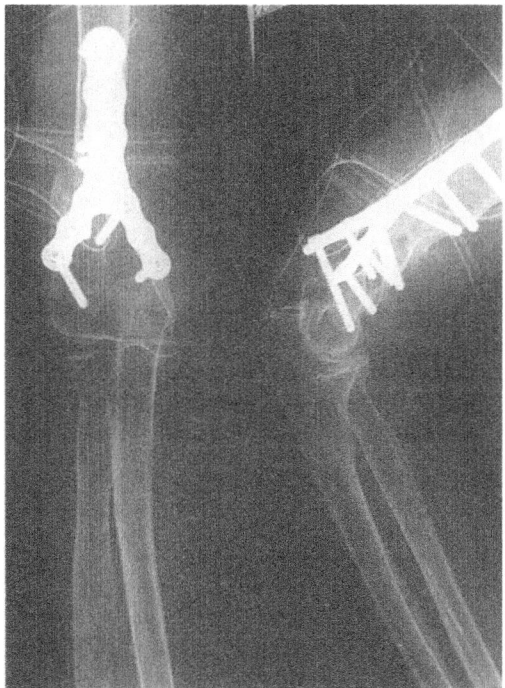

Abb. 7.6. Fallbeispiel (siehe Text)

operativen Eingriff gestellt, und die Pseudarthrose konnte durch ein winkelstabiles Spezialimplantat (Typhi) mit Spongiosaplastik zur Ausheilung gebracht werden (Abb. 7.5 bis Abb. 7.8).

7.5 Straffe Pseudarthrosen

Für straffe Pseudarthrosen ist die Angabe von Erfahrungswerten problematisch, da die damit verbundenen Funktionseinschränkungen im Einzelfall sehr unterschiedlich sein können. Schürmann (2000) führt zutreffend aus:

„Maßgeblich ist nicht das Röntgenbild, sondern die funktionelle Auswirkung. Diese kann < 10 v. H. sein, wenn die Pseudarthrose bindegewebig fest ist."

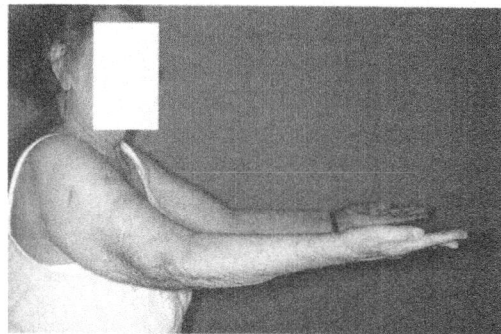

Abb. 7.7. Fallbeispiel (siehe Text)

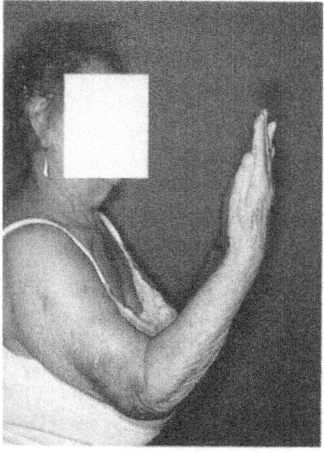

Abb. 7.8. Fallbeispiel (siehe Text)

Typische Beispiele für Pseudarthrosen ohne wesentliche MdE sind bindegewebig feste Pseudarthrosen einzelner Mittelhandknochen und einzelner Rippen. Derartige Befunde können nach erfolgter bindegewebiger Ausheilung auch keine Arbeitsunfähigkeit mehr begründen.

Neben Bewegungseinschränkungen angrenzender Gelenke und Achsabweichungen sind objektive Zeichen einer verminderten Belastbarkeit und schmerzbedingten Schonung wichtige Kriterien zur Einschätzung der MdE bei straffen Pseudarthrosen. Im Einzelnen sind zu nennen:

- Muskelminderung (cave: Messwerte können bei veränderter Anatomie irreführend sein),
- verminderter Kalksalzgehalt,
- verminderte Beschwielung der Handinnenflächen bzw. Fußsohlen,
- Störungen der Hauttrophik.

7.6 Erfahrungswerte

Erfahrungswerte zur MdE-Einschätzung bei Pseudarthrosen können Tabelle 7.1 entnommen werden. Für die schlaffe Pseudarthrose des Oberschenkels mit Stützapparat geben Schönberger et al. (1998) 60 v.H. als Erfahrungswert an, Rompe (1998) bei Entlastungsapparat mit Tubersitz und feststellbarem Kniegelenk 70 v. H. Nach unserer Erfahrung sind Patienten mit schlaffen Pseudarthrosen des Oberschenkels funktionell in den meisten Fällen schlechter gestellt als Amputierte mit langem Oberschenkelstumpf und guter prothetischer Versorgung, sodass sich eine MdE von 70 v.H. – wie bei einem Oberschenkelkurzstumpf – ergibt.

Die für instabile Pseudarthrosen typischen Bewegungseinschränkungen der angrenzenden Gelenke sind bereits in den Erfahrungswerten enthalten. MdE-relevante zusätzliche Faktoren sind:

- Fistelung (nicht beruhigte Osteitis),
- begleitende Weichteilschäden,
- neurologische Ausfälle (Gesamtschau!),
- funktionell relevante Vorschäden an der betroffenen Extremität sind zu berücksichti-

Tabelle 7.1. MdE-Bewertungsspektrum bei Pseudarthrosen in Abhängigkeit der funktionellen Bedeutung

Obere Extremität:	%
Schlüsselbein, instabil	10–20
Oberarm, mit Hülsenapparat	30–40
Elbogen	10–20
Unterarm, mit Hülsenapparat	30–40
Speiche	20–30
Elle	10–30
Kahnbein	20–25
Mehrere Mittelhandknochen mit Beeinträchtigung der Fingerbeweglichkeit	20–30
Untere Extremität:	
Schenkelhals, mit Stützapparat	60
Schenkelhals, ohne Stützapparat	40–50
Oberschenkel, schlaff, mit Stützapparat	60–70
Oberschenkel, mit stabil einliegendem Marknagel	20
Kniescheibe, straff	10–20
Kniescheibe, mit Funktionsbehinderung des Streckapparates	20–30
Unterschenkel (Schienbein), mit Stützapparat	40
Unterschenkel (Schienbein), ohne Stützapparat	20–30
Wadenbein	< 10–10

gen und wirken sich in der Regel MdE-mindernd aus,

- vorbestehende Funktionseinschränkungen an nicht von der Pseudarthrose betroffenen Extremitäten können sich MdE-erhöhend auswirken.

Literatur

Rompe G (1998) Synopse der Bewertung von Leistungsbeeinträchtigungen in den verschiedenen Gebieten der Sozialversicherung in Deutschland. In: Rompe G, Erlenkämper A (Hrsg) Begutachtung der Haltungs- und Bewegungsorgane. Thieme, Stuttgart, S 421–431

Schönberger A, Mehrtens G, Valentin H (1998) Arbeitsunfall und Berufskrankheit, 6. Auf. Schmidt, Berlin, S 443–446

Schürmann J (2000) Die wichtigsten MdE-Tabellenwerte. In: Ludolph E, Lehmann R, Schürmann J (Hrsg) Kursbuch der ärztlichen Begutachtung. Ecomed, Landsberg, Kap. III-1.11, S 1–18

Diskussion II: Pseudarthrosen an der oberen Extremität (Teil B)

Teilnehmer: *G. Böhmer, T. Bülhoff, N. Erling-hagen, V. Grosser, G. Hörster, W. Itzbicki, H.-R. Kortmann, A. Kranig, H.-U. Langendorf, G. Paus, M. Schidelko, H.G.K. Schmidt, M. Schofer, F. Schröter, U. Spink-Möllendorf, H. Springer*

Es wird angeführt, dass bei der Behandlung langstreckiger Knochendefektzonen bei Pseudarthrosen im herkömmlichen Verfahren die Spongiosaplastik eingesetzt wird. Nach diesem Verfahren sind Refrakturen in bis zu 40% der Fälle zu beobachten. Dagegen treten nach einem Knochenersatz durch Kallusdistraktion bei nur ca. 8–10% der Fälle Frakturen auf (Schmidt). Bei diesen Verfahren ergeben sich die Probleme in der Regel nicht im distrahierten, neugebildeten Bereich des Knochens, sondern eher in der Andockzone, d. h. an der Stelle an der ein verschobenes Segment mit einem verbliebenen zusammentrifft.

Angesprochen werden die unterschiedlichen Arten von Antibiotikaketten und deren Einfluss auf eine Resistenzentwicklung der Keime. Nach Schmidt stellt hierbei die Kette selbst mit dem Antibiotikum nicht das eigentliche Problem dar. Die Entwicklung von resistenten Keimen durch Antibiotikaketten wurde im Hamburger Patientenkollektiv nicht beobachtet (Schmidt). Die Bildung von resistenten Bakterienstämmen wird bei Revisionsoperationen mit anschließender Ketteneinlage wesentlich vermindert, wenn schlecht durchblutete oder abgestorbene Knochen- und Gewebeanteile sorgfältig entfernt werden. Diese geschädigten Gewebe behinderten den Übertritt von Antibiotika aus den Gefäßen in die Umgebung und fördern so im Wesentlichen die Entwicklung von antibiotikaresistenten Keimstämmen. Zur regelrechten zielgerichteten Therapie einer Osteitis bedarf es jedoch umfangreicher operativer Erfahrung. Um Therapiefehler zu vermeiden, sollte die Behandlung nur in speziellen Zentren durchgeführt werden.

Abgewogen wird die Frage, ob der Einsatz resorbierbarer antibiotikahaltiger Trägermaterialien Vorteile gegenüber den nichtresorbierbaren

Ketten bietet. Hierfür ist letztlich die Frage der Anwendungsform entscheidend. Die Behandlung einer Osteitis mit Antibiotika erfordert eine Therapiezeit von mindestens 2 Wochen und kann in Einzelfällen 6 Monate erfordern. Resorbierbare Antibiotikaträger setzen in der Regel das Antibiotikum über einen nicht ausreichend langen Therapiezeitraum frei. Dieses ist jedoch bei antibiotikahaltigen Ketten gewährleistet. Eine „Ausheilung" ist jedoch auch durch die Antibiotikaketten nicht zu erreichen. Die Infektion kann allenfalls in einen ausgewogenen Ruhezustand überführt werden. Die Ketten bilden einen Platzhalter und sparen z. B. so bei weiteren Operationen Zeit, da bei der Vorbereitung einer Spongiosaplastik nach Entfernung der Ketten ggf. nur noch geringe Nacharbeiten erforderlich sind.

Aus gutachterlicher Sicht wird die Problematik der Refraktur bzw. der Ermüdungsfraktur zur sprachlichen Abgrenzung angesprochen. Zur Beurteilung der Frage, ob die Fraktur überhaupt durchbaut war, d. h. von einer Fraktur auszugehen ist, ist die Vorlage der Röntgenbildserie erforderlich. Eindeutig von einer Refraktur ist bei durchbautem Knochen nach adäquater plötzlicher Gewalteinwirkung auszugehen. Von einer Ermüdungsfraktur des durchbauten Knochens spricht man, wenn diese nach einer längerfristigen Einwirkung auftrat.

Eingegangen wird auf die Frage der notwendigen Diagnostik zur Beurteilung eines Knocheninfektes. In der Regel kann heute auf eine Leukozytenszintigraphie verzichtet werden, da eine Kombination von konventionellen Röntgenaufnahmen mit CT und MRT eine ausreichende Aussagequalität liefert (Kortmann). Zudem ist zur Beurteilung der Situation, ob und in welchem Umfang eine Knocheninfektion vorliegt, eine Verlaufsbeurteilung mit wiederholten Untersuchungen notwendig, um die Infektsituation vom Bild einer normalen Knochenbruchheilung abgrenzen zu können. Zur Beurteilung der Vitalität eines Knochenabschnittes ist der klinisch-intraoperative Blick entscheidend. Zur besseren Beurteilung sollte auf eine intraoperative Blutsperre verzichtet werden, um bei sorgfältiger Präparation die Durchblutung des Knochens erkennen zu können. Der Vitalfärbung kommt dabei keine Bedeutung mehr zu.

Es wird ausdrücklich darauf hingewiesen, dass zur Zeit immer noch die chirurgische Therapie den wesentlichen Grundpfeiler der Behandlung einer Pseudarthrose darstellt (Böhmer). In bestimmten Fällen können alternative Verfahren zur Anwendung kommen. Es stellt sich die Frage, welche der zur Zeit angebotenen alternativen Therapieformen zur Behandlung der Pseudarthrosen so anerkannt sind, dass eine Übernahme der Therapiekosten zu empfehlen ist. Hierbei stellt die Stoßwellentherapie eine Form dar, bei der in einzelnen Studien unter bestimmten Gegebenheiten mit ausreichender Frakturstabilität und Vitalität der Knochenenden, bei hypertrophen Pseudarthrosen, ein Therapieerfolg zu beobachten ist. Empfohlen wird ein Anwendungsversuch von 3 Sitzungen. Dieser sollte jedoch in Schwerpunktabteilungen erfolgen, die über eine grundsätzliche Erfahrung in der Behandlung von Pseudarthrosen mit dieser Technik verfügen und bei fehlgeschlagenem Therapieversuch die Entscheidung zur operativen Therapie treffen.

Die Wirkung des gepulsten Ultraschalls ist bei frischen Frakturen der Tibia und des Radius sowie bei Kallusdistraktion nachgewiesen. Grundsätzliche Vorteile bei der Behandlung frischer Frakturen sind jedoch unter Berücksichtigung der entstehenden Kosten nicht zu erkennen. Bei Kallusdistraktion kann mit diesem Verfahren ggf. eine Verkürzung der Reifezeit erreicht werden. Zur Behandlung von Pseudarthrosen mit gepulstem Ultraschall sind ausreichend überprüfte Doppelblindstudien zurzeit noch nicht abgeschlossen, eine Aussage, ob und unter welchen Bedingungen diese Therapie bei einer Pseudarthrose indiziert ist, kann noch nicht getroffen werden. Die Kosten der Anwendung sollten wie auch bei der Stoßwellentherapie nur übernommen werden, wenn die Therapie unter Leitung erfahrener Ärzte erfolgt, wobei auf eine adäquate Nachkontrolle zu achten ist (Böhmer). Im Gremium wird auf die zukünftige Bedeutung der neuen Therapieverfahren hingewiesen und bei der Verwaltung eine ausreichende Offenheit gegenüber den neuen Verfahren angemahnt.

Die Möglichkeiten einer Steuerung des Heilverfahrens bei Pseudarthrosen durch die Verwaltung ist begrenzt. Die Vorgehensweise, die bei diesen Problemen im Heilverfahren anzuwenden ist, erfolgt grundsätzlich schematisch. Wesentlich bei Pseudarthrosen ist, dass die sich andeutenden Probleme und Verzögerungen frühzeitig erkannt werden, damit rechtzeitig richtungsgebende Verfahrensschritte eingeleitet werden können. Hierbei ist die Verwaltung auf die Mithilfe der behandelnden Ärzte angewiesen, da die Sachbearbeiter medizinische Probleme von selbst nicht unbedingt erkennen können. Zweckdienlich ist dabei die zeitnahe und konkrete Information über die sich darstellenden Probleme. Der persönliche Kontakt zwischen den Sachbearbeitern und den behandelnden Ärzten hat diesbezüglich besondere Bedeutung. Der Entwicklung von modernen multimedialen Kommunikationsmethoden kommt in diesem Zusammenhang besondere Bedeutung zu.

III Die Kompetenz zur Erstattung von Gutachten

Ist die Mindestqualifikation eines Gutachters ausreichend definiert? Was wäre wünschenswert?

M. Meyer-Clement

8.1 Einleitung

Seit Jahren wird ernsthaft über Qualitätssicherungsmaßnahmen im Gutachtenwesen diskutiert. Ein umfassendes Gesamtkonzept, Gutachter qualifiziert auszubilden, ist bisher nicht zu erkennen.

Die Rolle des ärztlichen Gutachters in unseren Gemeinwesen ist klar definiert. Der Gutachter hat die Aufgabe auf allen Ebenen die Ansprüche des Einzelnen an die Solidargemeinschaft oder den Staat medizinisch abzuklären (Hausotter 1999). Ein Gutachten erstatten heißt, Sachkunde an jemanden zu vermitteln, der diese selbst nicht hat, jedoch zu seiner Entscheidung benötigt. Hierbei hat der Gutachter nicht nur Tatsachen mitzuteilen, sondern auch die Bewertung der Tatsachen zu vermitteln. Das Gutachten muss für den medizinischen Laien lückenlos nachvollziehbar sein (Probst 1994).

8.2 Anforderungen an den Gutachter

Der Gutachter befindet sich in einem Spannungsfeld. Er ist den Gesetzen, Verordnungen und der wissenschaftlichen Lehrmeinung unterworfen, er muss die Anforderungen des Auftraggebers erfüllen, ohne die Interessen und Wünsche des Patienten aus den Augen zu verlieren. Trotzdem müssen Mitleid und Hilfsbereitschaft für einen leidenden Menschen hinter der Objektivität und Unparteilichkeit zurückstehen (Marx 1987).

Es wird vorausgesetzt, dass der Gutachter fachkundig, aufrichtig, unabhängig und erfahren ist, dass er sein Gutachten, wie es im § 410 ZPO (Zivilprozessordnung) definiert ist, unparteiisch nach bestem Wissen und nach bestem Gewissen erstattet. Es wird weiterhin vorausgesetzt, dass er ein umfangreiches medizinisches Fachwissen besitzt, dass er Kenntnisse der Rechtsbegriffe, von Erlassen, Rundschreiben, Verfügungen und Richtlinien sowie nicht zuletzt von der Rechtsprechung hat.

8.3 Rechtliche Grundlagen

Die Definition der Qualifikation und der Weg, wie diese Qualifikation erreicht werden soll, sind nur unzureichend definiert. Weder die Gesetzgebung noch die Rechtsprechung haben dies bisher präzisiert oder einen Katalog mit Qualifikationsmerkmalen formuliert.

Laut Approbationsordnung ist der Arzt öffentlich zur Ausübung der medizinischen Wissenschaft bestellt, von daher ist er auch verpflichtet, als medizinischer Sachverständiger tätig zu sein.

Nach § 407 ZPO ist jeder Arzt zur Begutachtung verpflichtet, wenn er die Wissenschaft, deren Kenntnis Voraussetzung der Begutachtung ist, öffentlich als Erwerb ausübt.

8.4 Der Arzt als Gutachter

Von der Berufsordnung und der Zivilprozessordnung her wird der Arzt demnach in eine Doppelrolle als Therapeut und Gutachter gedrängt, wobei die Frage gestellt werden muss, ob diese Doppelrolle vom Arzt umfassend noch geleistet werden kann. Die dem Patienten vertraute Rolle des Arztes ist die des uneingeschränkten Helfers. Der Arzt ist Diagnostiker, Therapeut und Berater. Es wird von ihm die uneingeschränkte Hingabe an die Belange des ihn aufsuchenden Kranken erwartet. Der Arzt ist Anwalt seines Patienten. In dieser Rolle darf er Verdachtsdiagnosen stellen, er ist frei in der Therapie, er darf auch wissenschaftlich nicht gesicherte Methoden einsetzen, und er darf seine persönlichen Meinungen und Ansichten in die Waagschale werfen.

In der Rolle des Arztes als Gutachter ist er zur absoluten Neutralität verpflichtet. Er darf nur gesicherte wissenschaftliche Erkenntnisse vermitteln, nicht der mögliche Körperschaden, nicht die mögliche Diagnose, sondern nur der voll bewiesene Körperschaden, nur die gesicherte Diagnose rechtfertigen Regulierungsempfehlungen (Schröter 1999).

Dieser Rollentausch vom behandelnden Arzt zum Sachverständigen muss zwangsläufig zu Konflikten führen. Die Problematik dieses Rollentausches hat bisher dazu geführt, dass Therapie und Begutachtung eine zunehmende eigenständige Entwicklung nehmen. Diese Entwicklung erfordert, dass rasch Ausbildungsrichtlinien formuliert werden.

Für die gegenwärtige Situation gilt immer noch, wie auf einer Arbeitssitzung der 62. Jahrestagung der Deutschen Gesellschaft für Unfallchirurgie 1998 in Berlin ausgeführt: „Mit dem Hinweis auf die seit über 100 Jahren bestehende sozialstaatliche Bedeutung unfallchirurgischer Gutachter ist es zunehmend bemerkenswert, dass die ärztliche Aus- und Weiterbildung diesen Verantwortungs- und Aufgabenbereich nahezu unberücksichtigt lässt und es der Entscheidung des einzelnen Studenten und Arztes mehr oder weniger überlassen ist, sich dahingehend aus-, weiter- und fortzubilden." (Hierholzer 1999)

An Appellen und Vorschlägen zur Ausbildung von Gutachtern mangelt es freilich nicht. Ich verweise in diesem Zusammenhang auf die Ausführungen von Rompe, der bereits 1995 gefordert hatte, die Ausbildung zum Gutachter in das Studium zu verlegen und auch die Grundzüge der Begutachtung zum Prüfungsinhalt zu machen. Es wird in diesem Zusammenhang auch an den Zwölfpunktekatalog von Kaiser erinnert, in dem er insbesondere eine stärkere Berücksichtigung der Begutachtung als Ausbildungsinhalt und Prüfungsgegenstand im medizinischen Studium, im ärztlichen Fort- und Weiterbildungswesen gefordert hat (Kaiser 1994). Seit etwa zwei, drei Jahren wird in den Fachverbänden, insbesondere ist hier die Deutsche Gesellschaft für Unfallchirurgie zu nennen, mit Hochdruck an Ausbildungs- und Zertifizierungsrichtlinien gearbeitet.

8.5 Entwurf eines Lösungsweges

Die Aufgabe des Gutachters ist es, einen medizinischen Sachverhalt transparent zu machen, sodass der Auftraggeber Entscheidungen treffen kann. Der Gutachter ist der Gehilfe der Verwaltung oder des Gerichtes. In dieser Funktion hat er sich einer klaren, verständlichen Sprache zu bedienen, die sein Auftraggeber, aber auch die Patienten verstehen.

8.6 Ausbildung

Junge Medizinstudenten haben mit viel Mühe lateinische Begriffe und die Verständigung untereinander in dieser Sprache gelernt. Gutachter müssen sich der deutschen Sprache bedienen. Dieser Umdenkprozess vom Lateinischen ins Deutsche, d. h. ins Allgemeinverständliche ist eine Leistung, die aber für ein verständliches Gutachten unabdingbar ist. Als Lösung bietet sich an, den Studenten zweisprachig auszubilden, d. h. er muss nicht nur die lateinischen Begriffe lernen sondern auch deren deutsche Bedeutung.

Was dabei herauskommt, wenn der Gutachter sich nicht einer allgemein verständlichen Sprache bedient, ist dem folgenden Beispiel zu entnehmen: *Persistierendes Schmerzsyndrom in Form eines zervikozephalen und zervikobrachialen Syndroms mit algogenem Psychosyndrom bei Zustand nach Schleudertrauma der Halswirbelsäule.*

8.7 Untersuchung

Es klingt banal, aber das Wichtigste, das der Gutachter beherrschen muss, ist es, einen Befund zu erheben. Er muss lernen, Strukturen zu ertasten, Bewegungen zu messen und das, was er getastet und gemessen hat, auch zu dokumentieren. Er muss lernen, diese Befunde auf Plausibilität zu überprüfen.

Machen Sie doch einmal einen Test und lassen Sie von verschiedenen Medizinern an einer etwas korpulenten Dame oder einem Herrn einen inneren Kniegelenkspalt einzeichnen. Sie werden

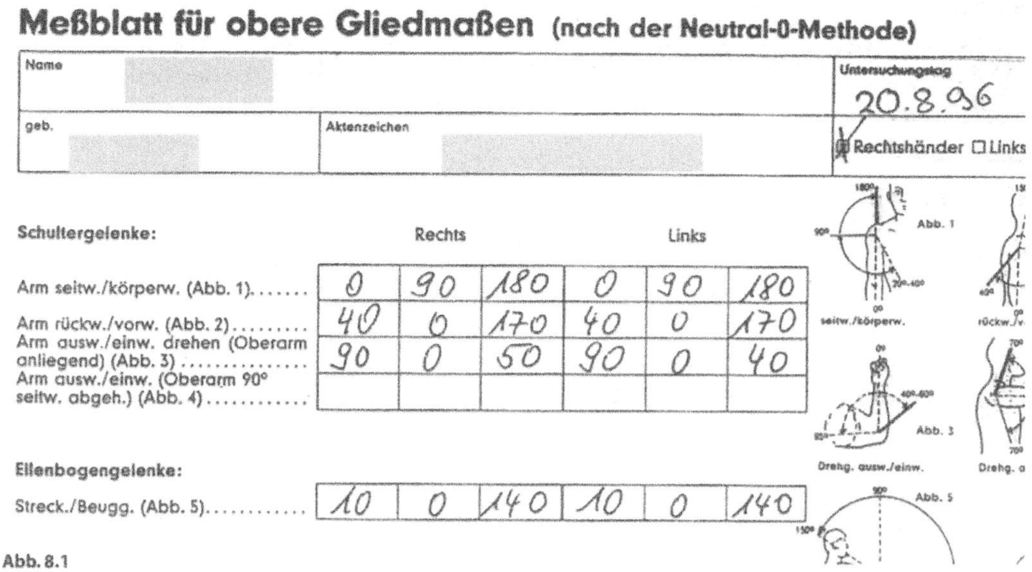

Meßblatt für obere Gliedmaßen (nach der Neutral-0-Methode)

Name			Untersuchungstag 20.8.96
geb.	Aktenzeichen		☒ Rechtshänder ☐ Links

Schultergelenke:	Rechts			Links		
Arm seitw./körperw. (Abb. 1).......	0	90	180	0	90	180
Arm rückw./vorw. (Abb. 2).........	40	0	170	40	0	170
Arm ausw./einw. drehen (Oberarm anliegend) (Abb. 3) .... Arm ausw./einw. (Oberarm 90° seitw. abgeh.) (Abb. 4)	90	0	50	90	0	40

Ellenbogengelenke:						
Streck./Beugg. (Abb. 5)...........	10	0	140	10	0	140

Abb. 8.1

Überraschendes erleben. Der innere Kniegelenkspalt ist der wichtigste Bezugspunkt zum Messen der Beinumfänge. Wenn ich diesen Bezugspunkt nicht richtig gewählt wird, ergeben sich unterschiedliche Beinumfänge, insbesondere am Oberschenkel. Bereits das Verschieben des Maßbandes um 1–2 cm kann bei einem sehr abgeschrägten Kegelstumpf, den ein korpulenter Oberschenkel darstellen kann, Umfangsdifferenzen bis zu 3 cm ergeben.

Das medizinische Auge muss bereits in den ersten Semestern geschult werden. So wichtig das Präparieren von Leichen ist, so wichtig sollte auch das Auffinden anatomischer Strukturen am Lebenden sein. Das Erfühlen der anatomischen Strukturen am lebenden Objekt, das Prüfen von Gelenkbeweglichkeiten, das Erfahren einer Bewegungsqualität vermittelt ein Basiswissen, welches später Grundlage jeder Begutachtung ist.

8.8 Exakte Befundung

Auch mit dem Ausfüllen der Messblätter stehen erstaunlicherweise viele Gutachter auf dem Kriegsfuß. Im Beispielfall kann der Begutachtete laut Messblatt seine Arme nur zwischen 90 und 180° bewegen, d. h. er läuft mit 90° abgespreizten Armen durchs Leben und kann sie lediglich über Kopf zusammenführen (Abb. 8.1).

Hier muss die Ausbildung ebenfalls bereits im Studium ansetzen, sinnvoll wäre ein Pflichtkursus „Neutral-0-Methode" im Rahmen der chirurgischen Vorlesungen in den ersten klinischen Semestern.

Man muss auch in der Lage sein, das, was man gefühlt und gemessen hat, in Worte zu fassen. Viele Rentengutachten bestehen nur aus zwei, drei Zeilen, es wird dann auf ein Messblatt verwiesen, welches unvollständig ausgefüllt ist. So etwas erfüllt nicht die Mindestqualifikation.

8.9 Plausibilität der Befunde

Ein weiteres wesentliches Qualitätsmerkmal in diesem Zusammenhang ist die Fähigkeit des Gutachters, seine erhobenen Befunde auf Schlüssigkeit und Plausibilität zu überprüfen. Ein ausgeprägtes in der Untersuchungssituation vorgetragenes Schonhinken und Benutzung eines Gehstockes lässt sich in der Regel nicht mit einer seitengleich kräftigen Muskulatur und seitengleichen Fußsohlenbeschwielung in Übereinstimmung bringen. Das vorgeführte Anheben einer Schulter seitlich bis 150° und nach vorne lediglich bis 80° ist eine nicht nachvollziehbare Diskrepanz.

Um Befunde auf Plausibilität überprüfen zu können, bedarf es einer langen Erfahrung. Dies wird in der Regel nur der langjährig tätige Chirurg oder Orthopäde leisten können. Hierzu bedarf es eines immer währenden Übens, um sicher zu werden in der Bewertung der erhobenen Befunde.

8.10 Bedeutung der rechtlichen Grundlagen

Es wurde schon erwähnt: Der Gutachter muss die Rechtsgrundlagen beherrschen, er muss die Beweisregeln kennen, er muss auch juristisches Denken verstehen. Er muss wissen, dass der Jurist den Rechtssatz sucht, er will den Einzelfall unter die passende abstrakte Rechtsnorm subsumieren. Der Jurist denkt vom Allgemeinen ins Einzelne, vom abstrakten Gesetz zum konkreten Fall, er denkt deduktiv.

Der Arzt wiederum denkt induktiv, er sieht den Einzelfall, er will den Menschen, den er vor sich hat und seine Probleme begreifen, aus einzelnen Beobachtungen heraus ihn beurteilen und eine individuelle Lösung für diesen einzelnen Fall finden.

Dem Juristen einen medizinischen Sachverhalt verständlich machen heißt nicht, juristische Begriffe zu benutzen, hierzu ist die Sprache der Juristen nicht geeignet.

Fast täglich ist in einem Gutachten oder in einem Durchgangsarzt-Bericht zu lesen: *„Kein Unfall im Sinne des Gesetzes."* Diese Formulierung ist nicht korrekt. Zu Zeiten der Reichsversicherungsordnung war der Unfallbegriff im Gesetz nicht definiert, er wurde durch die ständige Rechtsprechung gefunden, er floss dann in den § 8 des SGB (Sozialgesetzbuch) VII ein; hiernach sind Arbeitsunfälle zeitlich begrenzte, von außen auf den Körper einwirkende Ereignisse, die zu einem Gesundheitsschaden führen.

Wenn jemand bei einer versicherten Tätigkeit einen Gegenstand anhebt und Rückenschmerzen bekommt, dann ist es fehlerhaft, „Kein Unfall im Sinne des Gesetzes" zu dokumentieren, da es sich erstens um eine versicherte Tätigkeit und zweitens um eine Gesundheitsstörung handelt. Es muss eine Kausalitätsprüfung erfolgen, eine juristische Floskel an diesem Punkt zu verwenden, ist falsch.

Beliebt sind auch Sätze wie: *„Das angeschuldigte Ereignis war nicht geeignet, den Körper-*schaden zu verursachen, es handelt sich um eine Gelegenheitsursache."* Der Satz müsste in Wirklichkeit lauten: „Das versicherte Ereignis war nicht wesentliche Teilursache für den eingetretenen Körperschaden."

Ganz unabhängig davon, dass eine Sache nicht schuldfähig sein kann, ist der Begriff der Eignung weder medizinisch noch juristisch definiert, jeder kann sich hierunter etwas anderes vorstellen. Brandenburg hat es 1991 auf den Punkt gebracht, als er sagte, es sei nicht die Eignung eines Sachverhaltes zu hinterfragen, sondern der Ursachenbeitrag eines versicherten Ereignisses am konkret eingetretenen Körperschaden eines versicherten Individuums.

Der Begriff Gelegenheitsursache ist auch unter Juristen umstritten, er sollte in ärztlichen Gutachten nicht vorkommen. Das Bundessozialgericht spricht mittlerweile von der rechtlich unwesentlichen Teilursache.

Beliebt insbesondere unter Arbeitsmedizinern sind auch Sätze wie: *„Die haftungsbegründende Kausalität ist gegeben, da der Versicherte ein Leben lang schwere Arbeit verrichtet hat, die haftungsausfüllende Kausalität ist jedoch nicht gegeben, da eine bandscheibenbedingte Erkrankung nicht vorliegt."*

Die Worthülsen haftungsbegründende und haftungsausfüllende Kausalität werden auch unter Juristen unterschiedlich ausgelegt, wecken unterschiedliche Assoziationen und sind rechtsirrelevant, sodass sie im Gutachten nichts zu suchen haben (Ricke 1996).

8.11 Anwendung von Beweisregeln

In Berufskrankheitenverfahren ist zu fragen, ob eine Gefährdung einerseits, und eine Listenerkrankung andererseits gesichert sind – für beides gilt der Vollbeweis– und des Weiteren, ob das eine durch das andere mit Wahrscheinlichkeit verursacht wurde.

Von einem Gutachter ist zu erwarten, dass er die Beweisregeln des gesetzlichen Unfallversicherungsrechtes kennt. Er muss die „Lehre von der wesentlichen Bedingung" und den Leitsatz „Jeder ist so versichert, wie er zur Arbeit antritt" kennen und richtig anwenden. Er darf diese beiden Leitsätze nicht vertauschen. Die Lehre von der wesentlichen Bedingung steht am Beginn der Kausalitätsprüfung. Erst dann, wenn ein Zusammenhang anerkannt ist und es darum geht, das Ausmaß der Leistungen zu beschreiben, z. B. die Dauer der Arbeitsunfähigkeit, spielen individuelle Besonderheiten, die in der Person des Versicherten liegen – „er ist so versichert, wie er zur Arbeit antritt" – eine Rolle. Werden diese beiden Leitsätze in ihrer Bedeutung und Rangordnung verwechselt, entsteht gutachtliches Chaos.

8.12 Besonderheiten der privaten Versicherung

Ärztliche Gutachter sind nicht nur im gesetzlichen Unfallversicherungsrecht tätig, sondern auch im Rahmen der privaten Unfallversicherung. Als Mindestqualifikation ist zu erwarten, dass ein Gutachter das Bedingungswerk der privaten Unfallversicherung kennt, die Logik der Gliedertaxe muss ihm geläufig sein.

Ein Gutachten, welches den Folgezustand einer Handquetschung bewerten soll, lässt erhebliche fachliche Defizite erkennen, wenn es heißt: *„Die dauerhafte Gebrauchsbeeinträchtigung des Armes wird auf 1/3 eingeschätzt, da ein Arm mit 60% Versicherungssumme bewertet wird und der Versicherte von der Berufsgenossenschaft eine Rente gemäß einer MdE von 20% erhält."*

Die Logik der Gliedertaxe richtig einzusetzen heißt, dass das verletzte Glied bewertet werden muss. Bei einer Fingerverletzung muss die Gebrauchsbeeinträchtigung des Fingers, bei einer Handverletzung die der Hand berücksichtigt werden usw. Jede Finger- oder Handverletzung führt zu einer Funktionsstörung der gesamten Gliedmaße, also des gesamten Armes; dies ist jedoch in der Gliedertaxe berücksichtigt. Es verbietet sich, die anatomischen Grenzen des verletzten Gliedes zu überschreiten, wenn nicht Funktionsstörungen vorliegen, die über das hinaus gehen, was bei einer Verletzung des Gliedes zu erwarten ist. Wenn z. B. nach einer Fersenbeinfraktur eine tiefe Beinvenenthrombose mit einer massiven Schwellung des gesamten Beines auftritt, darf ich die anatomische Struk-

tur Fuß verlassen und eine Einschätzung der Gebrauchsfähigkeit des gesamten Beines abgeben. Wenn nach einer Fersenbeinfraktur eine Muskelverschmächtigung der Wade besteht, dann begründet dies keine Einschätzung nach Beinwert.

Im Beispielfall sind nicht nur die 60% falsch, sondern auch der Bezug auf die Rente der Berufsgenossenschaft. Hier werden Rechtssysteme miteinander vermengt, die nichts miteinander gemeinsam haben. Das private Unfallversicherungsrecht bemisst die Gebrauchsbeeinträchtigung nach rein anatomisch-funktionellen Gesichtspunkten, bei der Einschätzung bedient man sich der Erfahrungswerte. Das gesetzliche Unfallversicherungsrecht fragt, wie hoch die Beeinträchtigung auf dem allgemeinen Arbeitsmarkt ist, einen Erwerb zu finden.

Bei Einschätzung nach der Gliedertaxe sollten sich Mediziner nicht an Versicherungssummen orientieren. Man liest häufig, dass ein Arm oder Bein zu einem Siebtel in ihrem Gebrauch beeinträchtigt sind. Ein Siebtel Arm oder Bein, das rechnet sich gut; wenn ein Bein- oder ein Armverlust mit 70% der Versicherungssumme vergütet werden, gibt die Bewertung von ein Siebtel exakt 10% der Versicherungssumme. Mediziner sollten gelernt haben in 5- oder 10%-Schritten zu schätzen. Wenn wir in 10%-Schritten schätzen, können wir Bewertungen von 1/10, 2/10, 3/10 etc. abgeben, wenn wir in 5%-Schritten schätzen, können wir Bewertungen von 1/20, 2/20, 3/20 etc. abgeben. Dies kann man plausibel machen, nicht jedoch, dass ein Glied zu einem Siebtel (14,2857%) geschädigt ist.

8.13 Wie lernt man derartige Rechtsgrundlagen und Verordnungen?

Es gibt eine umfangreiche Gutachtenliteratur, des Weiteren werden zunehmend von den Fachverbänden z. B. vom „Initiativkreis Medizinische Begutachtung" (IMB) Begutachtungskurse angeboten.

8.14 Begutachtungsqualität

Bei der Kausalitätsprüfung ist zu erwarten, dass der Gutachter auf jegliche Spekulation verzichtet. Sätze wie: *"Der Versicherte war vor dem Unfall beschwerdefrei, also sind alle seine Beschwerden Unfallfolge"*, sind dem natürlichen Kausalitätsbedürfnis entnommen, sie zeigen, dass der Gutachter die Mindestqualifikation nicht erfüllt. Man wundert sich immer wieder, wie leichtfertig manche Ärzte ein *post hoc ergo propter hoc* übernehmen, ohne sich die Mühe zu machen, auch nur annähernd den Zusammenhang aufzuklären.

Ein Merkmal fehlender Qualifizierung sind auch suggestive Redewendungen im Gutachten: *"Wie allgemein bekannt ist, treten nach Schleudertraumen langjährige Beschwerden auf"*, um nur ein Beispiel zu nennen. Allgemein bekannt ist dies nun wahrlich nicht; diese Behauptung stellt nach wie vor eine Außenseitermeinung dar, die jeglicher wissenschaftlicher Grundlage entbehrt. Wir finden jedoch immer wieder, gerade wenn Außenseitermeinungen hoffähig gemacht werden sollen, derartige Redewendungen wie: „wie allgemein bekannt ist", oder „es ist zweifelsfrei wissenschaftlich erwiesen" oder ähnliches.

Ein weiteres Qualitätsmerkmal stellt die Fähigkeit zur kritischen Überprüfung der Befunde anderer Fachdisziplinen dar; dies gilt insbesondere für feingewebliche und röntgenologische Befunde. So lese ich z.B. in einem Gutachten: *"Der Zusammenhang der Schulterbeschwerden mit der Prellung ist zweifelsfrei gegeben, da auch der Radiologe in der Kernspintomographie ein posttraumatisches Impingement-Syndrom festgestellt hat."*

Häufig versuchen Radiologen, das was sie betrachten, hinsichtlich vermeintlicher klinischer Befunde zu deuten und sogar die Kausalität gleich mitzuliefern. In diese „Fallen" darf der Gutachter nicht hineintappen, er muss moderne bildgebende Verfahren auswerten können, bzw. er muss zumindest in der Lage sein, die radiologischen Befundberichte kritisch zu überprüfen.

Das richtige Anwenden wissenschaftlicher Literatur muss erlernt sein. Wenn in einem so genannten wissenschaftlich-orthopädischen Gutachten – um nachzuweisen, dass eine automobilistische Kollision, die allenfalls zu einer leichten Rippenprellung durch Gurteinwirkung geführt hat – behauptet wird, dass ein dauerhaftes anhaltendes Beschwerdebild der Halswirbelsäule zu einer Minderung der Erwerbsfähigkeit (MdE) von 50% führt, und dies durch 61 Literaturzitate versucht wird zu stützen, dann trägt dies zur Klärung sicherlich nicht bei.

8.15 Grundvoraussetzungen für eine Mindestqualifikation von Gutachtern

- Die Ausbildung zum Gutachter muss im 1. Semester des Medizinstudiums beginnen, sie muss in den klinischen Semestern weitergeführt werden.
- Sozialmedizin als eigenständiges Fach und ggf. Versicherungsmedizin im Rahmen der Rechtsmedizin müssen in der Ausbildung an Bedeutung gewinnen, Prüfungen in diesen Fächern wären sinnvoll.
- Die Ausbildung der Assistenten zu Gutachtern in den unfallchirurgischen Kliniken und Abteilungen ist nicht ansatzweise geregelt, hier sind die Landesverbände gefragt, in Zusammenarbeit mit den Fachverbänden Ausbildungsrichtlinien zu erstellen.
- Der Durchgangsarzt muss nicht nur den quantitativen Gutachtennachweis erbringen, er muss entsprechend qualifiziert werden.
- Das von Kaiser entworfene Modell eines institutionellen berufsgenossenschaftlichen Qualitätssicherungsverfahrens in Form einer BG-Gutachter-Rückinformation, sollte rasch verwirklicht werden (Kaiser 2001).

Die Mindestqualifikation sollte ausreichen, Gutachten im finalen System zu erstatten, also in Rentenverfahren, in Fragen der Arbeitsunfähigkeit, in Fragen der Erwerbsminderung, in Fragen nach dem Grad der Behinderung und für Versicherungsgutachten zur Frage der Invalidität.

Um Gutachten im kausalen System erstatten zu erkönnen, braucht es langjähriger Erfahrung, es kommen ausschließlich Fachärzte infrage, die sich entsprechend weitergebildet haben. Die Rechtsgrundlagen müssen beherrscht werden, hilfreich kann eine sozialmedizinische Ausbildung sein.

Mit wachsendem Schwierigkeitsgrad der Gutachten geht der Trend zur Professionalisierung der Gutachter.

Noch höhere Qualifikationen sind an Gutachter zu stellen, die in Berufskrankheitenverfahren tätig werden, da hier besonderes Spezialwissen gefragt ist. Bei den physikalischen Berufskrankheiten bedarf es langjähriger unfallchirurgischer oder orthopädischer Erfahrung, so wie entsprechender Weiterbildung. Die Gutachterregister der Landesverbände sind ein erster Schritt, Qualifikationsstandards zu etablieren. Arbeitsmediziner, die Begutachtungen bei physikalischen Berufskrankheiten vermehrt für sich beanspruchen, sind in der Regel nicht ausreichend fachkundig, orthopädische Befunde zu erheben und insbesondere auf Plausibilität zu überprüfen, was jedoch Grundvoraussetzung ist, um eine Listenkrankheit zu sichern und ggf. die Berufskrankheitenfolgen zu beschreiben.

Literatur

Brandenburg S (1991) Diskussionsbeitrag. In : Hierholzer G, Ludolph E, Hamacher E (Hrsg) Gutachtenkolloquium 6. Springer, Berlin Heidelberg New York Toyko, S 239

Hausotter W (1999) Ärztliche Gutachten – Eine elementare ärztliche Aufgabe. Dtsch Ärztebl 96: 1055–1057

Hierholzer G (1999) Überlegungen zur Qualitätssicherung und Qualitätssteigerung der ärztlichen Gutachtertätigkeit. Aktuelle Traumatol 29: 83–85

Kaiser V (1994) Qualitätssicherung bei der Begutachtung für die Gesetzliche Unfallversicherung. In: Hierholzer G, Kunze G, Peters D (Hrsg) Gutachtenkolloquium 9. Springer, Berlin Heidelberg New York Toyko, S 265–289

Kaiser V (2001) Rückmeldung des Gutachtenschicksals an den Arzt. Die BG Juli 2001: 371–373

Marx HH (1987) Medizinische Begutachtung, 5. Aufl. Thieme, Stuttgart

Probst J (1994) Transparenz der ärztlichen Begutachtung. In: Hierholzer G, Kunze G, Peters D (Hrsg) Gutachtenkolloquium 9. Springer, Berlin Heidelberg New York Tokyo, S 291–298

Ricke W (1996) Haftungsbegründende und haftungsausfüllende Kausalität in der gesetzlichen Unfallversicherung: Aus dem Leben eines Taugenichts. Die BG November 1996: 770–772

Rompe G (1995) Das orthopädische Gutachten – Qualitätsaspekte Vortrag am 30.11.1995 St. Gallen

Schröter F (1999) Selbstverständnis des medizinischen Sachverständigen in neuen Strukturen – aus Sicht eines privaten Gutacheninstituts. Der Medizinische Sachverständige 95: 23–26

Sind die MdE-Einschätzungen durch die Fachgesellschaften ausreichend validiert?

F. Schröter

9.1 Einleitung

Versichertes Rechtsgut in der gesetzlichen Unfallversicherung (GUV) ist die individuelle Erwerbsfähigkeit (Schoenberger et al. 1998). Diese individuelle Befähigung zur üblichen, auf Erwerb gerichteten Arbeit und deren Ausnutzung im wirtschaftlichen Leben kann durch einen Arbeitsunfall oder eine Berufskrankheit beeinträchtigt werden: Der Verletzte muss besondere Erschwernisse und Anstrengungen auf sich nehmen, ist den Anforderungen nicht mehr gewachsen, oder bestimmte Arbeitsplätze sind ihm verschlossen. Als „Entschädigung" wird ihm eine Versichertenrente gewährt.

Die Unfallbegutachtung im Rahmen der GUV ist in ihrem Kern eine „Funktionsbegutachtung": Maßgeblich ist die Beeinträchtigung des körperlichen und geistigen Leistungsvermögens. Es gilt zu prüfen, inwieweit die rechnerisch mit 100 % anzusetzende Erwerbsfähigkeit des Versicherten vor dem Versicherungsfall infolge der unfallbedingten gesundheitlichen Defizite vermindert wurde. Unbeachtliche Parameter sind die Diagnose oder der Grad der körperlichen Versehrtheit. Die in den Anfangsjahren der GUV noch halbwegs bestehende Übereinstimmung der Minderung der Erwerbsfähigkeit (MdE) mit einer auch tatsächlich konkret vorhandenen Leistungseinbuße hat sich im 20. Jahrhundert allmählich gewandelt zu einer „abstrakten" MdE-Bemessung, sodass heute vordergründig ein Gesundheitsschaden und nicht ein Erwerbsschaden ausgeglichen wird. Somit ist das gegenwärtig herrschende Prinzip in der GUV die abstrakte Schadensbemessung, die sich auf ärztliche Schätzungen stützt, die sich ihrerseits wiederum – nach der Rechtsprechung des Bundessozialgerichtes (BSG) – zu orientieren hat an den im Schrifttum zu findenden Erfahrungswerten („MdE-Tabellen"), die nach jahrzehntelanger Übung eine eigene rechtliche Qualität erlangt

haben (BSG, 19.03.1996; HV-Info 25/1996). Hiermit soll dem Grundsatz nach eine weitgehende Gleichbehandlung aller Verletzten erreicht werden.

Es stellt sich die Frage, ob diese im Schrifttum zu findenden MdE-Tabellen seitens der jeweiligen medizinischen Fachgesellschaften ausreichend validiert sind.

9.2 Historische Entwicklung

Oftmals wird der Krieg als „Vater aller Dinge" bezeichnet, was sich bei den MdE-Tabellen auch unschwer verifizieren lässt. Die ältesten Wurzeln der „Unfallversicherung" reichen zurück bis in das Jahr 1541 (Seerecht von Wisby). Versichert wurden Schiffskapitäne auf den Todesfall (Manes 1932). Ab 1697 wurden von den Piraten Rücklagen gebildet, um Verwundeten bei einem Gliedmaßenverlust eine Entschädigung zu leisten. Für den Verlust des rechten Armes standen 600 Piaster und 6 Sklaven zur Verfügung (Oppens 1981). Im Deutschen Reich wurde nach dem deutsch-französischen Krieg 1870/71 die „Militär-Invalidenversorgung" eingeführt (Militärpensionsgesetz vom 27.06.1871). Für definierte Verstümmelungen wurden den Offizieren feste Pensionszulagen nach einer „Gliedertaxe" gewährt, während bei den Mannschaftsdienstgraden geprüft wurde, „… ob die Invaliden den Betrieb ihres früheren bürgerlichen Gewerbes und erlernten Handwerkes oder einer anderen derartigen Beschäftigung aufzunehmen in der Lage wären…" (Mannschaftsversorgungs- und Offizierspensionsgesetz vom 31.05.1906; Paalzow 1906).

Mitten im Ersten Weltkrieg wurden von der Kaiser-Wilhelm-Akademie im Jahre 1916 „Anhaltspunkte für die militärärztliche Beurteilung der Frage der Dienstbeschädigung oder Kriegsbeschädigung bei den häufigsten psychischen und nervösen Erkrankungen der Heeresangehörigen" entwickelt, erstmals verknüpft mit tabellarischen Bewertungsvorgaben, jedoch nur für diesen psychiatrischen Bereich.

Im Reichsversorgungsgesetz (RVG) vom 15.05.1920 wurde die Doppelquantifizierung aus dem Jahr 1871 beibehalten, wenngleich in modifizierter Weise. Nach § 24 RVG hatte der Geschädigte Anspruch auf Rente, solange infolge einer Dienstbeschädigung seine Erwerbsfähigkeit um wenigstens 15 v.H. gemindert oder seine körperliche Unversehrtheit schwer beeinträchtigt war.

Nach § 25 RVG wurde vorgegeben, dass eine schwere Beeinträchtigung der körperlichen Unversehrtheit mit mindestens 25–50 v.H. zu bewerten war, auch wenn die „arbeitsfunktionelle" MdE (nach § 24 RVG) niedriger lag.

Die Einschätzung im Sinne einer „schweren Beeinträchtigung der körperlichen Unversehrtheit" zielte ab auf den Körpersubstanzverlust im Sinne einer „anatomischen" MdE. Die damaligen „Anhaltspunkte für die Beurteilung der MdE nach dem RVG" beinhalten für die Amputationen Bewertungen, die den noch heute gültigen MdE-Bemessungen entsprechen und wurden dann auch mit Einführung der GUV als Maßstab zur Beurteilung von Unfallfolgen herangezogen.

9.3 Bundesrepublik und DDR

Diese Doppelquantifizierung wurde auch mit dem Bundesversorgungsgesetz aus dem Jahr 1950 nicht aufgegeben. Nach § 30 Abs. 1 S. 1 sollte sich die MdE-Bemessung zwar beziehen auf die „Beeinträchtigung im allgemeinen Erwerbsleben", etwas näher ausgeführt (S. 2), soll die Minderung der „Befähigung zur üblichen, auf Erwerb gerichteten Arbeit und deren Ausnutzung im wirtschaftlichen Leben" der MdE-Bemessung zugrunde gelegt werden. Mit den Bestimmungen im Satz 6 wurde jedoch hiervon losgelöst eine pauschale Mindest-von-Hundertsatz-Bewertung für „äußere Körperschäden" konserviert.

Ein völlig anderer Weg wurde in der ehemaligen DDR beschritten. Im Zentrum der Regulierung stand der „Körperschaden" (KS) als medizinischer Begriff, der ausdrücklich mit dem Begriff „Versehrtheit" gleichgestellt wurde, definiert als „... regelwidrige körperliche oder psychische Zustände, die die allgemeine Leistungsfähigkeit im täglichen Leben für eine längere Dauer beeinträchtigen" (Kürzinger et al. 1987). Dem wurde ausdrücklich hinzugefügt, dass sich diese Einschätzung „... in keiner Weise auf die infolge des KS eingetretene tatsächliche Beeinträchtigung der Arbeitsfähigkeit, der Berufstätigkeit oder des Arbeitseinkommens ..." zu beziehen habe.

Mit dieser Definition in der ehemaligen DDR war es ohne weiteres möglich, nach rein abstrakten Kriterien eine für alle Betroffenen identische Bewertung ausschließlich bezogen auf den „Grad des Körperschadens" (GdK) vorzunehmen, ähnlich der abstrakten Definition der „Invalidität" im Bereich der privaten Unfallversicherung.

Obwohl nun die MdE in der Bundesrepublik ausdrücklich abzielt auf die Beeinträchtigung im Erwerbsleben, der GdK in der ehemaligen DDR jedoch dies ausdrücklich verneinte und nur abgestellt war auf die allgemeinen Leistungsfähigkeit im täglichen Leben, unterscheiden sich die tabellarischen Vorgaben fast überhaupt nicht! Vielmehr sind die tabellarischen Bewertungsmaßstäbe über die Jahrzehnte sowohl in der Bundesrepublik als auch in der ehemaligen DDR weitgehend unverändert – somit auch weitgehend identisch – geblieben, angelehnt an die alten, vom „anatomischen" MdE-Verständnis geprägten Regeln der Kriegsversorgungsgesetze, die somit auch heute noch maßgeblich die MdE-Tabellen in allen Rechtsbereichen prägen!

9.4 Unterschiede der MdE-Tabellen im BVG- und GUV-Bereich

Vergleicht man die tabellarischen Bewertungsvorgaben in den „Anhaltspunkten für die ärztliche Gutachtertätigkeit im sozialen Entschädigungsrecht und nach dem Schwerbehindertengesetz" (Bundesminister für Arbeit und Sozialordnung 1996) mit den so genannten „Rententabellen", wie sie in den gängigen Büchern zur Begutachtung in der GUV (z.B. Mehrhoff u. Muhr 1998; Mollowitz 1998; Rompe u. Erlenkämper 1998; Schoenberger et al. 1998), so sind teils erhebliche Unterschiede zwischen den Tabellen im Versorgungsrecht und GUV-Bereich – bis zu 30 % – erkennbar. Vergleicht man in den Büchern die Tabellen für den GUV-Bereich untereinander, so findet man auch dabei eine erstaunliche Schwankungsbreite der Bewertungen auch hier bis zu 30%! Eine Begründung für solche Abweichungen findet sich weder in diesen benannten Büchern, noch findet man hierzu irgend eine Primärliteratur, die sich mit der Systematik der tabellarischen Bewertungsvorgaben beschäftigt.

Erkennbar wird allenfalls, dass hin und wieder die z. B. im Rahmen von BG-Unfalltagungen vorgeschlagenen Bewertungen oder auch andere Vorschläge angehängt an wissenschaftliche Publikationen über eine bestimmte Verletzungsart übernommen wurden. Es wurde aber auch einmal von einem namhaften, zwischenzeitlich leider schon verstorbenen Autor eingeräumt, man habe voneinander „fehlerhaft abgeschrieben". Manche Autoren hielten es für sinnvoll, für einen Sachverhalt „von – bis" Prozentwerte anzugeben, z. B. für die Folgen einer Sprunggelenkfraktur mit einer Schwankungsbreite von 10–40%! Selbst wenn dies abzielte auf die Eigenverantwortung des Sachverständigen, so wird der Grundsatz der Gleichbehandlung verletzt, wie er von der BSG-Rechtsprechung abverlangt wird. Solche breitbandigen Empfehlungen verfehlen das Ziel der so genannten „antizipierten Sachverständigen-Gutachten". Tabellarische Bewertungsvorgaben sollten sich stets nur auf eindeutig und klar definierbare Defektheilungen/Funktionsstörungen beziehen, sodass der Sachverständige eine Orientierung erhält, ob er mit dem von ihm erhobenen Befund gleichauf liegt, oder sich ober- bzw. unterhalb einer solchen Bewertung bewegt. Nur dann können Tabellen ihren Sinn und Zweck als Anhaltspunkte für den Sachverständigen erfüllen!

Diesem Anspruch werden die zur Zeit vorliegenden MdE-Tabellen nicht gerecht, denn sie stellen nur die Auffassung des Autors dar.

9.5 MdE-Bemessung nach SGB VII

Mit Inkrafttreten des Sozialgesetzbuch (SGB) VII zum 01.01.1997 wurde im § 56 Abs. 2 S. 1 die Definition der MdE gesetzlich verankert:

„Die Minderung der Erwerbsfähigkeit richtet sich nach dem Umfang der sich aus der Beeinträchtigung des körperlichen und geistigen Leistungsvermögens ergebenden Verminderungen der Arbeitsmöglichkeiten auf dem gesamten Gebiet des Erwerbslebens."

Der Gesetzgeber wünscht eine individuell zu ermittelnde MdE. Mit den alten „anatomischen" MdE-Bewertungen (Amputate) ist dieses Ansinnen nicht mehr in Einklang zu bringen. Die Begrifflichkeiten des Gesetzestextes sind zu hinterfragen, in erster Linie der Begriff „Erwerbsfähigkeit", der im Gesetzestext des SGB VII keine Definition erfährt. Der Begriff „Erwerbsfähigkeit" wurde durch das ehemalige Reichsversicherungsamt (RVA) gegen Ende des 19. Jahrhunderts definiert und vom BSG in seiner ständigen Rechtsprechung übernommen:

„Erwerbsfähigkeit ist die potenzielle Fähigkeit des Versicherten, sich unter Ausnutzung aller Arbeitsgelegenheiten, die sich ihm nach seinen gesamten Kenntnissen und Fähigkeiten im Gesamtbereich des wirtschaftlichen Lebens bieten, einen Erwerb zu verschaffen."

Entscheidend ist nicht das Leistungsvermögen eines abstrakten durchschnittlichen Menschen, sondern die individuelle Erwerbsfähigkeit des einzelnen Versicherten, wie diese vor einer Unfallschädigung bestanden hat. Es ist somit die Befähigung des Versicherten zu berücksichtigen und nur der Teil des gesamten Bereiches des Erwerbslebens mit 100% („Ausgangswert") gleichzusetzen, in dem er realistischerweise überhaupt tätig sein kann.

Beschränkungen auf einen erlernten Beruf oder die unfallbedingte Tätigkeit bzw. auf den Unfallbetrieb oder bestimmte Wirtschaftsbereiche sind hingegen nicht zulässig (Schoenberger et al. 1998).

Maßgeblich für die Bemessung der MdE ist der Umfang der Beeinträchtigungen des körperlichen und geistigen Leistungsvermögens des Verletzten und die daraus resultierende Einengung der zuvor bestehenden „individuellen Erwerbsfähigkeit". Der so genannte „Beziehungswert" entspricht also dem Umfang der nach dem Unfall noch verbliebenen Arbeitsmöglichkeiten im dem

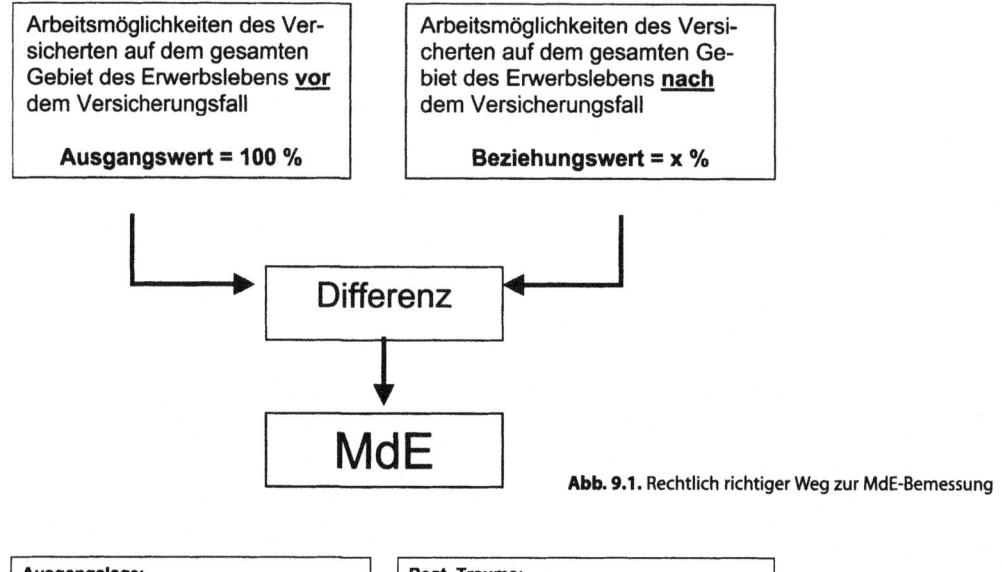

Abb. 9.1. Rechtlich richtiger Weg zur MdE-Bemessung

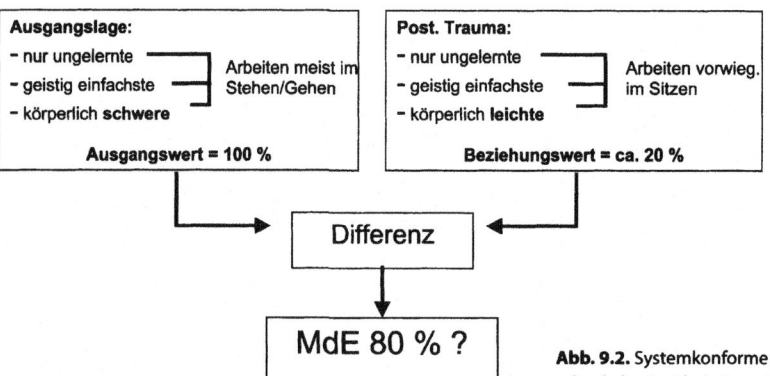

Abb. 9.2. Systemkonforme MdE-Bemessung nach Unterschenkelverlust bei einem Hilfsarbeiter

Bereich des Erwerbslebens, in dem der Versicherte vor dem Unfall nach seiner individuellen Befähigung tätig werden konnte. Die Differenz zwischen Ausgangswert und Beziehungswert sollte in korrekter Anwendung der MdE-Definition im SGB VII der entscheidende Maßstab sein für die individuelle MdE-Bemessung in jedem einzelnen Versicherungsfall (Abb. 9.1).

Beschreitet man diesen systemkonformen Weg, so ergeben sich erhebliche Unterschiede bei der MdE-Bemessung für ein und dieselbe Verletzungsfolge bei unterschiedlich beruflich qualifizierten Arbeitnehmern. Beispiel: Unterschenkelverlust bei einem ungelernten, mental einfach strukturierten, muskelkräftigen Hilfsarbeiter, gegenüber einem schmalwüchsigen, körperlich wenig belastbaren, jedoch hochintelligenten Dipl.-Mathematiker.

Während der Hilfsarbeiter in seiner individuellen Erwerbsfähigkeit vor dem Unfall nur für ungelernte, geistig einfachste, aber körperlich schwere Arbeiten – überwiegend zu verrichten im Gehen und Stehen – zur Verfügung stand, steht er nach dem Unfall auch bei solider prothetischer Versorgung für ungelernte, geistig einfache, jetzt jedoch nur noch körperlich leichte Tätigkeiten zur Verfügung, die vorwiegend im Sitzen auszuüben sind. Damit ist das Spektrum der noch möglichen Tätigkeiten sehr stark eingeengt, grob geschätzt in einer Größenordnung von etwa 20% (Beziehungswert) des ursprünglich offen stehenden Arbeitsmarktsegmentes (Abb. 9.2). In einer systemkonformen MdE-Bemessung nach SGB VII würde dies bedeuten, dass eine MdE mit 80% zu gewähren wäre!

Bei gleicher Unfallfolge standen dem körper-

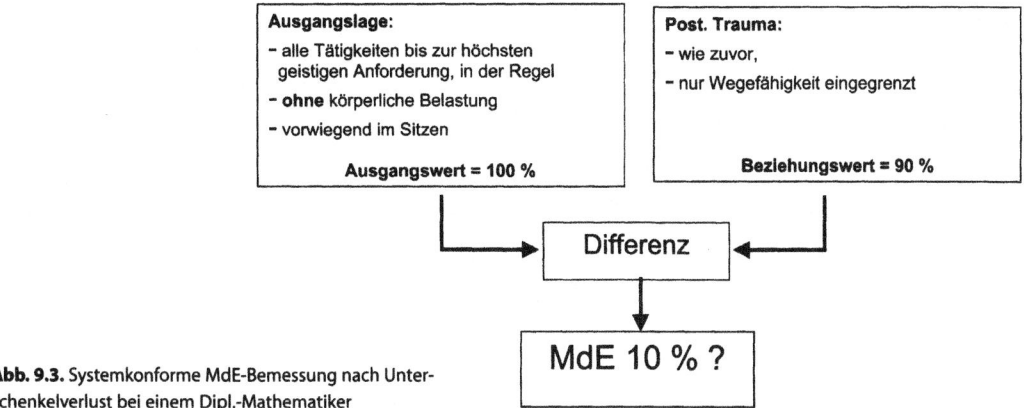

Abb. 9.3. Systemkonforme MdE-Bemessung nach Unterschenkelverlust bei einem Dipl.-Mathematiker

lich schwächlichen, aber hoch intelligenten Dipl.-
Mathematiker als Ausgangslage alle Tätigkeiten
bis zu höchsten geistigen Anforderung offen, die
in der Regel ohne relevante körperliche Belastung im Sitzen ausgeübt werden können. Nach
dem Unterschenkelverlust standen auch weiterhin diese Tätigkeiten – im Grunde ohne Einschränkungen – zur Verfügung. Lediglich seine
Wegefähigkeit ist beeinträchtigt, was jedoch
allenfalls seine individuelle Erwerbsfähigkeit auf
90 % des ursprünglichen Wertes vermindert
(Abb. 9.3). Die Differenz ergäbe somit eine MdE
von 10%!

Anhand dieses Fallbeispieles wird erkennbar,
wie sehr die idealistischen Vorgaben der Gesetzgeber in ihrer konsequenten Umsetzung von der
alltäglichen Praxis der MdE-Bemessung abweichen. Erkennbar wird aber auch, welch ein
Sprengstoff die systemkonforme Anwendung der
MdE-Bemessung mit sich bringen würde. Man
darf unterstellen, dass über Jahre hinweg so gut
wie alle Rentenbescheide der GUV-Träger einer
sozialgerichtlichen Überprüfung unterzogen
würden, bis sich eine neue Rechtsprechung gefes-
tigt hätte.

Mit dieser Problematik einer „systemkonformen" MdE-Bemessung hat sich bisher keine einzige medizinisch-wissenschaftliche Gesellschaft
auseinandergesetzt. Seitens der Versicherungsjuristen wurde dieses theoretisch gut durch-
dachte Prinzip des Gesetzgebers aus „praktischen Gründen" als nicht realisierbar bezeichnet
und dem auch – allerdings noch vor Inkrafttreten des SGB VII – seitens des BSG in einer Ent-

scheidung vom 19.03.1996 (siehe HV-Info 25/
1996) gefolgt. Hier stellt sich allerdings die Frage, ob das BSG – würde es erneut mit dieser Problematik befasst – in Anbetracht des nicht fehl
zu interpretierenden Wortlautes des § 58 Abs. 2
S. 1 SGB VII noch einmal eine solche Entscheidung treffen könnte.

Kann und darf ein Obergericht mit einer Entscheidung – wie sie 1996 gefällt wurde – einfach
den Gesetzestext in Anpassung an die normative
Kraft des Faktischen außer Kraft setzen? Der
Mediziner (Verfasser) kann mit seinem juristisch
laienhaften Verstand eine solche Frage lediglich
in den Raum stellen. Prüfen und entscheiden
können dies nur diejenigen, die über den juristi-
schen Sachverstand verfügen.

9.6 MdE-Bemessung im Sinne der Gleichbehandlung

Löst man sich von diesen Überlegungen zu einer
„systemkonformen" MdE-Bemessung und orientiert sich an der Rechtsprechung des BSG, so
gelten die im Schrifttum zusammengefassten
Erfahrungswerte („MdE-Tabellen") – soweit sie
von den UV-Trägern und Gerichten angenommen wurden – als „wirklichkeits- und maßstabs-
gerecht", sie haben allein durch ihre jahrzehntelange Übung eine eigene rechtliche Qualität
erlangt und sind somit als „antizipierte Sachverständigengutachten" aufzufassen. Nach dem
Grundsatz der Gleichbehandlung sollen diese
Vorgaben bei der Beurteilung aller Verletzten

streng beachtet werden. Sie gelten nicht als Mindestsätze, sodass schon geringe Abweichungen von 5% im Gutachten einer besonderen Begründung bedürfen (Schoenberger et al. 1998).

Der erfahrene Sachverständige müsste eigentlich auf die unterschiedlichen tabellarischen Bewertungsvorgaben – mit Abweichungen untereinander bis zu 30%! – verweisen, um dann die Frage zu stellen, welche Tabelle denn nun den Anforderungen der BSG-Rechtsprechung entspricht, oder besser noch: Welche Tabelle ist denn nun von der zuständigen medizinisch-wissenschaftlichen Gesellschaft erarbeitet und damit validiert?

Es ist festzustellen, dass keine einzige der heute zur Verfügung stehenden MdE-Tabellen (Mehrhoff u. Muhr 1998; Mollowitz 1998; Rompe u. Erlenkämper 1998; Schoenberger et al. 1998) dem Anspruch einer funktionsorientierten Begutachtung genügt.

Lässt man die Vorgaben zur systemkonformen MdE-Bemessung nach SGB VII außen vor und orientiert sich im Sinne der Gleichbehandlung nur an funktionell bedingten Leistungseinschränkungen, die alle Versicherten mit einer definierten Gelenkversteifung hinzunehmen haben, so kann die fehlende Validität gängiger MdE-Tabellen problemlos anhand eines Beispieles aufgezeigt werden.

Vergleicht man die MdE-Vorschläge für Gelenkversteifungen an der Hüfte, am Knie und am Sprunggelenk – jeweils in gebrauchsgünstiger Einstellung – so wird für die Hüfte und das Knie jeweils 30% bemessen, für das Sprunggelenk 20%. Eine voll versteifte Hüfte beinhaltet Beeinträchtigungen mehr im Sitzen als im Gehen, am wenigsten im Stehen. Die Kompensation durch die Beweglichkeit der Lendenwirbelsäule und des Kniegelenkes ist relativ gut. Außer einem so genannte „Arthrodesenstuhl" werden im Grunde keine Hilfsmittel benötigt. Eine Volleinsteifung im Kniegelenk ergibt eine starke Beeinträchtigung im Gehen und insbesondere beim Treppensteigen, nicht so ausgeprägt im Sitzen oder im Stehen. Das Ein- und Aussteigen in einen PKW bereitet größte Schwierigkeiten! Dem Knieversteiften sind damit wesentlich mehr an beruflichen Möglichkeiten genommen als dem Hüftversteiften, der in der modernen Arbeitswelt noch die meisten Arbeitsplätze wird bewältigen können. Dennoch werden beide mit einer gleichen MdE von 30% eingeschätzt.

Noch deutlicher wird das Problem bei dem voll eingesteiften oberen Sprunggelenk in gebrauchsgünstiger Einstellungen: Dieser Patient hat fast überhaupt keine Beeinträchtigungen zu erdulden! Die technisch gut durchgeführte Arthrodese erlaubt in der Regel sogar die Benutzung normaler Konfektionsschuhe! Mit einem Pufferabsatz und einer Abrollsohle kann häufig eine annähernde Normalisierung des Gangbildes erreicht werden! Es bestehen somit fast keine Beeinträchtigungen beim Gehen, schon gar nicht im Stehen und im Sitzen. Diesem Patienten steht der Arbeitsmarkt fast uneingeschränkt wieder zur Verfügung. Dennoch liegt die MdE mit 20% nur knapp unterhalb dessen, was dem erheblich beeinträchtigten Patienten mit versteiftem Kniegelenk mit 30% gewährt wird.

Berücksichtigt man schließlich noch den Wandel der Arbeitswelt weg von den industriellen Schwerarbeitsplätzen hin zu den immer häufiger werdenden Dienstleistungsberufen, dürfte eine Bewertung einer Hüftversteifung mit ca. 20% realistischer sein als bisher mit 30%. Die Knieversteifung bewirkt mindestens 40%. Misst man hieran die funktionelle Beeinträchtigung eines Oberschenkelamputierten versorgt mit einer modernen Modularprothese und Computerknie (C-Leg), so ist der Knieversteifte funktionell gesehen deutlich ungünstiger dran! Dennoch wird dem Oberschenkelamputierten eine MdE mit mindestens 60% zugestanden.

Man stelle sich einmal ernsthaft vor, die Sachverständigen würden mit solchen plausibel erscheinenden Argumenten in der aufgezeigten Form von den so genannten „antizipierten Sachverständigengutachten" abweichen. Es gäbe vehemente Proteste sowohl der GUV-Träger als auch der Versicherten, zumindest seitens der Hüft- und Sprunggelenksversteiften, aber auch die Sozialgerichtsbarkeit würde dem mit einem ungläubigen Staunen begegnen.

Hinterfragt man einmal ernsthaft die Systematik der MdE-Tabellen, so erscheint ein solches Vorgehen aber zwingend, da die heute zur Verfügung stehenden MdE-Tabellen fehlstrukturiert sind. Sie spiegeln noch Denkweisen aus der Militärinvalidenversorgung von 1871 wider, wurden nie an die gewandelte Arbeitswelt angepasst und medizinisch-wissenschaftlich hinterfragt. Eine Validierung fand nie statt! Bemüht man sich um eine systemkonforme MdE-Bemessung – gemäß dem Wortlaut im SGB VII – und berücksichtigt die hierzu vorliegende, das Gesetz im Grunde außer Kraft setzende Rechtsprechung des BSG, so entspricht die alltägliche Praxis der MdE-Bemessung einem permanenten, vom BSG sanktionierten Rechtsbruch! Die Versicherungsjuristen und insbesondere die Sozialgerichte mögen diese vorlaute Anmerkung dem Verfasser (Mediziner) verzeihen!

9.7 Rückschlüsse und Fragen

Fragt man nach den Rückschlüssen, die sich aus dieser analytischen Betrachtungsweise des Ist-Zustandes ergeben, so wird man keine Antworten anbieten, sondern nur Fragen in den Raum stellen können:

1. Ist es rechtens, dass der – wenngleich idealistisch anmutende – Anspruch des Gesetzgebers zum Vorgehen bei der Bemessung der MdE (§ 56 SGB VII) von dem höchsten bundesdeutschen Sozialgericht (BSG) mit der Begründung einer fehlenden Praktikabilität außer Kraft gesetzt wird?
2. Ist das BSG gefordert, mit einer „neuen" Rechtsprechung den Anforderungen der gesetzlichen Vorgaben zu entsprechen?
3. Ist der Gesetzgeber im Zugzwang, den Gesetzeswortlaut der normativen Kraft des Faktischen – wie vom BSG vorgegeben – anzupassen?
4. Ist es nach § 56 SGB VII nicht erforderlich, den Arbeitsmarkt insgesamt – und dies ständig überprüfend – zu analysieren, z. B. in welcher prozentualen Häufigkeit (Verteilungsmuster) sitzende/stehende/gehende Tätigkeiten (um nur ein Beispiel von vielen herauszugreifen) ausgeübt werden?
5. Muss nicht der medizinischen Begutachtung eine verwaltungsseitig zu erstellende Charakterisierung der „individuellen Erwerbsfähigkeit" des Versicherten vor dem Unfallgeschehen vorausgehen, um sodann das individuell

vor dem Unfall zur Verfügung stehende Arbeitsmarktsegment zu definieren?
6. Ist es nicht erforderlich, dass sich die medizinischen Gesellschaften vor dem Hintergrund der Notwendigkeit zur „funktionellen" Begutachtung über eine Neubewertung unfallbedingter funktioneller Defizite Gedanken machen?
7. Bedarf es unterschiedlicher MdE-Tabellen bezogen auf die unterschiedlichen Profile der individuellen Erwerbsmöglichkeiten?
8. Auf welchem Wege kann man bei einer so komplexen Fragestellung, wie sie sich aus dem Wortlaut des § 56 Abs. 2 S. 1 SGB VII ergibt, eine Qualitätssicherung – und damit eine Überprüfbarkeit gutachtlicher Beurteilungen – bewerkstelligen?

Dieser beachtliche Berg an ungelösten Fragen sollte Veranlassung geben zu einem sehr intensiven Nachdenken. Zunächst bedarf es der Beantwortung der Kardinalfrage schlechthin:

Ist es überhaupt sinnvoll, sich mit dem aufgezeigten enormen Aufwand um eine „systemkonforme" MdE-Bemessung zu bemühen oder ist es sinnvoller, seitens des Gesetzgebers nach schonungsloser Analyse des Ist-Zustandes mit schöpferischer Kreativität, aber auch mit einer gehörigen Portion Mut neue sozialversicherungsrechtliche Wege zu beschreiten, die sich wieder mehr an haftrechtlichen Prinzipien orientieren? Der bereits vollzogene Wandel in der Schweiz mag hierfür ein Beispiel sein.

Erst wenn diese Kernfrage beantwortet wurde, macht es Sinn, die medizinisch-wissenschaftlichen Gesellschaften aufzufordern, ihren Beitrag zur Lösung der Problematik zu leisten.

Solange jedoch Gesetzestext und Rechtsprechung so im Widerspruch stehen, werden die medizinisch-wissenschaftlichen Gesellschaften kaum in der Lage sein, eine hinreichende Plausibilität für die neu zu erarbeitenden MdE-Tabellen verständlich und nachvollziehbar zu begründen. Solange also die Kernfrage im rechtlichen Bereich nicht beantwortet ist, wird der gegenwärtige Status quo unverändert fortbestehen!

Literatur

Bundesminister für Arbeit und Sozialordnung (1996) Anhaltspunkte für die ärztliche Gutachtertätigkeit im sozialen Entschädigungsrecht und nach dem Schwerbehindertengesetz, Ausgabe 1996

Kürzinger R, Kollmorgen G, Müldner J (Hrsg) (1987) Grundlagen der ärztlichen Begutachtung. VEB-Verlag Volk und Gesundheit, Berlin

Manes A (1932) Versicherungwesen, Bd 3. Personenversicherung. Teubner, Leipzig Berlin

Mehrhoff F, Muhr G (1998) Unfallbegutachtung. de Gruyter, Berlin

Mollowitz GG (1998) Der Unfallmann – Begutachtung der Folgen von Arbeitsunfällen, privaten Unfällen und Berufskrankheiten. Springer, Berlin Heidelberg New York Tokyo

Oppens E (1981) Karibik, 2. Aufl. Prestel, München

Paalzow O (1906) Die Invalidenversorgung und -begutachtung. Berlin

Rompe G, Erlenkämper A (1998) Begutachtung der Haltungs- und Bewegungsorgane. Thieme, Stuttgart

Schoenberger A, Mehrtens G, Valentin H (1998) Arbeitsunfall und Berufskrankheit, rechtliche und medizinische Grundlagen für Gutachter, Sozialverwaltung und Gerichte. Schmidt, Berlin

9

Anforderungen an ein ärztliches Gutachten aus der Sicht der Aufsichtsbehörde

P. Dach

10.1 Blickwinkel

Die ärztlichen Gutachten durch die Brille der Aufsicht über die Versicherungsträger betrachtet: Die Ärzte unterstehen nicht unserer Aufsicht, sondern nur die Versicherungsträger. Dem Amt stellen sich die Gutachten insofern nur als eine „Hilfe" für den Versicherungsträger dar. Das bedeutet, dass unser Blick immer primär auf die Tätigkeit dieser Versicherungsträger gerichtet ist, ob bei ihnen alles ordnungsgemäß abgelaufen ist. Erst im Rahmen dessen kommt bei uns das Gutachten in den Blick. Das Gutachten mag also z. B. fachlich noch so hervorragend sein. Wenn der Versicherungsträger bei der Auswahl unrichtig vorgegangen ist, nutzt das alles nichts. Ein Gutachten mag auf der anderen Seite noch so unzulänglich sein, was sicherlich kaum vorkommt. Das interessiert uns nicht, wenn der Versicherungsträger es nicht brauchte, etwa weil im Nachhinein festgestellt wird, dass die technischen Voraussetzungen einer Berufskrankheit doch nicht gegeben sind.

Das bedeutet auf der anderen Seite, dass die Mitarbeiter fachlich/medizinisch nur sehr begrenzt einsteigen können, die inhaltliche Richtigkeit des Gutachtens nur sehr begrenzt überprüfen; darauf wird im weiteren Verlauf noch etwas zu bemerken sein. Selbst wenn klar ist, dass das Gutachten in der Regel darüber entscheidet, ob z. B. der Zusammenhang zwischen der Erkrankung und der Berufstätigkeit zu bejahen ist, selbst wenn das Gutachten also meist das wesentliche Element der ganzen Fallbearbeitung darstellt, so kann es doch immer nur im genannten Zusammenhang gewürdigt werden.

Die Einschätzung der Qualität ist unvermeidlich geprägt durch die Praxis. Das sind für den hier in Rede stehenden Zusammenhang im Wesentlichen die vielen Eingaben, die das Amt erreichen: im Jahr etwa 800. Ich habe keine Zahl darüber vorliegen, in wie vielen dieser Fälle ärztliche Gutachten die entscheidende Rolle spielen. Aber die Fälle, in denen der Versicherte Beschwerde führt über die Begutachtung seiner Erkrankung oder der Folgen seines Unfalls, nehmen einen beachtlichen Anteil ein.

Es ist klar, dass dies hier eine Negativauswahl darstellt. Denn diejenigen, die mit der Begutachtung zufrieden sind, melden sich nicht. Wir sehen nur die Fälle, in denen möglicherweise etwas schief gelaufen ist. Dennoch ist gerade anhand dieser Negativauswahl zu erkennen, von welcher immensen praktischen Bedeutung die Begutachtung ist und welche Fehler immer wieder vorkommen.

10.2 Gutachterauswahl

10.2.1 § 200 Abs. 2 Sozialgesetzbuch VII

Das erste, was in diesem Zusammenhang eine Rolle spielt, ist die Gutachterauswahl nach § 200 Abs. 2 SGB VII. Häufig wird diese Vorschrift immer noch nicht richtig gehandhabt, dies hat weitreichende Folgen hat. Nach § 200 Abs. 2 SGB VII „soll der Unfallversicherungsträger dem Versicherten mehrere Gutachter zur Auswahl" stellen. Es handelt sich um eine Soll-Vorschrift, von der also im begründeten Einzelfall abgewichen werden kann. Liegt ein solcher begründeter Abweichungsfall nicht vor, *muss* der Versicherungsträger entsprechend verfahren. Wichtig ist in diesem Zusammenhang, dass der Gutachter zur Auswahl gestellt worden sein muss. Wenn der Arzt also den Eindruck hat, dass das nicht der Fall war, sollte dieser sich beim Versicherungsträger vergewissern. Sonst riskiert er, dass die Arbeit nicht verwendet werden darf.

Die Folge eines Verstoßes gegen § 200 Abs. 2 SGB VII ist ein Verwertungsverbot. Diese Haltung hat das BVA schon immer eingenommen, Darüber hinaus hat der Bundesbeauftragte für den Datenschutz zu Recht darauf aufmerksam gemacht, dass mit einem solchen Gutachten persönliche Daten ohne Rechtsgrundlage erhoben wurden. Das bedeutet, dass das unter Verstoß gegen § 200 Abs. 2 SGB VII zustande gekommene Gutachten aus der Akte entfernt werden muss, damit es nicht bei einer weiteren Begutachtung, etwa gar nach Aktenlage, weiterhin seinen ungesetzlichen Einfluss ausübt.

10.2.2 §§ 20 und 24 Sozialgesetzbuch X

Es ist in diesem Zusammenhang auf das Vorschlagsrecht des Versicherten hinzuweisen. Dieses steht zwar nicht im SGB VII, ergibt sich aber aus den allgemeinen Verfahrensvorschriften. Nach § 24 Abs. 1 SGB X kann sich jeder Beteiligte vor Erlass eines Verwaltungsaktes zu den Tatsachen äußern, die für die Entscheidung erheblich sind. Diese Regelung macht aber nur Sinn, wenn der Versicherungsträger die Äußerung nicht nur entgegen nimmt, sondern auch angemessen würdigt. Nach § 20 Abs. 3 SGB X muss der Versicherungsträger „Erklärungen oder Anträge" entgegen nehmen und daher sicherlich auch angemessen würdigen. Hierunter fällt auch der Wunsch, von einem bestimmten Arzt begutachtet zu werden. Auf dieses Recht, selber einen Gutachter vorzuschlagen, muss nicht ausdrücklich hingewiesen werden, aber viele Versicherungsträger tun es in ihrer formularmäßigen Zur-Auswahl-Stellung der Gutachter, und wir begrüßen dieses als eine Hilfe für die Versicherten.

Bei einer Umfrage des HVBG zeigte sich, dass von diesem eigenen Vorschlagsrecht nicht sehr häufig Gebrauch gemacht wird. Nach meinem Eindruck aus den Eingaben berufen sich die Versicherten oft auf ihren Hausarzt, zu dem ohnehin seit Jahren ein Vertrauensverhältnis besteht. Der Versicherungsträger braucht dem Vorschlag des Versicherten keineswegs zu folgen, was sich auch aus § 20 Abs. 1 S. 2 SGB X ergibt. Oft wird der Vorschlag abgelehnt unter Hinweis auf die ungenügende Sachkunde dieses Arztes für die anstehende spezielle Frage. Dies kann natürlich nicht willkürlich geschehen, sondern muss begründet werden. Aber mit einer angemessenen Würdigung des Vorschlages ist dem Gesetz genüge getan.

10.3 Wer ist Gutachter?

10.3.1 Beratender Arzt

Es ist zu fragen, in welchen Fällen dieses recht aufwendige Verfahren anzuwenden ist. Wer ist Gutachter im Sinne des § 200 Abs. 2 SGB VII? Die Grenze ist nicht absolut trennscharf.

In der Praxis gab es oft Ärger mit dem so genannten beratenden Arzt. In der Vergangenheit kam es häufig vor, dass im Bescheid oder im Widerspruchsbescheid die Ablehnung mit dem Votum des beratenden Arztes begründet wurde. Wenn der Versicherungsträger sich ausdrücklich auf den beratenden Arzt beruft, handelt es sich um einen Gutachter mit der Folge, dass er zur Auswahl hätte gestellt werden müssen, was früher oft nicht der Fall gewesen ist. Inzwischen machen das die meisten Versicherungsträger richtig.

Wenn unter den zur Auswahl vorgeschlagenen Ärzten ein „beratender Arzt" ist, was nicht ausgeschlossen ist und immer wieder vorkommt, sollte der guten Ordnung halber auf dieses Faktum hingewiesen werden. Erfahrungsgemäß hat das die Auswahl nicht verhindert. Der Versicherte geht vielmehr unter Umständen zu Recht von einem besonderen Vertrauensverhältnis zwischen dem Versicherungsträger und diesem Arzt aus.

10.3.2 Wer muss tätig werden und ausgewählt sein?

In diesen Zusammenhang gehört auch die Frage nach der höchstpersönlichen ärztlichen Gutachtenerstattung, eine Frage die in anderen Rechtsbereichen ebenfalls virulent ist. Grundsätzlich macht die ganze Regelung des § 200 Abs. 2 SGB VII nur Sinn, wenn der so Ausgewählte seine Tätigkeit nicht weiter delegiert. Wer also als Chefarzt ausgewählt wurde, muss das Gutachten auch selbst verantworten. Wenn er das nicht kann, muss er die Auftragsübernahme ablehnen, was ihm ja frei steht. Eines „Erfüllungsgehilfen" darf der Beauftragte sich aber bedienen.

Schwieriger ist es mit weiterer Zuarbeit. Man wird wohl nicht fordern können, dass etwa ärztliche Laboruntersuchungen im Rahmen einer umfassenderen Begutachtung auch nur nach § 200 Abs. 2 SGB VII vergeben werden dürfen. Wollte man etwa Röntgenuntersuchungen nur durch den nach § 200 Abs. 2 SGB VII Ausgewählten vornehmen lassen, so wäre das oft gerade nicht lege artis. Etwas anderes ist es sicher, wenn die Auswahl sich gerade auf den Laborarzt oder den Röntgenarzt bezogen hat, weil hier ein besonderer Fachmann gefragt war. Dann muss der deshalb Ausgesuchte tätig werden.

Ist die in etwa gleichwertige Zusammenarbeit mehrerer Ärzte bei der Begutachtung oder sind gar Gutachten zu unterschiedlichen Fragestellungen erforderlich, so muss jeder von ihnen nach § 200 Abs. 2 SGB VII ausgewählt sein. Das kann auch im Wege einer „Paketlösung" vorgeschlagen werden.

Daneben gibt es aber auch eine Reihe weiterer ärztlicher Äußerungen selbst nach einer Untersuchung, bei denen die Anforderungen des § 200 Abs. 2 SGB VII zu hoch gespannt wären, etwa der Krankenhausentlassungsbericht. Oder denken Sie z. B. an die „Gesundschreibung". Das erscheint vielen von Ihnen vielleicht selbstverständlich. Es wird aber durchaus problematisch, wenn sich etwa nach vielen Jahren der Versicherungsträger darauf beruft, dass dort jegliche verbliebene Schädigung verneint wurde, sodass also neu aufgetretene Schmerzen nicht auf der seinerzeitigen Erkrankung beruhen könnten. Insofern können auch solche Äußerungen erhebliche rechtliche Bedeutung erlangen. Dennoch erscheint es mir gegenwärtig kaum möglich, auch in all diesen Fällen das Verfahren des § 200 Abs. 2 SGB VII anzuwenden.

10.4 Spannungsverhältnis zu Rechtsprechung und Literatur

Die Sozialgerichte haben die Gutachterauswahl nicht immer so streng gesehen und Bescheide akzeptiert, obwohl darin auf den nicht zur Auswahl gestellten beratenden Arzt Bezug genommen wurde. Zum Verhältnis zwischen dem Bundesversicherungsamt und der Sozialgerichtsbarkeit ist Folgendes zu sagen: Das Bundesversicherungsamt hat sich generell von einzelnen Sozialgerichtsurteilen noch nie hindern lassen, das von

ihm als richtig Erkannte weiter zu vertreten – anders vielleicht bei BSG-Urteilen. Mit solchen Divergenzen muss man leben, wenn die Rechtsordnung zwei unterschiedliche Überprüfungsmöglichkeiten eröffnet.

Natürlich werden auch abweichende Urteile gewürdigt, wenn sie sich mit der jeweils angesprochenen Frage auseinandersetzen. Das Amt muss aber das für richtig Gehaltene weiterhin vertreten, bis es anderweitig überzeugt wurde. Zu einer Vereinheitlichung kommt man im Übrigen problemlos, wenn sich etwa ein Versicherungsträger gegen unsere Auffassung unter Hinweis auf ein Urteil an die Sozialgerichte wendet, was ja ohne weiteres möglich ist.

Das Bundesversicherungsamt setzt seine Haltung jedoch nicht in Michael-Kohlhaas-Manier ohne Rücksicht auf Verluste durch: Immer wieder steht es vor der Situation, dass ein Versicherter den Rechtsweg beschreitet und sich gleichzeitig an das Amt wendet. Wenn wir nun einen wesentlichen Fehler entdecken, wie z. B. einen Verstoß gegen § 200 Abs. 2 SGB VII, und daraufhin den Versicherungsträger zur Rücknahme des Verwaltungsaktes aufforderten oder gar nach Weigerung den Verwaltungsakt im Wege des Verpflichtungsbescheides beseitigen wollen, würde es eine schwierige prozessuale Situation hervorrufen, erst recht wenn man sich schon in der zweiten Instanz befindet. Es gäbe damit dem Versicherten auch nur Steine statt Brot, weil über seine persönliche Angelegenheit rechtsverbindlich nur in seinem Prozess entschieden werden kann. Besser ist es in dieser Situation, wenn man den Versicherten auf den Fehler hinweist, damit er ihn in den Prozess einbringen kann. Unproblematisch und mit Erfolg fordern wir dagegen vom Versicherungsträger die Berücksichtigung unserer Haltung im Widerspruchsverfahren, sofern das noch möglich ist.

Ähnlich ist das Verhältnis zur Literatur. In den nach draußen gerichteten Schreiben werden Sie selten Nachweise für die Auffassung aus Kommentaren oder Aufsätzen finden, anders als in den internen Vermerken. Die Kommentatoren stammen weitgehend aus dem Bereich der Berufsgenossenschaften. Damit wird nicht etwa behauptet, dass hier stets nach dem Motto verfahren wurde: „Wes' Brot ich ess, des' Lied ich sing." Diese Behauptung wäre im Zusammenhang mit wissenschaftlichen Veröffentlichungen wirklich ehrenrührig. Vielmehr wird damit nur auf die unbestreitbare und auch eingangs in Bezug genommene Tatsache verwiesen, dass die Perspektive unvermeidlich die Erkenntnis beeinflusst.

Manche Einblicke in die Kommentare zum SGB enttäuschen, wenn sie sich nämlich eher als guter Leitfaden für die Sachbearbeitung herausstellen und keine vertiefte Begründung für ihre apodiktische Behauptung geben. Apodiktisch oder gar ex kathedra etwas zu behaupten, traut sich das Bundesversicherungsamt mit mindestens dem gleichen Recht zu. Darüber hinaus erwarte es aber schon von den Sachbearbeitern, dass sie ihr Ergebnis begründen, wobei es im Streitfall nicht reicht, dass irgendetwas schon immer so gemacht wurde.

10.5 Inhaltliche Fragen

10.5.1 Qualität der Fragestellung

Entscheidend für die Qualität eines Gutachtens ist zunächst einmal, dass die Fragen des Versicherungsträgers klar, eindeutig und in der jeweils gebotenen Ausführlichkeit beantwortet werden. Demnach ist ein Gutachten nur dann wirklich hilfreich, wenn auch die richtigen Fragen gestellt wurden. Das ist leider nicht immer der Fall. Insbesondere bei atypischen Fallgestaltungen schöpfen die Fragen unter Umständen nicht alle Möglichkeiten von vornherein aus. Dann hat man noch Glück, wenn dies nur zu einer zeitlichen Verzögerung führt und eine weitere Begutachtung möglich ist. Die Qualität des Gutachtens im Sinne einer eindeutigen Klärung des Sachverhaltes hängt also von der Qualität der Fragen ab, die die Problematik des jeweiligen Falles zutreffend ausloten müssen.

10.5.2 Auseinandersetzung mit Gegenmeinungen

Im wieder wird uns gegenüber gerügt, dass das Gutachten nur einer bestimmten Lehrmeinung gefolgt sei, während nach anderer Auffassung etwas ganz anderes dabei herausgekommen wäre, was uns, dem Bundesversicherungsamt, durchaus plausibel dargelegt wird, manchmal auch von bestimmten Gewerbeärzten. Bei dieser Problematik scheint die Lösung auf der Hand zu liegen: Wenn es unterschiedliche Lehrmeinungen zu einem bestimmten Problem gibt, muss sich der Gutachter auch mit der von ihm nicht vertretenen Gegenmeinung auseinandersetzen und erläutern, warum ihr seiner Ansicht nach nicht und warum der anderen Meinung zu folgen ist, die daher die seine ist.

Das mag in unterschiedlicher Intensität geschehen, je nach der Bedeutung der vertretenen Lehrmeinungen. Aber zu einem ordentlichen, vollständigen Gutachten gehört das einfach dazu, erst recht wenn der Gutachter zu einer Ablehnung kommt, während nach der anderen Lehrmeinung etwas anderes dabei herausgekommen wäre. Die heutigen so genannten Mindermeinungen sollten nicht allzu leichtfertig beiseitegewischt werden. Denn wir gehen doch alle davon aus, dass es Fortschritte bei unserer Kenntnis über bestimmte Krankheiten oder bestimmte Zusammenhänge gibt. Also hat man das, was wir heute wissen und für richtig halten, früher nicht oder zumindest nicht so gewusst und für richtig gehalten. Unser Wissen, auf das wir uns heute manches zugute halten, war also zumindest in Teilen früher Mindermeinung – sonst gäbe es doch keinen Erkenntnisfortschritt!

10.6 Abgrenzung bei „Volkskrankheiten"

Besonders schwierig ist die Gutachteraufgabe bei bestimmten Volkskrankheiten, von denen nun diejenigen Erkrankungen abzugrenzen sind, die durch die Berufstätigkeit verursacht wurden. Ein großer Teil der Bevölkerung dieser Republik hat Rückenprobleme. Für diese brauchen die Berufsgenossenschaften bekanntlich nicht alle aufzukommen, sondern „nur" für die, welche durch den Beruf verursacht sind. Leider gibt die Anlage 1 zur Berufskrankheiten-Verordnung bei den „bandscheibenbedingten Erkrankungen" keinen bestimmten Wert für die Einwirkung vor, etwa vergleichbar den Faserjahren, der für die Anerkennung erfüllt sein muss.

Nun versucht man, sich mit dem Mainz-Dortmunder-Dosis-Modell (MDD) zu helfen. Ganz wichtig ist uns aber in diesem Zusammenhang, dass das MDD kein Abschneidekriterium ist etwa in dem Sinne: Die MDD-Voraussetzungen sind nicht erfüllt, also kann die Erkrankung gar nicht berufsbedingt sein. Das wäre nach unserer Auffassung schlicht falsch. Vielmehr ist immer der Einzelfall daraufhin zu überprüfen, ob er Anhaltspunkte dafür bietet, dass hier trotz des Verfehlens der MDD-Voraussetzungen die Berufstätigkeit die wesentliche Ursache für die Erkrankung gesetzt hat. Wenn diese Überprüfung nicht erkennbar angestellt wurde, ist dies ein wesentlicher Fehler des Gutachtens. Das MDD liefert nur Indizien, die widerlegt werden können.

10.7 Fehlender Zusammenhang trotz Exposition und Erkrankung

Noch problematischer und für den Versicherten noch frustrierender sind die Fälle, in denen unstreitig eine Erkrankung und eine einschlägige Exposition gegeben sind, gleichwohl aber der Zusammenhang verneint wird. Das kann damit begründet werden, dass die Erkrankung viel früher hätte auftreten müssen oder die Einwirkung doch nicht so intensiv gewesen sei, wie vom Versicherten behauptet oder sonstige besondere Umstände den Zusammenhang ausschlössen.

Wir nehmen unseren Aufsichtsauftrag ernst und werden noch einmal nachfragen und ggf. um erneute Überprüfung und Begründung bitten. Auch wir glauben den Versicherten keineswegs alles. Dafür haben wir schon zu viele Eingaben gesehen, an denen ganz offensichtlich nichts dran ist.

10.8 Vorwürfe in der Öffentlichkeit

Auf der anderen Seite können wir es nicht einfach hinnehmen, wenn der Versicherungsträger – Fall aus der Praxis – nach einem für den Versicherten positiven Gutachten ein weiteres Gutachten in Auftrag gibt, ohne dass sich ein Grund dafür aus der Akte ergibt, und wenn er daraufhin nur das zweite für den Versicherten negative Gut-

achten seiner Entscheidung zugrunde legt, auch ohne dies zu begründen. So etwas nährt natürlich den Vorwurf, dass die Versicherung so lange begutachten lässt, bis das für sie Richtige dabei herauskommt. Leider können wir in einem solchen Falle nur nach den Gründen für die erneute Begutachtung fragen, deren Fehlen in der Akte rügen und fragen, warum man jener gefolgt ist. Das schlüssig zu erläutern, dürfte aber für keinen Sachbearbeiter ein Problem sein.

Vorwürfe gegen das Gutachtenwesen aus dem politischen Raum sind oft zu pauschal und insofern nicht berechtigt. Man muss schon davon ausgehen, dass jeder Gutachter sein Bestes gibt und keine Gefälligkeitsgutachten erstellt. Auf einer dies bestreitenden Basis lässt sich einfach nicht mehr diskutieren. Schließlich gibt die ungeheure Erfolgsquote bei Gericht den Versicherungsträgern und ihren Gutachten recht. Wer sich an einer zu geringen „Anerkennungsquote" stört, muss eher für eine Gesetzesänderung kämpfen, um die in der Tat sehr hohen Beweisanforderungen zu senken. Ob das aber politisch gewollt ist, halte ich für sehr zweifelhaft.

Es gibt wohl kaum einen weiteren Punkt, in dem sich Gewerkschaften, Arbeitgeber und Regierung so einig sind wie hinsichtlich der Lohnnebenkosten; nämlich dass diese zu hoch sind und gerade angesichts der Globalisierung keineswegs weiter steigen dürfen. Unterschiede bestehen „nur" in den Auffassungen zu den Ursachen hierfür und den Konzepten dagegen. Wenn man davon ausgeht, dass die Gutachtenanerkennung restriktiv ist, so liegt das aber nach der Auffassung des Bundesversicherungsamtes im Wesentlichen an der Rechtslage, nämlich den hohen Beweisanforderungen, und nicht etwa an der subjektiven Haltung der Beteiligten.

10.9 Einige Bitten an die Gutachter

— Bitte führen Sie die Fragen in ihrem Gutachten im Volltext auf. Das Gutachten muss auch später allein aus sich heraus verständlich sein, ohne dass man die ganze Akte zur Verfügung hat. Unter Umständen leuchten die Ausführungen viel besser ein, wenn man die merkwürdige Fragestellung kennt.

— Bitte nehmen Sie zu allen Fragen eines Fragebogens Stellung und sei es auch in Form eines „Nein" oder „entfällt". Damit vermeiden Sie den ansonsten möglichen Eindruck, eine Frage übersehen oder sich mit einer Frage gar nicht befasst zu haben.

— Bitte halten Sie die Zeitvorgabe ein oder sagen Sie rechtzeitig Bescheid, wenn das nicht möglich ist, oder – wenn Sie ohnehin überlastet sind – nehmen Sie den Auftrag erst gar nicht an. Wenn Sie die einzige Koryphäe auf diesem Gebiet sind, muss man sich eben mit einer langen Wartezeit abfinden und kann sich darauf einstellen. Aber auch für den Versicherten ist es besser, er weiß von vornherein Bescheid und wird nicht fortwährend enttäuscht, und wir brauchen weder ständig nachzufragen noch den Versicherungsträger zu rügen, dass er nicht häufig und streng genug gemahnt habe. Sie wissen, dass die Verfahrensbeschleunigung ein ganz wichtiges Anliegen ist, übrigens seit mindestens 2.000 Jahren, denn schon bei den Römern hieß es: Bis dat, qui cito dat.

— Bitte denken Sie daran, dass es nicht Aufgabe eines Gutachtens ist, über einen Leistungsanspruch zu entscheiden oder eine Rechtsfrage zu lösen, auch wenn das Gutachten meist wesentliche Voraussetzung zu Beantwortung dieser Frage ist. Vielmehr wird von dem medizinischen Gutachten nur eine Klärung medizinischer Sachverhalte erwartet. Es ist Sache des Versicherungsträgers, aus dem Gutachten seine Schlüsse zu ziehen und über Rechtsansprüche zu entscheiden. Ich gebe aber sofort zu, dass dieses Missverständnis bereits mancher Sachbearbeiterfragestellung zugrunde zu liegen scheint, so dass auch hier noch „Optimierungspotenzial" besteht.

— Bitte vermeiden Sie Formulierungen – wie sie leider immer wieder auftauchen –, die den Eindruck erwecken können, es würde ein bestimmtes sozialpolitisches Anliegen verfolgt oder es gebe irgendeine Voreingenommenheit. Ein solcher Eindruck kann z. B. hervorgerufen werden durch Formulierungen wie: „… eine MdE von X% wird als voll ausreichend angesehen" oder sei mit einer „Rente gemäß eine MdE in Höhe von Y% angemessen entschädigt." Ich bitte Sie, auch in den Formulierungen alles zu vermeiden, was den natürlich unbegründeten Verdacht der Voreingenommenheit hervorrufen könnte.

10.10 Keine medizinischen Fachfragen

Wenn wir ein Gutachten für nicht nachvollziehbar oder für unschlüssig halten, können auch wir einen Gutachter beauftragen, der das Gutachten im Sinne unserer Fragestellung überprüft. Das kann evtl. eine weitere körperliche Untersuchung des Versicherten erfordern.

Wenn ein Gutachten z. B. von einer völlig falschen Diagnose ausgeht, das Gutachten in sich aber plausibel ist, würden wir das wahrscheinlich gar nicht bemerken, wenn es nicht von irgend einer Seite vorgetragen wird. Nur dann würden wir den Versicherungsträger bitten, dazu Stellung zu nehmen, falls diese Frage nicht bereits in der Akte schlüssig beantwortet ist. Dieses Beispiel, das sicher nicht häufig vorkommen wird, zeigt aber sehr deutlich unsere Aufgabenstellung und damit unsere Sicht der Anforderungen an ein ärztliches Gutachten.

Diskussion III: Die Kompetenz zur Erstattung von Gutachten

Teilnehmer: *P. Dach, G. Hörster, H.-P. Kortmann, A. Kranig, M. Meyer-Clement, M. Schofer, F. Schröter*

Problematik der Gutachterausbildung

Die Ausbildung der medizinischen Gutachter darf heute nicht mehr dem Zufall überlassen werden. Es gilt wesentlichen Qualitätsstandards zu genügen, die unter Führung der jeweiligen medizinischen Fachgesellschaften in Kommunikation mit den Berufsgenossenschaften, den Versicherungen und Juristen formuliert werden sollten. Die Deutsche Gesellschaft für Unfallchirurgie erarbeitet zur Zeit entsprechende Ausbildungsinhalte. Grundlagen der Ausbildung werden bereits im Rahmen der universitären Ausbildung gelegt und müssen dort entsprechend berücksichtigt werden. Grundlage bildet die Kenntnis der funktionellen Anatomie und deren Übertragung auf die zu erhebenden Untersuchungsbefunde zur Erstellung eines von subjektiven Einflüssen befreiten und an objektiven Kriterien orientierten Gutachtens. Korrekte Befunderhebung und Dokumentation sind entscheidend. Aufbauende Kurse unter Führung der Berufsgenossenschaften bei fortschreitendem Ausbildungsstand sind zur Qualitätssicherung der Gutachten zweckmäßig. Gutachten von guter Qualität können grundsätzlich in Durchgangsarztpraxen ebenso erstellt werden wie in qualifizierten Kliniken. Eine Anleitung der nachgeordneten Ärzte im Rahmen der Ausbildung sollte jedoch gewährleistet sein. Für die Vereinheitlichung der Begutachtung wird von medizinischen Gutachtern die Formulierung von Leitlinien und Festschreibung von MdE-Tabellen gewünscht. Zur Ermittlung einheitlicher Qualitätsstandards mit Empfehlungen zur Begutachtung und Bemessung der MdE insbesondere für den Bereich der Berufskrankheiten wurden bereits Konsensusgruppen der Fachgesellschaften gebildet. Es wird erwähnt, dass unter den Bemühungen der letzten Jahre, etwa durch Fortbildungen wie das Gutachtenkolloquium und auf Kongressen, sich die Qualität der Gutachten bereits weiter gebessert hat.

Angesprochen wird das Problem einer im höheren Alter festgestellten MdE, wenn sich der z.B. an einer Berufskrankheit Erkrankte bereits im Ruhestand befindet. Wenn dann die Einschränkung der tatsächlich unter Berücksichtigung des Alters noch bestehenden Restarbeitsfähigkeit, z.B. eines Schraubensortierers für zwei Stunden, ermittelt wird, wird die MdE ggf. nicht entschädigungswirksam. Ob einem Altersrentner noch eine MdE zusteht, ist eine politische Frage, da eine Einschränkung der Arbeitsfähigkeit nur theoretisch vorliegt. Auch diesbezüglich wird eine gerechtere Einschätzungspraxis gefordert, da sich ja auch mit Eintritt der Altersrente die Berücksichtigung der MdE ändert.

Zur Zeit sind die allgemein verbreiteten Tabellen über MdE bei Verletzungsfolgen nicht ausreichend validiert und nicht unbedingt allgemeingültigen Empfehlungen gleichzusetzen.

Hilfreich für eine Standardisierung von Begutachtungen sind MdE-Empfehlungen, die dem Gutachter maßgebliche, abgesicherte Eckwerte zur Verfügung stellen. Dabei ist die Vorgabe der Gesetzgebung, dass die funktionelle Bedeutung einer Verletzungsfolge in Bezug auf den allgemeinen Arbeitsmarkt die maßgebliche Bemessungsgröße zur Ermittlung einer MdE darstellt, zu berücksichtigen. Die MdE entspricht einem abstrakten Wert, der die Beeinträchtigung des Patienten in Bezug auf den Ausgangszustand vor dem Unfall beschreibt. Eine Entschädigung als Ersatz für Schäden oder als Schmerzensgeld wie im privaten Versicherungsrecht ist dabei nicht vorgesehen. Die an der Erstellung der Empfehlungen beteiligten medizinischen Fachgesellschaften sind aufgefordert, unter Mitarbeit der Verwaltung die jeweiligen Tabellen im gemeinsamen Konsens entsprechend abgewogen zu formulieren um eine allgemeingültige Anwendbarkeit zu gewährleisten. Wesentlich sind hierfür statistische Grundlagen, die durch die Verwaltung zu erheben und aufzubereiten sind. Bei der Bemessung der MdE können in geringem Umfang individuelle Gesichtspunkte berücksichtigt werden, eine berufsspezifische Anwendung ist zur Zeit noch nicht zulässig.

Für die Verwaltung sind die medizinischen Gutachten ein Hilfsmittel, über das fachfremde Zusammenhänge dargestellt und für Laien verständlich gemacht werden. Bei der Abfassung der Gutachten ist es wesentlich, dass sie plausibel und nachvollziehbar verständlich formuliert sind und auch insbesondere rechtlichen Anforderungen genügen.

IV Arbeitsunfall und psychische Folgen

Psychische Folgeschäden nach Unfällen: Möglichkeiten der Objektivierung

E. Wehking

11.1 Einleitung

Der Beitrag stellt einen Erfahrungsbericht aus der stationären Unfallnachsorge bei Problempatienten in einer BGSW-Klinik dar. Es wird versucht, bei komplizierten Heilverläufen ohne eindeutige organmedizinische Begründung für die anhaltende Beschwerdepersistenz und Arbeitsunfähigkeit einige Kriterien herauszuarbeiten, mit deren Anwendung das Vorliegen einer psychoreaktiven Störung nach Arbeits- oder Wegeunfall bewiesen bzw. ausgeschlossen werden kann.

11.2 Problemstellung

Psychoreaktive Störungen nach Unfällen werden sowohl in der gesetzlichen Unfallversicherung als auch in der Kfz-Haftpflichtversicherung während der letzten Jahre in zunehmendem Maße als Folgeschaden geltend gemacht bzw. von den behandelnden Ärzten diagnostiziert. Die Statistiken der Rückversicherungsgesellschaften belegen, dass die finanziellen Aufwendungen zur Regulierung von psychischen Folgeschäden nach Unfallereignissen deutlich angestiegen sind.

Auch in der gesetzlichen Unfallversicherung werden in zunehmendem Maße posttraumatische Belastungsstörungen, Anpassungsstörungen sowie spezifische Phobien geltend gemacht. Nach der Revision der ICD 10 gibt es des Weiteren eine Tendenz, so genannte Somatisierungsstörungen nach Bagatellunfallereignissen als Unfallfolge zu bewerten. Die diesbezügliche diagnostische Kategorie F 45.0 der ICD 10 stellt keine Anforderungen an die Art und Schwere des einwirkenden Traumas, und es wird hierin auch keine zeitliche Latenz zwischen einwirkendem Trauma und den Weiterungen im psychosomatischen Bereich angegeben. Aufgrund der bekannten Schwierigkeiten im Hinblick auf eine Objek-

tivierung psychoreaktiver Störungen und deren Abgrenzung von Simulation bzw. Aggravation sollte bereits im Zuge des laufenden Heilverfahrens eine Objektivierung der tatsächlich vorhandenen Leistungsbeeinträchtigungen vorgenommen werden, um das Heilverfahren gezielt zu steuern und beim Nachweis einer krankheitswertigen Reaktionsbildung eine gezielte Psychotherapie in Angriff zu nehmen. Sollte hingegen eine maßgeblich bewusstseinsnah gesteuerte Simulationstendenz nachgewiesen werden, ist das Heilverfahren abzuschließen, und es sind weitere Entschädigungsleistungen zu versagen.

11.3 Konkrete Vorgehensweise

11.3.1 1. Schritt

Zunächst sind vom Untersucher die von der Verwaltung übersandten ärztlichen Vorberichte detailliert durchzusehen, es sollte auch nach Möglichkeit ein Vorerkrankungsregister über die letzten 10 Jahre vom zuständigen Krankenversicherungsträger herbeigezogen werden, damit ggf. vorbestehende Erkrankungen im psychischen Bereich ausgeschlossen werden können.

11.3.2 2. Schritt

Sodann sind die Unfallverletzten gezielt und ausführlich zu befragen; es sollte genügend Zeit bestehen, damit die Verletzten die Gesamtheit ihrer Beschwerden und deren zeitliche Entwicklung vortragen können. Insbesondere ist nach *Brückensymptomen* zu fragen. Oftmals entsteht bereits im Zuge der Akutsituation nach dem Unfall eine psychische Fehlverarbeitung z.B. im Sinne einer Dissoziation oder Konversion. Die Verletzten schildern an der Unfallstelle ein Zittern, ein Schockerlebnis oder das Gefühl eines körperlichen Versagens, welches organmedizinisch nicht begründet werden kann. Diese subjektiven Erlebniserfahrungen gehen oftmals in der ärztlichen Befundlage unter, weil sich diese primär auf die rein körperlichen Aspekte beschränkt.

11.3.3   3. Schritt

Im Anschluss daran erfolgt eine gründliche körperliche Untersuchung einschließlich neurologischer und psychopathologischer Befunderhebung. Anschließend ist eine konkrete nervenärztliche Diagnose zu stellen, damit im laufenden Heilverfahren zielgerichtete somatische und psychotherapeutische Behandlungsmaßnahmen eingeleitet werden können.

Je nach Schwerpunkt der Fragestellung ergeben sich unterschiedliche Problembereiche, welche eine differenzierte Vorgehensweise bei der Objektivierung der vorgetragenen Beschwerden und der gestellten Diagnose zum Beginn des stationären BGSW-Verfahrens erfordern.

11.4   Problembereiche der weiteren Diagnostik

11.4.1   Organisch nicht oder nicht ausreichend begründbare Lähmungsbilder

Hierzu ist die betroffene Extremität im Vergleich zur nicht betroffenen Gegenseite zu untersuchen und am besten einer Fotodokumentation zu unterziehen. Als Beurteilungskriterien sind zu berücksichtigen die Beschwielung der Hohlhand und Finger bzw. der Fußsohlen, die Messdaten der Muskelumfänge, Abriebmuster an der Schuhsohle einschließlich der Schuheinlegesohlen, passive Beweglichkeit der Extremität unter besonderer Berücksichtigung von Kontrakturen sowie diskrepante Bewegungsmuster (insbesondere bei Wirbelsäulenerkrankungen).

Grundsätzlich gilt, dass bei seitengleicher Hautbeschwielung, Muskelbemantelung und bei Abwesenheit von trophischen Störungen eine längerfristige Minderbelastbarkeit der betroffenen Extremität auszuschließen ist.

11.4.2   Schmerzerkrankungen

Bei Zusammenhangsgutachten muss der Nachweis geführt werden, zu welchem Zeitpunkt genau das Schmerzleiden aufgetreten ist. Hierzu müssen alle verfügbaren ärztlichen Berichte eingesehen werden, in Zweifelsfällen ist eine Bescheinigung des Krankenversicherungsträgers zur Klärung der Frage vorzulegen, ob ein Schmerzleiden ggf. schon in der Zeit *vor* dem hinzutretenden schädigenden Ereignis bestanden hat oder nicht. Gerade Rücken- und Kopfschmerzleiden sind in der Durchschnittsbevölkerung so häufig ausgeprägt, dass ohne die Auswertung des Vorerkrankungsregisters eine Zusammenhangsbegutachtung praktisch nicht möglich ist.

Das Ausmaß der Schmerzkrankheit ist ergänzend anhand folgender Kriterien zu bewerten: Art und Häufigkeit von Arztkontakten sowie therapeutischen Maßnahmen, Arbeitsunfähigkeitszeiträume, Art und Umfang der verordneten bzw. eingenommenen Medikation. Im Zweifelsfall kann eine chromatographische Aufarbeitung der verordneten Analgetika anhand einer Blutprobe vorgenommen werden.

Sofern von der Schmerzerkrankung eine Extremität betroffen ist, ist deren Funktionstüchtigkeit unter zusätzlicher Berücksichtigung der Bewertungskriterien einzuschätzen.

11.4.3   Angststörungen

Hier bestehen besonders gute Möglichkeiten der Objektivierung. Der Gutachter erarbeitet mit dem Probanden das qualitative Ausmaß der angstbesetzten Lebensumstände ("Angsthierarchie"). Sodann kann unter Registrierung von Blutdruck, Herzfrequenz und Schweißabsonderung eine Exposition des Probanden unter Beachtung gewisser Sicherheitsaspekte durchgeführt werden. Für den Fall einer Kraftfahrphobie nach Straßenverkehrsunfall sollte eine Fahrprobe nicht ohne Fahrlehrer durchgeführt werden, bei Höhenexpositionen sollte die Gefahr eines Absturzes ausgeschlossen sein. Eine Simulation von Blutdruck- und Herzfrequenzanstieg sowie eine Steigerung der Schweißsekretion ist ausgeschlossen, sodass über die Registrierung der vegetativen Reaktionen im Zusammenhang mit einer Verhaltensbeobachtung eine Angsterkrankung gut nachgewiesen werden kann.

11.4.4 Depressive Störungen

Schwere Erkrankungsformen sind bereits im Rahmen der psychopathologischen Befunderhebung (Stimmungslage, Antriebsniveau und Psychomotorik) zu erheben und bereiten in aller Regel keine Schwierigkeiten des Nachvollzuges, zumal wenn Zusatzkriterien wie längerfristige nervenärztliche Behandlung einschließlich Verordnung von Psychopharmaka sowie längere Arbeitsunfähigkeitszeiten vorliegen.

Problematisch und aufgrund einer ambulanten Untersuchung oftmals nicht abgrenzbar sind leichtergradige Erkrankungsformen, zumal wenn diese in eine Somatisierungstendenz übergegangen sind. Hier bietet sich eine Begutachtung unter stationären Bedingungen an (3–5 Tage), um über den Weg der Verhaltensbeobachtung Art und Umfang der Leistungsbeeinträchtigungen zu ermitteln. Im Einzelnen ist zu prüfen, in welchen Verrichtungen der alltäglichen Lebensführung der Proband einer Fremdhilfe bedarf, inwieweit er sich an sozialen Aktivitäten beteiligt und ob er die von seinen behandelnden Ärzten verordneten Medikamente auch tatsächlich einnimmt (chromatographische Aufarbeitung im Speziallabor).

Eine weitere Verdichtung der Leistungsbeeinträchtigungen ist durch eine gezielte Fremdanamnese zu erreichen.

Nach der gutachtlichen Untersuchung des Probanden selbst sollte dieser das Untersuchungszimmer verlassen und in getrennter Befragung die nächste Bezugsperson anamnestiziert werden.

11.4.5 Gestaltung der Untersuchungssituation

Insbesondere zur Bewertung der verbliebenen *Leistungsfähigkeit* eines Probanden ist die Gestaltung der Untersuchungssituation geeignet, nachvollziehbare Aufschlüsse zu geben. Zum Beispiel kann bei der Frage nach der Belastung

eines Hirnverletzten die Untersuchung so gestaltet werden, dass am Vormittag die chirurgische Begutachtung erfolgt, mittags nach einem kurzen Essen das EEG und am Nachmittag die neurologische Untersuchungen durchgeführt werden. Am späten Nachmittag dann wird die neuropsychologische Leistungsdiagnostik durchgeführt, sodass insbesondere die Frage der verbliebenen Ressourcen im geistigen Bereich zuverlässig geklärt werden können, wenn man zugrunde legt, dass auch ein normaler Arbeitstag über acht Stunden hinweg kontinuierliche Belastungen nach sich zieht.

11.5 Fallbeispiele

Beispiel I

Ein 49 Jahre alter Kraftfahrer erleidet einen LKW-Unfall mit minderschweren körperlichen Verletzungsfolgen und stellt aus diesem Ereignis die Berufstätigkeit unter Hinweis auf eine Ängstlichkeit beim LKW-Fahren ein. Da am Heimatort die Möglichkeit einer gezielten Psychotherapie nicht gegeben ist, wird der Verletzte 10 Monate nach dem unfallbringenden Ereignis in ein stationäres BGSW-Heilverfahren auf der Grundlage der ganzheitlichen Unfallnachsorge aufgenommen. Im Rahmen der Psychotherapie verhält er sich abweisend und verschlossen, das Besteigen eines LKW im Beisein seines behandelnden Psychologen und Fahrlehrers wird verweigert.

Anlässlich der darauffolgenden Wochenendbeurlaubung bewegt sich der Verletzte als Motorradfahrer über eine mehr als 300 km lange Autobahnstrecke zu seinem Wohnort und von hier am Wochenende zurück zur Klinik, ohne dass hierbei nennenswerte Beeinträchtigungen zum Zeitpunkt der Rückkehr in die Klinik festgestellt werden können. Bei entsprechendem Nachfragen äußert der Verletzte dann die Einschätzung, dass er in seinem Leben verschiedene Unfälle erlitten habe und nach dem letztmaligen LKW-Unfall nicht mehr bereit sei, als Kraftfahrer zu arbeiten. Daraufhin wird das stationäre Heilverfahren aufgrund des fehlenden Nachweises der vorgetragenen LKW-Phobie abgebrochen. Da der Verletzte sich problemfrei als Motorradfahrer durch den Straßenverkehr zu bewegen vermag, wird ihm zum Abschluss des Heilverfahrens auch keine fortbestehende Arbeitsunfähigkeit mehr bescheinigt.

Beispiel II

Eine 37 Jahre alte Bäckereiverkäuferin erleidet auf dem Weg zu ihrer Arbeitsstelle einen PKW-Unfall, indem sie mit einem vorschriftswidrig abbiegenden Unfallgegner kollidiert. Am Fahrzeug entsteht ein Totalschaden. Der Durchgangsarztbericht belegt, dass die Verletzte schon in der Notaufnahme ängstlich zittert und eine Beruhigungsspritze benötigt. Im unmittelbaren zeitlichen Anschluss auf dieses Ereignis kommt es zu nächtlichen Alpträumen und einer depressiven Herabstimmung.

Nach 6-monatiger ambulanter Behandlung wird die Verletzte aufgrund von Therapieresistenz zum stationären BGSW-Heilverfahren aufgenommen. Zunächst wird eine antidepressive Medikation verabreicht, des Weiteren eine Gesprächspsychotherapie eingeleitet und schließlich ein Kraftfahrtraining durchgeführt. Hierbei können aufgrund der fortwährend abgeleiteten Blutdruck- und Herzfrequenzparameter eindeutige Anstiege von Blutdruck- und Herzfrequenz im Straßenverkehr festgestellt werden. Nach insgesamt 8-wöchiger Behandlung kommt es zu einer weitest gehenden Rückbildung der Symptomatik, sodass die Verletzte arbeitsfähig aus der stationären Behandlung entlassen werden kann.

Beispiel III

Ein 48 Jahre alter Anlageberater wird in einen minderschweren PKW-Unfall verwickelt und erleidet hierbei abgesehen von einer leichten Distorsionsverletzung der Halswirbelsäule keine körperlichen Schädigungen. Es entwickelt sich im weiteren Verlauf eine Angstsymptomatik, welche nicht nur den Straßenverkehr, sondern zunehmend auch anderweitige Bereiche der alltäglichen Lebensführung umfasst. Im Rahmen einer ambulanten nervenärztlichen Behandlung wird eine antidepressive Medikation durchgeführt und eine Verhaltenstherapie eingeleitet. Bei auch nach über 12 Monaten noch bestehender Arbeitsunfähigkeit wird ein Begutachtungsverfahren in die Wege geleitet.

Der Verletzte ist im süddeutschen Raum wohnhaft, die Begutachtung findet 450 km entfernt statt. Zum Zweck der Anreise benützt der Verletzte die Deutsche Bahn, wobei er an zwei belebten Hauptbahnhöfen umsteigen muss. Er erreicht die Begutachtungsstätte ohne sichtbare Anzeichen einer Erregung oder sonstigen psychischen Dekompensation. Zur Begrüßung wird dem Probanden dann eine kleine Mahlzeit im Klinik-Café serviert, welches sich in der belebten Eingangshalle befindet. Hierbei nimmt der Untersuchte nach der Verhaltensbeobachtung über 20 Minuten seine Mahlzeit ein, er wird anschließend befragt, untersucht und nach Durchführung der Testdiagnostik noch am Nachmittag desselben Tages entlassen. Wieder bewältigt der Untersuchte die Rückreise ohne bekannt gewordene Verhaltensauffälligkeiten mit Umsteigevorgängen auf zwei belebten Bahnhöfen.

Die chromatographische Aufarbeitung einer abgenommenen Serumprobe ergibt, dass das verordnete Antidepressivum einen therapeutisch relevanten Blutspiegel erreicht und dass die Abbauderivate auch den Rückschluss zulassen, dass der Proband die Medikation über längere Zeit eingenommen hat.

Schlussfolgerung

Die anfängliche Angststörung hat sich unter sachgerechter ambulanter Therapie soweit zurückgebildet, dass der Verletzte den erheblichen Belastungen vom Untersuchungstag des Begutachtungsverfahrens in jeder Weise gewachsen war. Das tatsächlich durch das Verhalten des Verletzten am Untersuchungstag nachgewiesene Leistungsvermögen lässt den einzig schlüssigen Rückschluss zu, dass man dem Probanden fortan zutrauen kann, als Anlageberater Kunden zu Gesprächsterminen mit öffentlichen Verkehrsmitteln bzw. dem PKW aufzusuchen. Insofern wird die fortbestehende Arbeitsunfähigkeit beendet, eine messbare Minderung der Erwerbsfähigkeit verbleibt nicht.

11.6 Bewertung

Insbesondere das letzte Beispiel belegt, dass der Untersucher im Hinblick auf die anlassbezogene Fragestellung die *Begutachtungssituation* so gestalten sollte, dass zuverlässige und nachvollziehbare Schlussfolgerungen auf das tatsächliche Leistungsvermögen möglich sind. Dasselbe Vorgehen ist bei der Bewertung von Hirnverletzungsfolgen zu empfehlen. Hier kann am Untersuchungstag eine mehrstündige neuropsychologische Leistungsbegutachtung vorgeschaltet werden, sodass dann am Nachmittag des Untersuchungstages die Aspekte der vorzeitigen Ermüdbarkeit und Erschöpfbarkeit bei Schädel-Hirn-Verletzten eindeutig zu bewerten sind, insbesondere auch im Hinblick auf die zeitliche Dauer der konzentrativen Belastbarkeit.

Literatur

Kaltenstein J (2001) Verwendung von bei Gelegenheit der Begutachtung erhobenen Befunden – aus rechtlicher Sicht. Med Sach 97: 60–65

Wehking E (2001) Verwendung von bei Gelegenheit der Begutachtung erhobenen Befunden – aus medizinischer Sicht. Med Sach 97: 57–59

Der unverarbeitete Unfall

S. Scholz

12.1 Einleitung

Das psychische Trauma ist zunächst einmal das Unvorstellbare, es ist die Erschütterung des in der alltäglichen Routine verborgenen Glaubens an die eigene Unverletzlichkeit und die Integrität des Selbstwertes, es ist der Verlust vermeintlicher Sicherheit und Geborgenheit der eigenen Existenz.

Im Zusammenhang mit den Terroranschlägen in den USA vom September 2001 ließ sich diese Dimension tiefer Verunsicherung und Erschütterung zuletzt im Kollektiven beobachten: Über die Medien quasi zum Augenzeugen geworden, rückte das Trauma in ungeahnte Nähe (Kluwe-Schleberger 2001).

Im Unfall kann ein Leben innerhalb einer Sekunde eine völlig neue Ausrichtung erlangen: Mitten aus dem Lebensvollzug heraus kommt es zu einer tiefen Erfahrung von Ohnmacht und Hilflosigkeit, zu dem Gefühl, vollständig die Kontrolle – im Misslingen allen Selbstschutzes – verloren zu haben, abhängig und ausgeliefert zu sein.

Ein psychisches Trauma entsteht, geboren aus einem überwältigendem Ereignis und seinen Folgen, welche den Rahmen alltäglicher Erfahrungen, Belastungen und eigenen Bewältigungsvermögens bei weitem übersteigen, ein *„vitales Diskrepanzerlebnis zwischen bedrohlichen Situationsfaktoren und den individuellen Bewältigungsmöglichkeiten, das mit Gefühlen von Hilflosigkeit und schutzloser Preisgabe einhergeht und so eine dauerhafte Erschütterung von Selbst- und Weltverständnis bewirkt"* (Fischer u. Riedesser 1999).

Eine radikale Infragestellung des Lebenskonzeptes, hervorgerufen durch die Wirkkräfte eines unkontrollierbaren Schicksalsschlages. Der geplante Weg ist nicht fortsetzbar, verunmöglicht, die Zukunft verliert ihre Perspektive. Eine Überforderungssituation, die Stress auslöst und mit ausweglosem Gedankentreiben, Sorgen und Ängsten, mitunter auch mit Todesängsten konfrontiert.

Aus der so genannten „Life-event-Forschung" ist bekannt, dass verändernde, belastende Lebensereignisse Stress erzeugen und ggf. psychische Reaktionen und Störungen mitbedingen können (Tölle 1999).

12.2 Der Unfall und die Akutbehandlung

Traumatisch können dabei zunächst und vor allem die intrusiven Erlebnisse des eigentlichen Unfallereignisses wirken: quälende Erinnerungen an ein Geschehen, bei dem die eigene oder andere beteiligte Person(en) mit dem drohenden oder tatsächlichen Tod, einer schwerwiegenden Verletzung oder einer massiven Gefährdung der körperlichen Unversehrtheit konfrontiert werden (Meyer u. Steil 1998).

Bedeutsam kann auch bereits die dem Unfall vorausgehende Phase sein, indem unbewältigte Konflikt- oder Stressfaktoren wirksam waren, die dem Unfallereignis eine besondere Bedeutung oder den Charakter einer unterbrechenden Handlung geben (vgl. so genannter „Zeigarnik-Effekt", Fischer u. Riedesser 1999), was nachfolgend auftretende Wiederholungszwänge im vermeintlich unendlichen, inneren Durchlaufen der traumatischen Episode erklären helfen mag.

Als traumatisierend wird mitunter in der intensivstationären Zeit die Diskrepanz des bekannten Selbst- und Weltbildes zur alptraumhaften Welt des Durchgangssyndromes erfahren. Der paranoide Zustand löst dabei die Realitätsbindung des Alltagsbewusstseins auf: Verwandte werden zu Fremden, Krankenschwestern mutieren zu bedrohlichen Monstern und der Narkosearzt ist ein Auftragskiller.

Beispiel

Die Aufhebung des vertrauten Raum-Zeit-Kontinuums ließ einen Patienten sich im afrikanischen Dschungel auf der Jagd wiederfinden, was im Normalbewusstsein betrachtet lediglich einem

Bildmotiv an der gegenüberliegenden Zimmerwand entsprach, in welches sich der Entgrenzte hineinversenkte.

Ein Patient berichtete, ein Jahr nach seinem Unfallereignis, von dem wiederkehrenden Gefühl der Bedrohung bei Konfrontation im TV durch jenen computeranimierten, blonden Telekom-Werbemann, der ihn in der Aufwachphase nach dem künstlichen Koma vom Bildschirm her zu attackieren schien.

12.3 Die Phasen der Rehabilitation

Der Patient durchläuft im einsetzenden Rehabilitationsprozess in seinem innerpsychischen Bemühen um eine Lösung des Traumas diverse Phasen (Fischer u. Riedesser 1999):

Der eingangs beschriebene Verlust an Sicherheit des Selbst- und Weltverständnisses lässt dabei zunächst häufig ein Bemühen um eine Verstärkung der inneren Abwehr, z.B. mittels Mechanismen der Verleugnung oder Verdrängung, erkennen (Dahlmann 1999).

Dies ist in diesem frühen Stadium ein gesunder, absolut sinnvoller Schritt, und es muss als Fehler bezeichnet werden, den Patienten mit den Verletzungsfolgen umfassend zu konfrontieren, wenn dieser deutliche Signale einer noch fehlenden Verarbeitungskapazität aussendet.

Beispiel

Eine ältere, alleinstehende Patientin, die bei der Gasexplosion ihres Hauses mit der einstürzenden Zwischendecke ins Erdgeschoss geschleudert wurde, konnte nur dank eines glücklichen Umstandes durch einen sich zufällig eröffnenden Spalt in der Außenwand aus eigener Kraft aus dem ansonsten völlig zerstörten Eigenheim entkommen. Diese Frau stand buchstäblich vor dem Nichts und ihre sich nur zaghaft aufweichende emotionale Starre wies auf die ungeheure Überwältigung durch dieses Geschehen hin.

In solcher Situation ist die Verdrängungsleistung offensichtlich und zunächst erforderlich, um protektiv einer etwaigen psychischen Dekompensation entgegenzuwirken.

Im zwischenmenschlichen Bereich können in dieser Phase rasch Gefühle von Misstrauen, Entfremdung und Isolation entstehen, die Unglückserfahrung verdichtet ein Erleben von Einsamkeit, verstärkt durch das Unvermögen, das unaussprechliche Geschehen adäquat zu kommunizieren.

Es resultiert mitunter als Gegenreaktion eine unangemessene Aufwertung der Behandelnden, von überhöhten Ansprüchen durchzogen, die folglich dann eine rasche Enttäuschung implizieren; schwierige Arzt-Patient-Beziehungen gedeihen schnell auf diesem Nährboden.

12.4 Die Bedeutung der Arzt-Patient-Beziehung

Auf Seiten der heilkundig Tätigen gibt es dazu ein gewisses Pendant, Psychologen sprechen hier von der so genannten „Gegenübertragung" (Gschwend 1999): Gefühle, die der Patient im Kontext des Unfalls im Behandelnden auslösen und dabei dessen ureigene Themen berühren kann: Hilflosigkeit, Ungeduld, Aggressionen und Ängste, die abgewehrt zur Kommunikationsbarriere beitragen, mitunter auch in Projektion dazu führen können, die Glaubwürdigkeit des Unfallopfers anzuzweifeln.

Im Übrigen kann der nach dem Unfall häufig nahezu betäubt in sich gekehrte, symptomarme Patient zu der fälschlichen Annahme verleiten, dass seelische Unfallfolgen nicht vorliegen, da sie nicht oder nur schwer erkennbar sind.

Für die Arzt-Patient-Beziehung ergibt sich als Konsequenz aus diesen Aspekten die Notwendigkeit einer umfassenden, sachlichen Aufklärung des Patienten bezüglich der diagnostischen Situation, sobald dieser seine Aufnahme- und Verarbeitungsfähigkeit verdeutlicht.

Gerade verunsicherte Patienten benötigen das klärende, Vertrauen und Sicherheit gewährende Wort des Arztes und die Kontaktpflege. Dem zu einem hysterischen Verarbeitungsmodus tendierenden Patienten beispielsweise gelingt die Symptombindung leichter durch das „Medikament" des sachlichen Arztzugangs. Bereits in der Praxis des der „sprechenden Medizin" kundigen Durchgangsarztes könnten so psychischen Fehlreaktionen, vor allem Somatisierungsneigungen, entscheidend vorgebeugt werden.

12.5 Fragen zu Sinn und Schicksal, zu Scham und Schuld

In späteren Stadien des psychischen Rehabilitationsprozesses wird das Erinnern des Traumas unter dem Aspekt der aktiven Bewältigung wichtig, ebenso die Trauerarbeit als einer Beschäftigung mit und einer Ablösung von Verlorengegangenem.

Es kann zu Umdeutungen und Zuschreibungen des Traumas kommen, die mit dem angeschlagenen Selbstbild besser vereinbar sind; auch will das veränderte Körperbild akzeptiert und der Verlust oder die Einschränkung der Mobilität wie auch des bisherigen Modus der Sexualität angenommen werden.

Sinnfragen füllen Gedanken und Gespräche: Warum ich? Wieso geschieht mir dieser Unfall?

Fragen bleiben, und die Antworten sind oft ein Ringen.

Beispiel
Wie anders, wenn beim Absturz der Militärmaschine auf Korsika der Vater der urlaubenden Familie am Strand stirbt, die hübsche Ehefrau bis zur Unkenntlichkeit verbrennt und nach einem Jahr intensivstationärer Behandlung doch stirbt? Die 3- und 5-jährigen Söhne überleben nur deshalb, weil der Ältere intuitiv beim Unglück beide unter Wasser taucht als der Feuerball über sie hinwegfegt.

Wie werden diese Kinder ins Leben finden? Das „Warum" scheint in solcher Situation unauflösbar.

Oder der Tod der drei Kinder auf dem Rücksitz des schweren Mercedes, der schleudernd bei Glatteis auseinander bricht und tief verstörte Eltern zurücklässt. Und diese Erschütterung war seinerzeit in der ganzen Klinik spürbar: Es hat viele Eltern, die hier tagsüber in anderen, helfenden Funktionen tätig sind.

Häufig stützt die Bewältigungsbemühungen, wenn der Patient einem lebendigen, überpersönlichen Wertgefüge vertraut, was erklären hilft und die innere Akzeptanz des Geschehenen fördert.

Das Schicksalhafte des Geschehenen will begriffen werden.

Beispiel
Der Motorradfahrer war von dem Kleinbus, der über die Mittelleitplanke schoss, just 2 min nach einer Zigarettenpause getroffen worden. 2 min mehr oder weniger, die sein Bein erhalten hätten.

Eine Erkenntnis hilft den Traumatisierten dann oft unmittelbar: Leben geschieht im Augenblick, carpe diem!

Den Tod vor Augen ist der Schreck zutiefst und im wahrsten Sinne des Wortes in die Glieder gefahren.

Manche Traumatisierte beschreiben, wie sie den Körper regelrecht verlassen, Nahtoderlebnisse mitunter, jedenfalls das anhaltende Gefühl, nicht mehr bei sich selbst im Körper zu Hause zu sein.

Dies korrespondiert mit einem Verlust an Privatsphäre durch den langen Klinikaufenthalt, es fehlt an Intimität. Nicht selten wird darüber hinausgehend ein Erleben von Würdelosigkeit beklagt:

Beispiel
Gestern noch der erfolgreiche, unabhängige Manager und Workaholic, wurde er nach dem Sturz beim Skifahren in der Wintersporterholung zum Tetraplegiker mit Blasen- und Mastdarmfunktionsstörung, plötzlich von ihm unbekannten Menschen bis in die Intimpflege hinein ausgeliefert und versorgt.

Auf freilich weniger eindrücklichem Niveau wird dann später zum Thema der Entwürdigung die Veränderung in den sozial-wirtschaftlichen Belangen bekundet:

Die Krankenkasse um einen Duschstuhl zu bitten oder nervenaufreibende Auseinandersetzungen mit Ämtern führen zu müssen, wird selbstwertabträglich als erniedrigend erlebt.

Sich der Scham stellen, Opfer geworden zu sein, sich schämen auch für die entstandene Diskrepanz zwischen dem veränderten Selbstbild und dem Ich-Ideal (Geschwend 1999).

Die Auseinandersetzung mit der eigenen Schuld: Menschen, die bei einem Unfall einen anderen töten oder schuldhaft am Tode beteiligt sind, zeigen eigentümliche Verarbeitungswege: Das Erleben eigener Ohnmacht will durch die Annahme einer Teilschuld aktiv abgewehrt werden.

Oder auch die auffällig anhaltenden Schmerz-geschehen, unauflösbar scheinend, lassen sich psychodynamisch wie ein Tribut verstehen, wie eine Sühne unter dem Zeichen: „Mir darf es nicht mehr völlig gut gehen, wenn wegen meiner Schuld jemand umgekommen ist."

12.6 Neue Lebensziele

Insgesamt wird im fortlaufenden Bewältigungs-prozess eine Ausrichtung auf die Re-Installation eines, soweit erforderlich, modifizierten Lebens-konzeptes deutlich; die Etablierung neuer, akti-ver Lebensziele wird schließlich zur vordring-lichen Aufgabe.

Von einem „verarbeiteten Unfall" ließe sich sodann sprechen – um eine positive Konnotation des Referatstitels vorzunehmen – wenn die Aus-einandersetzungen der beschriebenen Phasen vorgenommen und ggf. mit entsprechender fach-licher Hilfe einer selbstwertdienlichen Lösung zugeführt werden können.

Die Seele braucht Zeit für diese Vorgänge, daran muss immer wieder erinnert werden, der Heilung von Knochen oder Nervengewebe wird ein entsprechender Rahmen ja auch selbstver-ständlich zugestanden.

Die psychotherapeutische Aufgabe besteht (bei Indikation) darin, sich mitfühlend in das System des Patienten hineinzufinden, subjektive Komponenten des Leids zu identifizieren, das individuelle Geschehen und übergeordnete, all-gemeine Gesetzmäßigkeiten herauszufiltern, um die Verarbeitungs- und Bewältigungsprozesse unter Einbeziehung persönlicher Ressourcen optimal zu fördern.

12.7 Psychodiagnostik

Dazu bedarf es einer gründlichen Psychodiagno-stik. Es lassen sich trotz unterschiedlicher For-men von Extremtraumatisierungen durchaus einheitliche psychophysiologische Reaktionen, Störungsbilder und charakteristische Verände-rungen der Persönlichkeit nach Unfallereignis-sen feststellen:

Neben verschiedenen Ausprägungen (lar-viert-somatisiert) depressiver Bilder mit zum Teil psychotischen und suizidalen Ausformun-gen, diversen Zuständen von Angst und Panik, dissoziativen und somatoformen (früher sagte man „konversionshysterischen") Reaktionen, Schlafstörungen mit Albtraumgeschehen, kogni-tiven Beeinträchtigungen wie Schwierigkeiten bei der Konzentration und Gedächtnisproble-men, am deutlichsten im hirnorganischen Psy-chosyndrom und seinen veränderten kognitiven und auch affektiv-emotionalen Verarbeitungs-wegen, sind es vor allem drei Varianten von Angststörungen der in Kap. V der ICD 10 im Abschnitt F 43 beschriebenen Reaktionen auf schwere Belastungen und Anpassungsstörungen, denen im klinischen und Forschungsbereich der Psychotraumatologie eine besondere Bedeutung beigemessen wird (Dilling et al. 1991):

Neben der innerhalb weniger Tage abklingen-den, in dieser Zeit erheblich beeinträchtigen-den „akuten Belastungsreaktion" und den über mehre-re Monate hinweg sich durch vor allem depressive Zustände und ausgeprägte Bewältigungsschwie-rigkeiten des Alltagsgeschehens kennzeichnen können den „Anpassungsstörungen", gilt das vor-dringliche Augenmerk der „posttraumatischen Belastungsstörung" (PTB oder PTBS), einer quasi in Mode gekommenen und darin in ihren Kriteri-en durchaus verwässert verwendeten, schweren psychischen Störung, die als Grundbedingung ihrer Diagnose (vgl. das so genannte „A-Kriteri-um", Fischer u. Riedesser 1999) ein gravierendes traumatisches Ereignis erforderlich macht.

Hinzu kommt eine Art Trias typischer Stö-rungskennzeichen: Der Patient, in einem erhöh-ten psychophysiologischen Erregungsniveau be-findlich, erfährt wiederkehrend sich aufdrängen-de, quälende Erinnerungen an das Unfallereignis, so genannte „Intrusionen", die aus psychodyna-mischer Perspektive betrachtet als zwanghaft wie-derholter, aber vergeblicher Selbstheilungsver-such aufgefasst werden können. Auffällig werden gleichzeitig angstauslösende Situationen zu ver-meiden getrachtet.

Das dem Patienten vertraute, innerpsychische Gefüge wirkt angegriffen, fragmentiert und dis-soziiert; gelingt die Reintegration nicht, können die angesprochenen Persönlichkeitsverände-run-gen folgen, die typischerweise durch einen anhaltenden sozialen Rückzug, Gleichgültigkeit und eine emotionale Abstumpfung gekennzeichnet sind (Gschend 1999).

12.8 Begutachtung psychischer Unfallfolgen

Bei der Betrachtung der Verarbeitungswege des Patienten im gutachtlichen Auftrag sind neben der traumatischen Situation und ihren psychischen Folgen eine Reihe komplexer Rahmenbedingungen zur näheren Bestimmung des Unfallzusammenhanges zu berücksichtigen; unter diesem Blickwinkel lässt sich häufig auch die Quelle eines protahierten Heilverlaufes bestimmen.

Es bedarf dabei einer genauen Analyse der persönlich-charakterlichen Strukturierung einschließlich der psychiatrischen Vorgeschichte und der Suchtanamnese des Patienten: Ist die Qualität der Beschwerdesymptomatik und ihrer Darbietung erkennbar an ein persönliches Motiv des Patienten gebunden, liegt evtl. ein innerpsychisches Konfliktgeschehen vor (Mentzos 1982), lassen sich unbewusste Wirkkräfte identifizieren? Spielt z. B. ein narzisstisches Kränkungsthema in die Problematik hinein?

Wie sehen die familiären und sozialen, ggf. auch kulturellen Bedingungen, wie die beruflichen und wirtschaftlichen Gegebenheiten aus?

Es kann einen erheblichen Unterschied für die Persistenz einer Beschwerdesituation ausmachen, ob eine familiäre Unterstützung des Patienten gegeben ist oder nicht, ob ein konfliktfreier Arbeitsplatz besteht, gesichert und motiviert erhalten werden will oder nicht, und ob in der Unfallsache noch eine Schmerzensgeldzahlung oder eine Unfallrente zu erwarten ist oder nicht.

Hinzu kommen Faktoren wie das Alter, der Allgemein- und Ernährungszustand, die Zahl der Arbeitsjahre und der Inhalt der Berufstätigkeit, sowie degenerative körperliche Aspekte des Patienten.

Gutachtenrelevant ist vor allem die Betrachtung des Leistungsbildes des Patienten: kann dieser aus der psychischen Situation heraus nachhaltig wettbewerbsfähig seiner Berufstätigkeit nachgehen oder nicht?

Die Frage des Unfallzusammenhangs und der Bestimmung psychischer Unfallfolgen und ihrer Behandlungsrelevanz verlangt eine fachspezifische Einsichtnahme. Im Grunde müssten gravierende Differenzen zwischen objektivierbarem medizinischen Befund und subjektiv geäußerter Beschwerdelage bei entsprechender Fragestellung einer (ggf. gutachtlichen) Überprüfung seitens der neurologisch-psychiatrischen bzw. der psychologischen Fachdienste zugeführt werden.

Im Übrigen ist darauf hinzuweisen, dass durch derartige Analysen auch besser nachvollzogen werden kann, warum selbst leichtere Unfälle psychische Störungen hervorrufen können.

Es sollte deutlich werden, dass ob der Vielgestaltigkeit der Einflussfaktoren dem eigentlichen Unfallereignis selbst häufig allenfalls eine auslösende Funktion zukommt, die wesentlichen Determinanten des anhaltenden Störungsbildes lassen sich anderweitig identifizieren.

12.9 Psychische Störung oder Simulation?

Im weiteren Heilverfahren sind psychische Unfallverarbeitungsschwierigkeiten in den Überlagerungs- und Ausformungstendenzen der Schmerzgeschehen und Bewegungseinschränkungen auszufiltern. Körperliche Symptome können dabei aus verschiedenen psychischen Gründen entstehen oder aufrechterhalten werden. Nicht selten kommt es in diesem Kontext zu groben Verwechselungen:

Eine seelisch bedingte, körperliche Symptomatik wie z. B. nach ICD F 68.0, ein dissoziatives Bild (vgl. ICD F 44) oder eine artifizielle Störung (vgl. ICD F 68.1) werden als vorsätzliche Simulation verkannt, demgegenüber kann eine bei tatsächlichem sekundären Krankheitsgewinn funktionell geschickt ausgeformte Aggravation ob der überzeugenden Darstellungsweise übersehen werden.

Es lässt sich ein Spannungsfeld zwischen einer an Betrugsdelikte grenzenden, missbräuchlichen Vorteilsnahme von Versicherten im Heilverfahren und der auf der anderen Seite durchaus auftretenden Fehleinschätzung wirklichen psychischen Leidens beobachten.

Es kann dabei einerseits eine unangemessene Überstrapazierung der unglücklichen Begriffswahl der beabsichtigten „Simulation" resultieren, andererseits kann die tiefe Verärgerung bei den tragenden Kräften des Heilverfahrens, insbesondere in der Ärzteschaft, gut nachvollzogen werden, wenn es beispielsweise bei nun tatsächlich psychisch irrelevanten Motiven zu grober Aggravation und Überbetonung von Restbeschwerden kommt, weil pekuniäre Interessen, ein Rentenbegehren oder eine mangelnde Arbeitsmotivation bestehen.

Das Dilemma des Gutachters, der mit der Fragestellung nach verifizierbaren Störungen beschäftigt ist, liegt im Faktor des Menschlichen selbst, dessen präzise Verhaltensvorhersage an die Mittel der Wahrscheinlichkeitsaussage gebunden bleibt: Zwar lassen sich mit an Gütekriterien genormten, objektiven Testverfahren aussagekräftige Urteile generieren, aber sämtlichen Verfahren obliegt der Makel der Verfälschbarkeit: Urinproben und Schuhsohlen sind austauschbar, Tests manipulierbar.

Eine Lösung darf in der ergänzenden Gewichtung der Erfahrung des Klinikers gesehen werden, der als weiteres Instrument seine intuitive, durch Wissen angereicherte Auffassungsgabe zur Verfügung stellt, die beispielsweise die Authentizität des vermittelten Leidensdrucks eines Patienten unmittelbar aus einer langjährigen Schulung heraus einzuschätzen weiß.

Die Erfordernis einer differenzierten, sorgfältigen Betrachtung erhellt aus diesen Überlegungen; jedes Unfallgeschehen legt den Blick frei auf ein persönliches Einzelschicksal (Mehrtens 1996).

12.10 Schlussbemerkung

Die psychosoziale Betreuung in der gesetzlichen Unfallversicherung ist Rehabilitationsauftrag (Nann 1998). Die Maßgabe der leidensgerechten Wiederherstellung der Arbeitsfähigkeit gelingt ohne die Einbeziehung der psychischen Dimension häufig nicht oder nur deutlich verzögert.

Es könnten letztlich Kosten eingespart werden, wenn eine gründliche Psychodiagnostik und die erforderlichen und inzwischen sehr differenzierten therapeutischen Maßnahmen (Fischer u. Riedesser 1999, Hofmann 1996) und Hilfestellungen zur Krankheitsbewältigung selbstverständ-

lich frühzeitig einsetzen würden (Meyer u. Steil 1998), eine gezielte individuell und störungsspezifisch angemessene Behandlungsstrategie für den Patienten.

Angesichts der geschilderten, existentiellen Dimension des Traumas und dem Erkennen, warum ein Unfall mitunter inadäquat oder unverarbeitet bleibt, wenn also verstanden wird, dass körperliche Probleme aus psychischen Gründen entstehen, sich verstärken oder aufrechterhalten werden können, ist eine Rehabilitation mit einem menschlichen Antlitz wünschenswert, vollzogen in allen Stadien des Heilverfahrens von sämtlichen Verantwortlichen mit Herz und Verstand.

Zusammenfassung

Am Einzelschicksal phänomenologisch orientiert erfolgt eine Betrachtung der innerpsychisch wirksamen Prozesse infolge schwerer Unfallereignisse und ihrer Rehabilitationsphasen, deren selbstwertdienliche Lösungsversuche der Etablierung eines psychischen Traumas vorbeugen können. Dabei wird die Rolle der Arzt-Patient-Beziehung untersucht.

Im Scheitern der adäquaten psychischen Bewältigungsbemühungen wird *„der unverarbeitete Unfall"* zu einer gutachtlich relevanten Aufgabenstellung, in der eine Differenzierung bezüglich der Diagnose und Therapieindikation, des Unfallzusammenhanges in der Analyse der psychologisch relevanten, komplexen Einflussfaktoren und der Bestimmung des Leistungsbildes vorzunehmen ist.

Überlegungen zur Verifizierbarkeit psychogen determinierter oder aus anderen Gründen motivierter Beschwerdeangaben des Patienten ergänzen die Ausführungen.

Literatur

Dahlmann W (1991) Psychische Beeinträchtigungen durch und nach dem Unfallereignis bzw. -erlebnis, besonders bei Verkehrsunfällen. Trauma Berufskrankheit 1

Dilling H (1991) Internationale Klassifikation psychischer Störungen: ICD-10, Kapitel V(F). Klinisch-diagnostische Leitlinien Weltgesundheitsorganisation. Huber, Bern

Fischer G, Riedesser P (1992) Lehrbuch der Psychotraumatologie, 2. Aufl. Reinhardt, München

Gschwend G (1999) Diagnostische Kriterien der Posttraumatischen Belastungsstörung (PTBS) und Konsequenzen für die therapeutische Praxis. Psychotherapie Forum 2

Hofmann A (1996) EMDR. Eine neue Methode zur Behandlung posttraumatischer Belastungsstörungen. Psychotherapeut 41

Kluwe-Schleberger G (2001) Akute Hilfe bei Ängsten. Rheinische Post, 216, vom 17.09.2001, S. 3

Mehrtens G (1996/3) BGW-Mitteilungen 3

Mentzos S (1982, 1998) Neurotische Konfliktverarbeitung. Frankfurt, Fischer

Meyer C, Steil R (1998) Die posttraumatische Belastungsstörung nach Verkehrsunfällen. Unfallchirurg 12

Nann H-P (1998) Die psychosoziale Betreuung Versicherter in der gesetzlichen Unfallversicherung. Die BG 5

Tölle R (1999) Psychiatrie, 12. Aufl. Springer, Berlin Heidelberg New York Toyko

Die Bedeutung psychischer Faktoren bei der Steuerung des Heilverfahrens aus Sicht der Unfallversicherung

J. Schudmann, S. Brandenburg

13.1 Einleitung

Das Thema „Arbeitsunfall und psychische Störungen" ist aktuell, komplex und lässt sich unter Berücksichtigung unterschiedlicher Schwerpunkte erörtern. So hat der Landesverband Südwestdeutschland der gewerblichen Berufsgenossenschaften im September 1999 eine umfangreiche und sehr informative Broschüre zu diesem Thema erstellt (LVBG Südwestdeutschland 1999), in der Fallgruppen beschrieben, Präventions- und Steuerungskonzepte vorgestellt sowie Ermittlungs- und Begutachtungsfragen erörtert werden. Auch auf den Duisburger Gutachtenkolloquien ist diese Thematik mehrfach diskutiert worden (Hierholzer et al. 1997, 2001). Zuletzt 1998 war die „psychische Verarbeitung von Unfällen und Unfallfolgen" Progammbestandteil, wobei der Focus insbesondere auf protrahierten Heilungsverläufen nach Unfällen mit geringen Körperschäden lag. Auf die im 14. Tagungsband veröffentlichten Beiträge sei an dieser Stelle besonders verwiesen. Im Folgenden sollen auch die psychischen Traumen einbezogen und das Ziel, Betroffenen sehr frühzeitig Hilfe anzubieten, in den Vordergrund der Überlegungen gestellt werden (Abb. 13.1).

Psychische Störungen können einerseits als unmittelbare Reaktion eines Versicherten auf ein äußeres Ereignis im Sinne eines psychischen Traumas einen Arbeitsunfall darstellen und insoweit haftungsbegründend sein. Für die Erfüllung des Unfallbegriffs im Sinne des § 8 Sozialgesetzbuch (SGB) VII bedarf es nicht notwendigerweise einer physischen Einwirkung. Auch auf kognitivem Wege, wie etwa das Beobachten oder Erleben einer bedrohlichen Situation, kann sich eine äußere Einwirkung vollziehen (Brandenburg 1999). Häufig stellt sich auch die Frage, ob ein Unfallereignis neben einer körperlichen Schädi-

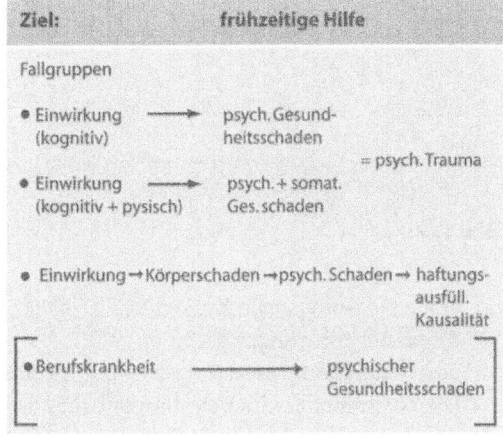

Abb. 13.1

gung im Sinne eines Erstschadens auch eine psychische krankhafte Reaktion verursacht hat.

Psychische Störungen erlangen darüber hinaus Bedeutung im Rahmen der *haftungsausfüllenden Kausalität*. Hierunter wird der Zusammenhang zwischen einer als Arbeitsunfall anzuerkennenden körperlichen Schädigung im Sinne eines physischen Traumas und einer darauf zurückzuführenden weiteren Gesundheitsstörung des Versicherten verstanden. Auch im Zusammenhang mit einer Berufskrankheit können psychische Reaktionen auftreten, die für die Heilbehandlung und Entschädigung bedeutsam sein können (LSG NRW 1994). Letzteres ist aber nicht Gegenstand dieses Beitrages.

13.2 Psychische Störungen und Kausalität

Unter Rückgriff auf die internationale statistische Klassifikation der Krankheiten und verwandter Gesundheitsprobleme (ICD 10) kann das Spektrum relevanter psychischer Traumen wie folgt umschrieben werden (Abb. 13.2):

● **Gesundheitsschäden nach psychischem Trauma**

→ akute Belastungsreaktion   F 43.0

→ Anpassungsstörung   F 43.2

→ posttraumatische Belastungs-
   störung   F 43.1

   Prävalenz (Leitlinien AWMF):
   nach Gewalttaten   = 25%
   nach Verkehrsunfällen   = 15%
   Allgemeinbevölkerung   = 1–7%

→ Andauernde Persönlichkeitsänderung F62.1

● **Kausalitätsbeurteilung   = individuell**

   keine zwingende Korrelation zwischen Schwere
   des Traumas und psychischer Reaktion

Abb. 13.2

▬ akute Belastungsreaktion „Schock", F 43.0;
▬ Anpassungsstörung, F 43.2;
▬ posttraumatische Belastungsstörung, F 43.1.
   Die posttraumatische Belastungsstörung ist
   die in der klinischen Praxis bedeutsamste
   Störung (Mayer u. Stevens 2000). In der Leitlinie *Posttraumatische Belastungsstörung*
   (Stand 04/99) der Leitlinien Psychotherapeutische Medizin und Psychosomatik der
   Arbeitsgemeinschaft der Wissenschaftlichen
   Medizinischen Fachgesellschaften (AWMF)
   wird die Prävalenz nach Gewaltverbrechen
   mit 25% und nach Verkehrsunfällen mit 15%
   beschrieben (http://www.uni-duesseldorf.de/
   www/awmf/11). Die Lebenszeitprävalenz für
   posttraumatische Belastungsstörung in der
   Allgemeinbevölkerung liegt nach diesen
   Leitlinien bei 1–7%.
   Das wesentliche Merkmal der posttraumatischen Belastungsstörung ist die Entwicklung
   spezifischer Symptome nach einer Konfrontation mit einem extrem belastenden Ereignis;
▬ andauernde Persönlichkeitsänderung, F 62.1;
▬ Entwicklung körperlicher Symptome aus
   psychischen Gründen, F 68.0.

Dieser Symptomenkomplex betrifft Fälle, in
denen durch eine körperliche Schädigung verursachte organische Symptome aufgrund der
psychischen Befindlichkeit der betroffenen Per-

son aggraviert werden oder zumindest länger
andauern.

Maßgebend für Art und Ausmaß psychischer
Reaktionen sind neben dem Unfallereignis und
den Begleitumständen die persönliche Veranla-
gung und die Lebensumstände des Betroffenen
einschließlich seiner Vorgeschichte (Brandenburg 1999; Schönberger et al. 1998). Aufgrund
der Vielzahl von Faktoren, die die psychische
Reaktion beeinflussen, besteht keine zwangsläu-
fige Abhängigkeit zwischen Schwere des Unfalls
und Ausmaß der psychischen Reaktion.

Sofern für das Auftreten einer psychischen
Störung also nicht allein die traumatische Einwirkung, sondern auch dem nicht versicherten
Bereich zuzurechnende spezifische Prädisposi-
tionen wahrscheinlich ursächlich waren, ist für
die Bejahung eines rechtlich wesentlichen Ursachenzusammenhangs die Bedeutung der äußeren Einwirkung für die Schadensentwicklung im
Vergleich zu den anlagebedingten Faktoren nor-
mativ zu bewerten, Dabei hat die Bewertung
einer psychischen Reaktion auf eine traumatische Einwirkung oder auf eine körperliche Schädigung nicht aus der Sicht eines „psychisch Normalen" zu erfolgen. Vielmehr ist der Betroffene
mit seiner individuellen psychischen Veranla-
gung Ausgangspunkt der Betrachtung. Nicht
zuzustimmen ist dem 9. Senat des Bundessozial-
gerichts (BSG), der die Wahrscheinlichkeit eines
Ursachenzusammenhangs nur bejaht, wenn nach
der herrschenden Meinung in der medizinischen
Wissenschaft das angeschuldigte Ereignis allgemein geeignet ist, die psychische Krankheit her-
vorzurufen (BSG-Urteile 1994 u. 2001, kritisch
dazu Brandenburg 1999; Keller 1997).

Primär dem Rahmen der haftungsausfüllenden Kausalität zuzuordnen sind Entwicklungen
körperlicher Symptome aus psychischen Gründen nach ICD 10, F 68.0. Es handelt sich um einen
Symptomenkomplex in Fällen, in denen durch
eine körperliche Schädigung verursachte organische Symptome aufgrund der psychischen
Befindlichkeit der betroffenen Person aggraviert
werden oder zumindest länger andauern. Auch
somatoforme Störungen werden in diesem
Zusammenhang mitunter beschrieben. In den
Leitlinien *Ärztliche Begutachtung in der Psychosomatik und Psychotherapeutischen Medizin –*

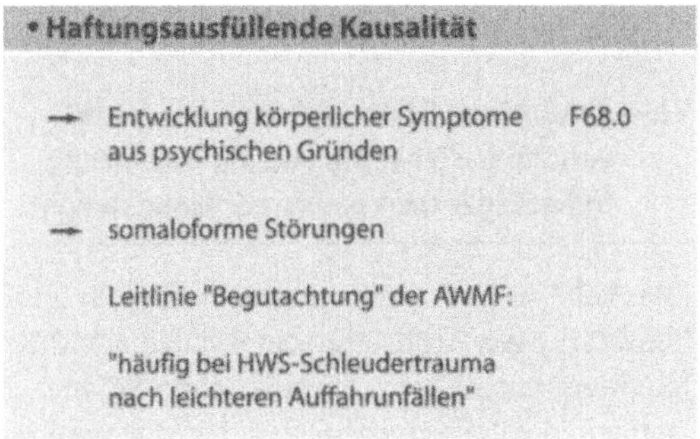

• Haftungsausfüllende Kausalität

→ Entwicklung körperlicher Symptome   F68.0
   aus psychischen Gründen

→ somaloforme Störungen

   Leitlinie "Begutachtung" der AWMF:

   "häufig bei HWS-Schleudertrauma
   nach leichteren Auffahrunfällen"

Abb. 13.3

Sozialrechtsfragen der AWMF (Ziffer 5.1.2) wird als Beispiel einer unfallreaktiven Somatisierung das leichte HWS-Schleudertrauma beschrieben. Es heißt dort: *„Somatoforme Störungen entwickeln sich häufig nach objektiv inadäquaten Traumen wie z. B. nach leichteren Auffahrunfällen"* (Abb. 13.3).

Abzugrenzen von psychischen Störungen sind Hirnsubstanzstörungen oder Wesensänderungen nach schweren Schädel-Hirn-Verletzungen (Brandenburg 1999; Drechsel-Schlund u. Plinske 2000; Meyer u. Steil 1998).

13.3 Heilbehandlung, gesetzlicher Rahmen (Abb. 14.4)

Nach § 26 Abs. 1 SGB VII in der seit 01.07.2001 geltenden Fassung haben Versicherte *„... nach Maßgabe der folgenden Vorschriften und unter Beachtung des Neunten Buches Anspruch auf Heilbehandlung einschließlich Leistung zur medizinischen Rehabilitation ..."*

Die bisherigen besonderen Bemühungen der Unfallversicherungs(UV)-Träger, durch eine möglichst frühzeitig einsetzende qualifizierte Behandlung der Chronifizierung eines Gesundheitsschadens entgegen zu wirken und alle notwendigen Heilbehandlungsmaßnahmen so früh wie möglich einzuleiten, wurden durch die ausdrückliche Einbeziehung der Grundsätze des SGB IX in den gesetzlichen Heilbehandlungsauftrag der Unfallversicherung vom Gesetzgeber bestätigt. Nach § 3 SGB IX wirken die Rehabilitationsträger darauf hin, dass der Eintritt einer Behinderung einschließlich einer chronischen Krankheit vermieden wird. § 10 SGB IX verlangt vom leistenden Rehabilitationsträger, ggf. in Kooperation mit anderen zuständigen Trägern, die Nahtlosigkeit der Rehabilitation entsprechend dem individuellen Bedarf des Betroffenen sicher zu stellen. Bezogen auf die Behandlung psychischer Gesundheitsstörungen bedeutet dies Folgendes:

Es ist unstreitig, dass bei Auftreten psychischer Gesundheitsschäden einschließlich psychoreaktiver Störungen eine schnelle Intervention im Frühstadium für den weiteren Behandlungsverlauf besonders wichtig ist (Drechsel-Schlund u. Plinske 2000; Schönberger et al. 1998; Wehking 1998). In diesem Frühstadium verfügt der UV-Träger häufig noch nicht über alle Informationen, die für eine Kausalitätsbeurteilung notwendig sind. Würde die Therapie bis zur Klärung der Kausalität zurückgestellt, wäre vielfach ein Behandlungserfolg erschwert bzw. eine Chronifizierung bereits entstanden, oder in Entwicklung. Das Postulat, dass eine zur Klärung der Zuständigkeit notwendige Kausalitätsprüfung eine rechtzeitige Einleitung von therapeutischen Maßnahmen bei psychischen Gesundheitsschäden keinesfalls hindern darf (Drechsel-Schlund u. Plinske 2000; Schwerdtfeger 1998), hatte vor In-Kraft-Treten des SGB IX bereits Gültigkeit für die gesetzliche Unfallversicherung (Brandenburg 1999; BSG-Urteil 1987) und ist durch die Änderung des § 26 SGB VII zum 01.07.2001 ausdrücklich gestärkt worden. Fälle, in denen UV-Träger die Kostenübernahme für die Behandlung psychischer oder psychoreaktiver Störungen zunächst bis zum Ergebnis ggf. langwieriger Zu-

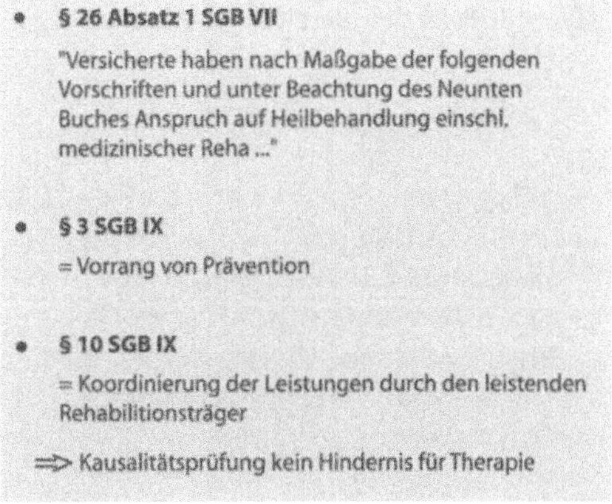

• **§ 26 Absatz 1 SGB VII**

"Versicherte haben nach Maßgabe der folgenden Vorschriften und unter Beachtung des Neunten Buches Anspruch auf Heilbehandlung einschl. medizinischer Reha ..."

• **§ 3 SGB IX**

= Vorrang von Prävention

• **§ 10 SGB IX**

= Koordinierung der Leistungen durch den leistenden Rehabilitionsträger

⟹ Kausalitätsprüfung kein Hindernis für Therapie

Abb. 13.4

sammenhangsbegutachtungen zurückstellen und die Betroffenen währenddessen in ein therapeutisches Loch fallen, weil auch die Krankenkassen zunächst abwarten (Drechsel-Schlund u. Plinske 2000), müssen für die Zukunft vermieden werden. Dies gilt auch deshalb, weil die Erbringung oder Nichterbringung notwendiger therapeutischer Behandlung bei der Prüfung, ob das Unfallereignis für die Entwicklung einer psychischen Störung als rechtlich wesentliche Ursache anzusehen ist, einzubeziehen ist (Brandenburg 1999).

Im Hinblick auf § 14 Abs. 4 S. 3 SGB IX (Abb. 13.5) stellt sich indes die Frage, ob der nach der Erstkommentierung der UV-Spitzenverbände dort geregelte Ausschluss eines Erstattungsanspruchs (HVBG 2001) eine Verfahrensweise, die der frühzeitigen Therapie Vorrang vor der abschließenden Kausalitätsprüfung einräumt, erschwert. Nachdem die Spitzenverbände insbesondere der Kranken- und Unfallversicherung noch keine Absprachen zu dieser Vorschrift getroffen haben, lässt sich diese Frage zum jetzigen Zeitpunkt noch nicht endgültig beantworten. Folgende Lösung im Rahmen der Rechtsanwendung bietet sich an:

Bei frühzeitigem Therapiebeginn besteht in der Regel noch keine so ungünstige Prognose, dass mit hoher Wahrscheinlichkeit mit einer Behinderung von länger als sechs Monaten gerechnet werden muss im Sinne des § 2 SGB IX, sodass der Behindertenbegriff vielfach nicht erfüllt werden wird und § 14 Abs. 4 S. 3 SGB IX unmittelbar nicht anwendbar ist. Auch sollten die therapeutischen Bemühungen um einen psychischen Schaden im Rahmen der Akutversorgung einsetzen und dieser zugeordnet werden. Da § 14 Abs. 4 SGB IX den Bereich der Akutversorgung

nicht umfasst (Schreiber 2001), ist diese Vorschrift also nicht berührt.

13.4 Tatsächliche Schwierigkeiten bei der Heilverfahrenssteuerung und der Umsetzung frühzeitiger therapeutischer Maßnahmen

Das Ziel, Unfallverletzte mit psychischen Gesundheitsstörungen frühzeitig einer adäquaten Behandlung zuzuführen, ist nicht ohne Schwierigkeiten in die Praxis umzusetzen. Dies hat mehrere Gründe. Einige seien genannt (Abb. 13.6):

- Bei isolierten psychischen Traumen können die UV-Träger zur Zeit noch nicht flächendeckend auf qualitätsgesicherte und bewährte Versorgungsstrukturen zurückgreifen (Drechsel-Schlund u. Plinske 2000). Für die Opfer von Verkehrsunfällen bestehen nach Literaturangaben (Meyer u. Steil 1998) vergleichsweise wenig Möglichkeiten, gezielte Beratung oder Therapie zu erhalten. Dies stellt auch die Sachbearbeiter der Berufsgenossenschaften im Rahmen der Einzelfallbearbeitung vor die Frage, wo zügig und wohnortnah qualifizierte Therapie angeboten werden kann.

- Nicht alle psychisch Traumatisierten bedürfen einer psychotherapeutischen Intervention (Ministerium für Arbeit, Gesundheit und Soziales des Landes NRW 1998). Professor Fischer schreibt in seinem Reader über die Ergebnisse aus dem Kölner Opferhilfe Modell (KOM) unter anderem:

„Nicht jede traumatisierte Person braucht professionelle Hilfe; viele Betroffene, auch von Gewaltverbrechen, sind in der Lage, traumati-

Schwierigkeiten bei HV-Steuerung

- keine flächendeckende qualitätsgesicherten Versorgungsstrukturen
- Nicht jeder braucht Therapie: Betroffene suchen Hilfe kaum von alleine
- Meldepraxis nach psychischen Traumen ausbaufähig (Ausnahme: Betriebe mit besonderen Betreuungsmodellen)
- ärztliches Berichtswesen verbesserungsfähig

Abb. 13.6

§ 14 Abs. 4 Satz 3 SGB IX

"Für unzuständige Rehabilitationsträger, die eine Leistung nach Absatz 2 Satz 1 und 2 (= als erstangegangener Träger ohne Weiterleitung eines Reha-Antrages und ohne Gutachten zum Reha-Bedarf) erbracht haben, ist § 105 des Zehnten Buches (= Erstattungsanspruch des unzuständigen Trägers) nicht anzuwenden"

Abb. 13.5

sche Erfahrungen ohne professionelle Hilfe zu verarbeiten. In solchen Fällen sollte man keine schlafenden Hunde wecken, sondern auf die Selbstheilungskräfte der Betroffenen vertrauen. Alles andere kann eigentlich nur zu einer unnötigen Pathologisierung führen. Andererseits ist eine frühzeitige Hilfe da, wo sie notwendig ist, sicherlich ein vielversprechenderes Unternehmen als die spätere Auflösung chronifizierter Traumafolgen."

Dazu ist anzumerken, dass aber gerade diejenigen, die nach einem Trauma eine posttraumatische Symptomatik entwickelt haben, von alleine kaum professionelle psychotherapeutische Hilfe suchen (Meyer u. Steil 1998).

UV-Träger erhalten nicht immer Kenntnis von psychischen Traumen. Es gibt zwar in einigen Gewerbezweigen bereits vorbildliche Betreuungsmodelle, die sicher stellen, dass Betroffene z. B. unter Einbeziehung betriebsärztlicher Dienste frühzeitig Hilfe erhalten und mit Kostenzusage durch den rasch informierten UV-Träger ggf. notwendige Therapien eingeleitet werden (Heydweiler et al. 2001; LVBG Südwestdeutschland 1999). Andererseits hat eine aktuelle Studie zu Patientenübergriffen bei Mitarbeitern psychiatrischer Kliniken, die die Westfälische Klinik für Psychiatrie und Psychotherapie der Universität Münster mit Unterstützung des GUV Westfalen-Lippe durchgeführt hat (Richter u. Beyer 2000), gezeigt, dass in der Nachsorge psychischer Schäden Nachholbedarf besteht. In vielen Fällen bleibe die psychische Belastungsreaktion in der Klinikorganisation unerkannt. Dem entspricht die Erfahrung aus der Praxis, dass psychische Traumen von den Unternehmen nicht immer gemeldet werden und der UV-Träger unter Umständen erst bei Manifestierung von typischen Symptomen etwa durch einen Bericht des Hausarztes Kenntnis erhält. Nach wie vor ist auch das ärztliche Berichtswesen hinsichtlich frühzeitiger Unterrichtung der Verwaltungen über psychische Auffälligkeiten wie Symptome von posttraumatischen Belastungsstörungen oder psychoreaktiven Störungen noch verbesserungsbedürftig (Schwerdtfeger 1998).

13.5 Beratungsangebote

Die BGW hat in einigen Bezirksverwaltungen in Kenntnis dieser Schwierigkeiten damit begonnen, Unfall- und Gewaltopfern ein psychologisches Beratungsangebot zu unterbreiten. Insbesondere Verkehrsunfallpatienten erhalten etwa drei bis vier Wochen nach dem Unfall ein Informationsschreiben, in dem über normale psychische Reaktionen nach Unfällen aufgeklärt und ein beratender Psychologe als Ansprechpartner für Beratung und Hilfestellung vorgestellt wird (Abb. 13.7). Um den Versicherten die Annahme des Beratungsangebotes zu erleichtern, wird Vertraulichkeit zugesichert, weshalb verwaltungsseitig auch keine Details über den Inhalt der Gespräche zwischen dem beratenden Psychologen und dem ratsuchenden Versicherten erfragt werden. Der beratende Psychologe hat die Befugnis, mit dem Versicherten fünf Beratungsgespräche zu führen und erforderlichenfalls anschließend eine Kurzzeittherapie durch einen geeigneten, Psychotherapeuten auf Rechnung der BGW zu veranlassen. Die Veranlassung einer solchen Kurzzeittherapie nach den Beratungsgesprächen ist allerdings davon abhängig, dass der Versicherte einer entsprechenden Berichterstattung durch den weiter therapierenden Psychotherapeuten und einer Abstimmung mit dem ggf. zusätzlich behandelnden Arzt zustimmt.

Das Beratungsangebot ist nicht auf bestimmte Indikationen oder Verletzungsmuster begrenzt. Einbezogen sind die Versicherten, die nach einem Verkehrsunfall mit erheblichen Verletzungsfolgen oder nach einer Gewalttat den Durchgangsarzt aufsuchen. Das Angebot verstehen wir gewissermaßen als sekundärpräventive

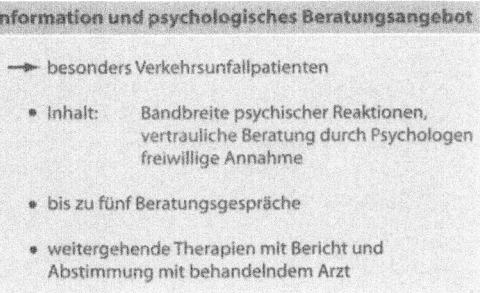

Information und psychologisches Beratungsangebot

→ besonders Verkehrsunfallpatienten

• Inhalt: Bandbreite psychischer Reaktionen,
             vertrauliche Beratung durch Psychologen
             freiwillige Annahme

• bis zu fünf Beratungsgespräche

• weitergehende Therapien mit Bericht und
  Abstimmung mit behandelndem Arzt

Abb. 13.7

Maßnahme, die möglichst noch vor dem Auftreten therapiebedürftiger Symptome einsetzen sollte. Die bisherigen Erfahrungen mit diesem wenig kostenträchtigen Angebot sind insgesamt positiv (Abb. 13.8):

Es wurden 350 Versicherungsfälle, in denen ein Informationsschreiben mit Beratungsangebot versandt wurde, ausgewertet. Davon betrafen 89% den Bereich Verkehrsunfälle, 6% entfielen auf Gewalttaten, wie etwa körperliche Übergriffe von Patienten oder Bewohnern in Heimen, und 5% sonstige Unfälle. 6% der Versicherten nahmen das Beratungsangebot an (= 21 Personen), bei 2 Versicherten davon wurde nach der Beratung eine weitergehende Kurzzeittherapie durch einen niedergelassenen Psychotherapeuten durchgeführt. 17 Versicherte (= 5%) haben ohne Inanspruchnahme des Beratungsangebots psychotherapeutische Hilfe bzw. Behandlung am Wohnort erhalten. Insgesamt wurden also von den 350 angeschriebenen Personen 11% (= 38 Personen) psychologisch unterstützt. 60% der angeschriebenen Versicherten haben auf das Beratungsangebot keine Reaktion. gezeigt, gut ein Drittel haben das Angebot als solches aber begrüßt. Lediglich 5% erklärten, an einer psychologischen Beratung nicht interessiert zu sein (Abb. 13.8).

Die Beschwerden der Versicherten, die Gegenstand der Beratungsgespräche mit der beratenden Psychologin waren, waren vielfältig. So standen z. B. bei Opfern von Verkehrsunfällen *Ängste* im Vordergrund, wieder selbst oder als Beifahrer Auto zu fahren. Auch längeranhaltende Schmerzen wurden als belastend genannt. Ebenso kamen Unzufriedenheiten mit der medizinischen Behandlung zum Ausdruck, z. B. dass

Ärzte sich wenig Zeit nähmen, den Betroffenen die Befunde zu erklären oder dass häufig Ansprechpartner wechselten. Die Opfer von Gewalttaten wiesen *vermehrt Symptome aus dem Formenkreis der akuten bzw. posttraumatischen Belastungsstörung* auf. Wiederum andere Versicherte haben gegenüber der beratenden Psychologin bestätigt, zwar einige Zeit nach dem Unfall psychische Beschwerden gehabt zu haben, die jedoch ohne Inanspruchnahme von Beratung von alleine zurückgegangen seien. Das Schreiben an sich habe aber einen positiven Effekt gehabt.

Fazit

Das beschriebene Vorgehen wurde bislang nicht evaluiert, aber eine positive Resonanz lässt sich festhalten. Da der Kosten- und Bearbeitungsaufwand gering ist, lohnt sich die Fortsetzung eines solchen Vorgehens im Sinne einer Sekundärprävention durchaus.

13.6 Strukturelle Verbesserungen im Heilverfahren durch die Landesverbände der gewerblichen Berufsgenossenschaften

Die Landesverbände der gewerblichen Berufsgenossenschaften haben erkannt, dass zur Verbesserung der Heilverfahrenssteuerung Strukturen geschaffen werden müssen, die sicher stellen, dass psychotherapeutische Kompetenz in das berufsgenossenschaftliche Heilverfahren einbezogen wird. Eine Arbeitsgruppe der Landesverbände Südwestdeutschland, Hessen-Mittelrhein und Thüringen, Berlin-Brandenburg, Mecklenburg-Vorpommern und Rheinland-Westfalen hat ein Modellverfahren zur *„Einbindung von ärztlichen und psychologischen Psychotherapeuten in das berufsgenossenschaftliche Heilverfahren"* erarbeitet und Anfang September 2001 verabschiedet. Dieses Modellverfahren bestätigt die zentrale Steuerungsfunktion des Durchgangsarztes im berufsgenossenschaftlichen Heilverfahren und beinhaltet die Aufgabenzuweisung an diesen, Versicherte nach einem psychischen Trauma bei Bedarf einem ärztlichen oder psychologischen Psychotherapeuten vorzustellen, der dann bis zu fünf probatorische Sitzungen auf Rechnung des zuständigen UV-Trägers durch-

→ Verkehrsunfälle	= 89%
→ Körperliche Übergriffe	= 5%
• Annahme des Angebots	= 6% (21 Personen)
• Psychotherapie	= 1% (2 Personen)
• psychotherapeutische Hilfe ohne Inanspruchnahme des Angebots	= 5% (17 Personen)
• Angebot begrüßt	= 35%
• Angebot abgelehnt	= 5%

Abb. 13.8

führen kann. Selbstverständlich kann sich der betroffene Versicherte wie bisher auch direkt oder über seinen Hausarzt an den UV-Träger wegen eines psychotherapeutischen Behandlungsauftrages wenden, eine notwendige Zwischenschaltung der berufsgenossenschaftlichen Verwaltung entfällt aber bei Überweisung des Versicherten durch den Durchgangsarzt.

Das Modellverfahren ist zu begrüßen, weil es offensiv bereits im Frühstadium nach einem Trauma die Einleitung notwendiger therapeutischer Maßnahmen ermöglicht und durch die Aufgabenzuweisung an den Durchgangsarzt Zeitverzögerungen, die durch etwaige Genehmigungsverfahren der Verwaltungen entstehen könnten, von vornherein ausschließt. Darüber hinaus können bei diesem Verfahren die Erfahrungen der Durchgangsärzte hinsichtlich der psychischen Reaktionen ihrer Patienten genutzt werden. Da die psychotherapeutischen Sitzungen zunächst auf fünf begrenzt sind, ist auch das Kostenrisiko für den einzelnen UV-Träger überschaubar. Wie der Durchgangsarzt, abgesehen von seiner Erfahrung, Patienten erkennen kann, für die ein besonderes Risiko besteht, etwa eine posttraumatische Belastungsstörung oder eine andere psychische Störung zu entwickeln und wie sich gefährdete Personengruppen und Prädiktoren frühzeitig verlässlich feststellen lassen, bedarf noch weiterer Untersuchungen.

Durch das Modellverfahren werden auch psychologische, also nichtärztliche Psychotherapeuten in das berufsgenossenschaftliche Heilverfahren einbezogen. Hierzu ist anzumerken: Zwar fehlt auch nach den jüngsten Gesetzesänderungen zum 01.07.2001 im Unfallversicherungsrecht eine den § 27 Abs. 1 Nr. 1 und § 28 Abs. 3 SGB V vergleichbare Vorschrift. Die genannten Vorschriften im SGB V weisen den psychologischen Psychotherapeuten eine eigenständige Behandlungskompetenz ohne Notwendigkeit einer ärztlichen Delegation zu. Allerdings bestimmt § 26 Abs. 2 Nr. 5 SGB IX die Psychotherapie als ärztliche und psychotherapeutische Behandlung. Da – wie bereits erwähnt – die Heilbehandlung der Unfallversicherung auch unter Beachtung des SGB IX zu erbringen ist, dürfte spätestens seit Einführung des SGB IX die Befugnis der psychologischen Psychotherapeuten zur eigenverant-

wortlichen Behandlung ohne eine ärztliche Verordnung auch in der gesetzlichen Unfallversicherung zu bejahen sein. Dies ersetzt aber nicht die Notwendigkeit eines Einzelauftrages durch einen UV-Träger für eine Behandlung zu Lasten der Unfallversicherung (außerhalb der Überweisung durch den Durchgangsarzt im Rahmen des beschriebenen Modellverfahrens). Auch lässt dies allein noch keine Aussage über qualitative Anforderungen an psychotraumatologische Behandlungskompetenz zu. Solche Qualitätsanforderungen sind in dem Modellverfahren formuliert.

Sofern ein nichtärztlicher Psychotherapeut behandelt, besteht im Übrigen keine gesetzliche Auskunftspflicht nach § 201 SGB VII. Auskunftspflichtig sind nach dieser Vorschrift nur Ärzte. Vor Inanspruchnahme eines psychologischen Psychotherapeuten müsste der Versicherte daher sein Einverständnis zu einer Berichterstattung durch den Therapeuten erklären. Dies ist im Verfahrensablauf und in den Standardvordrucken berücksichtigt.

Der Heilverfahrensausschuss des Landesverbandes Rheinland-Westfalen hat auf seiner Herbstsitzung 2001 dem Modellverfahren der Arbeitsgruppe zugestimmt. Mit entsprechenden Beschlüssen auch anderer Landesverbände und einer alsbaldigen Veröffentlichung der Verfahrensbeschreibung ist zu rechnen.

Mit Interesse können auch die Ergebnisse eines vom HVBG geförderten Forschungsvorhabens zum Thema „Wirksamkeit einer strukturierten Kurzzeittherapie zur Prävention posttraumatischer Belastungsstörungen und anderer psychischer Störungen nach Arbeitsunfällen" erwartet werden (Rundschreiben LVBG Südwestdeutschland 2001). Dieses Forschungsvorhaben, die so genannte „Freiburger Studie", führt der Landesverband Südwestdeutschland der gewerblichen Berufsgenossenschaften mit der Abteilung für Psychiatrie und Psychotherapie, Unfallchirurgie und plastische sowie Handchirurgie der Universität Freiburg durch. Ziel dieser Studie ist es, frühzeitig etwaige psychopathologische Risikofaktoren feststellen und sofortige präventive, strukturierte Therapien einleiten zu können.

Zusammenfassung und Ausblick

Die Bemühungen der UV-Träger und ihrer Verbände zur Sicherstellung einer frühzeitigen psychotherapeutischen Behandlung zeigen bereits erste Erfolge und sollten konsequent fortgeführt werden. Ebenso sollten Unternehmen, in denen ein hohes Risiko für psychische Traumen der Mitarbeiter besteht, bei der Entwicklung und Implementierung von besonderen Beratungs- und Betreuungsmodellen durch die zuständigen UV-Träger unterstützt werden. Beispielhafte Konzepte einzelner Berufsgenossenschaften bestehen bereits. Die Kooperation im Einzelfall zwischen dem Durchgangsarzt und dem Sachbearbeiter der Berufsgenossenschaft bei Auftreten, psychischer Auffälligkeiten, wie etwa Anzeichen für somatoforme Störungen oder Symptome einer posttraumatischen Belastungsstörung, kann noch weiter verbessert werden. Insbesondere kann ein kurzer Informationsaustausch und auch verstärkt eine telefonische Abstimmung über das weitere Vorgehen helfen, Zeit zu sparen und frühzeitig Schritte einzuleiten.

Zur Erhöhung der Sensibilität für das Erkennen psychischer Störungen sind Schulungen der Sachbearbeiter noch notwendig. Auch bedürfen Durchgangsärzte hinsichtlich des Umgangs mit dem Modellverfahren zur Einbindung der Psychotherapeuten in das berufsgenossenschaftliche Heilverfahren weiterer Aufklärung.

Abschließend sei noch einmal der Bericht über die Ergebnisse aus dem Kölner Opferhilfe Modell erwähnt, in dem begründet eine Intensivierung des persönlichen Kontakts zwischen Gewaltopfern und Verwaltungssachbearbeitern angeregt wird (Ministerium für Arbeit, Gesundheit und Soziales des Landes NRW 1998). Dieser Gedanke ist sicherlich auch für die Versicherten der Unfallversicherung, die nach Unfällen oder Gewalttaten psychische Störungen entwickeln, zu unterstützen.

Literatur

Brandenburg S (1999) Psychische Unfallfolgen – juristische Aspekte. Trauma Berufskrankh 1: 192–197

BSG (1987) Urteil vom 05.08.1987. HVBG-INFO S 1802–1809

BSG (1995) Urteil vom 26.01.94, 9 RVg 3/93. HVBG-INFO S 783–785

BSG (2001) Urteil vom 14.02.01, B 9 VG 4/00 R. HVBG-INFO S 1640

Drechsel-Schlund C, Plinske W (2000) Arbeitsunfall und psychische Gesundheitsschäden. Trauma Berufskrankh 2 (Suppl 4): 451

Heydweiler et al. (2001) Psychotraumatologische Betreuung und Behandlung am Beispiel von Überfallopfern. Trauma Berufskrankh 3: 41–44

Hierholzer G, Kunze G, Peters D (Hrsg) (1997) Gutachtenkolloquium 12. Springer, Berlin Heidelberg New York Tokyo

Hierholzer G, Kunze G, Peters D (Hrsg) (2001) Gutachtenkolloquium 14. Springer, Berlin Heidelberg New York Tokyo

HVBG, BUK, BLB (Hrsg) (2001) Erstkommentierung zum SGB IX. SZ Druck, St. Augustin, S S5

Keller W (1997) Rechtsprobleme bei Neurosen im Recht der gesetzlichen Unfallversicherung und im sozialen Entschädigungsrecht. SGb S 10–14

Landessozialgericht Nordrhein-Westfalen (1994) Urteil vom 28.09.94, L 17 U 175/91. HVBG-INFO S 786–802

Leitlinien der Arbeitsgemeinschaft der Wissenschaftlichen Medizinischen Fachgesellschaften (http://www.uni-duesseldorf.de/www/awmf/11)

LVBG Südwestdeutschland (Hrsg) (1999) Arbeitsunfall und psychische Gesundheitsschäden Empfehlungen für die Praxis. Kepnerdruck, Eppingen

Mayer K, Stevens A (2000) Psychische Beeinträchtigungen als Unfallfolgen aus ärztlicher Sicht. Trauma Berufskrankh 2 (Suppl 4): 457

Meyer C, Steil R (1998) Die posttraumatische Belastungsstörung nach Verkehrsunfällen. Unfallchirurg 101: 887–888

Ministerium für Arbeit, Gesundheit und Soziales des Landes NRW (Hrsg) (1998) Neue Wege in der Hilfe für Gewaltopfer, Ergebnisse und Verfahrensvorschläge aus dem Kölner Opferhilfe Modell (KOM). Feicher G et al. Institut für Psychotraumatologie, Köln

Richter D, Beyer K (2000) Physische und psychische Folgen bei Mitarbeitern nach einem Patientenübergriff: Eine prospektive Untersuchung in sechs psychiatrischen Kliniken. ASU 35: 361

Rundschreiben (2001) Rundschreiben 01/2001 vom 30.01.2001 des LVBG Südwestdeutschland an die dem Landesverband angeschlossenen UV-Träger

Schönberger A, Mehrtens G, Valentin H (1998) Arbeitsunfall und Berufskrankheit. Schmidt, Berlin

Schreiber H-J (2001) Zuständigkeitserklärung nach § 14 SGB IX und Erstattungsanspruch nach § 105 SGB X. Die BG S 547–550

Schwerdtfeger U (2001) Besondere Unfallversicherungsrechtliche Aspekte psychischer Unfallreaktionen. In: Hierholzer G, Kunze G, Peters D (Hrsg) (2001) Gutachtenkolloquium 14. Springer, Berlin Heidelberg New York Tokyo, S 86

Wehking E (2001) Unfallfehlverarbeitung: Risikogruppen, Früherkennung, Management und interdisziplinäre Therapiekonzepte. In: Hierholzer G, Kunze G, Peters D (Hrsg) Gutachtenkolloquium 14. Springer, Berlin Hiedelberg New York Tokyo, S 69–75

Diskussion IV: Arbeitsunfall und psychische Störung

Teilnehmer: *C. Drechsel-Schlund, N. Erlinghagen, G. Fischer, K.-J. Gerstmann, P.-M. Hax, M. Meyer-Clement, G. Schießl, S. Scholz, E. Wehking*

Wesentlich im Rahmen einer Begutachtung auf neurologisch/psychiatrischem Fachgebiet ist die Beantwortung der Frage, ob überhaupt eine haftungsfüllende Störung vorliegt. Dies ist durch den Gutachter anhand objektivierbarer Kriterien nachzuweisen und plausibel zu begründen. Der Zusammenhang von Ereignis und nachfolgender Störung ist kausal ursächlich zu beantworten. Zur Bemessung der Minderung der Erwerbsfähigkeit sollten die verschiedenen Einflussfaktoren dargelegt und diese mit harten Beurteilungskriterien untermauert werden. Gegebenenfalls kann in bestimmen Fällen zur Erhöhung der Aussagequalität eine Begutachtung unter stationären Bedingungen indiziert und zu begründen sein. Für die Verwaltung ist es bei der Bewertung der Gutachten letztlich nicht leicht zu erkennen, ob dieses auch den Qualitätsstandards zur Bemessung von objektivierbaren Unfallfolgen der neurologisch/psychiatrischen Fachgesellschaften gerecht wird.

Bei posttraumatischen Belastungsstörungen ist ggf. eine begleitende psychotherapeutische Mitbehandlung indiziert, die dann bereits im Rahmen eines stationären Aufenthaltes beginnen sollte. Wenn diesbezüglich ein Unfallzusammenhang besteht, sollte die Behandlung entweder ambulant oder, falls erforderlich, auch stationär in einer geeigneten Klinik zu Lasten der Berufsgenossenschaft fortgeführt werden. Hier sind die modernen Kommunikationsmittel zu nutzen, um von der Verwaltung eine umgehende Genehmigung zu erlangen.

Probleme kann es im Rahmen der ambulanten Nachbehandlung geben, da traditionelle Behandlungsverfahren nicht unbedingt für Traumapatienten geeignet sind. Zudem sind geeignete psychotraumatologisch erfahrene und entsprechend fortgebildete Therapeuten selten. Geeignete Therapeuten können jedoch durch die Institute für Psychotraumatologie vermittelt werden.

Bei psychischen Unfallfolgen kann aus Sicht der Verwaltung der Verdacht verbleiben, dass die beurteilte Störung nicht einem tatsächlichen Krankheitsbild entspricht. Aus psychologischer Sicht wird eingeräumt, dass bei posttraumatischen Erkrankungen auf psychischem Fachgebiet immer auch Komponenten bestehen, die dem sekundären Krankheitsgewinn nach einer Verletzung entsprechen. Von wesentlicher Bedeutung sei die Ausprägung der inhaltlichen Krankheitselemente zur Abgrenzung der unfallunabhängigen Simulation gegenüber einer unfallabhängigen psychischen Erkrankung.

Eine Störung auf psychischem Fachgebiet sollte frühzeitig erkannt werden, um eine adäquate Diagnostik und Behandlung zu gewährleisten. Da jedoch nach einem Unfalltrauma ein posttraumatisches Belastungssyndrom mit aufdrängender Erinnerung, Vermeidungsverhalten, Schreckhaftigkeit etc. für eine gewisse Zeit bei vielen Patienten auch im Rahmen einer normalen Aufarbeitung vorkommt, ist man bemüht, einen zutreffenden Risikoindex zu erstellen, mit dem ein frühzeitiges Erfassen gefährdeter Personen möglich sein könnte. Es erscheint sinnvoll, dass ggf. eine befristete psychotherapeutische Behandlung an geeigneter Stelle dann eingeleitet wird, wenn Symptome auftreten, die nicht durch eine organische Ursache geklärt werden können. Dabei ist der frühzeitige Beginn der Therapie zunächst wesentlicher als die Frage des Unfallzusammenhangs oder die Kosten.

Im Rahmen der psychologischen/psychiatrischen Diagnostik ist es unerlässlich, dass die Diagnose einer posttraumatischen Belastungsstörung exakt herausgearbeitet und gegen die alternativen Diagnosen abgegrenzt wird. Vorauszusetzen für einen Unfallzusammenhang sind ein adäquates Traumaereignis sowie das Auftreten von Intrusion, Vermeidung und Schreckhaftigkeit. Zutreffend festgestellt werden kann dieses erst nach vier Wochen. Nur bei ca. 25–30% der Patienten, die zur Zeit unter diese Diagnose fallen, trifft diese auch zu. Grundlage einer Beurteilung im Rahmen einer Begutachtung ist, dass ein Ereignis nicht automatisch auch mit einer gleichzeitig erlittenen psychischen Verletzung gleichgesetzt werden darf. Diese ist nachzuweisen. Dabei müssen unfallabhängige Veränderungen unter Berücksichtigung der Kausalität von den häufigen unfallunabhängigen prätraumatischen Persönlichkeitsstörungen abgegrenzt werden. Es ist zu berücksichtigen, dass die unfallunabhängigen prätraumatischen Persönlichkeitsstörungen bei Frauen den häufigsten und bei Männern den dritthäufigsten Grund für eine vorzeitige Berentung in der Bevölkerung darstellen. Es ist jedoch auch möglich, dass es zu einer ereignisabhängigen vorübergehenden Verschlimmerung des vorbestehenden Leidens kommen kann. Der Gutachter sollte seine Argumentationskette klar und schlüssig formulieren und darlegen, ob die diagnostizierte psychische Störung rechtlich tatsächlich wesentlich durch das Unfallereignis hervorgerufen wurde. Die dargelegten Auffassungen müssen vor Gericht Bestand haben.

Wesentlich im berufsgenossenschaftlichen Heilverfahren ist die Steuerung. Bezüglich der Indikation zur Einbringung von Leistungen zur Rehabilitation ergeben sich Probleme, wenn im Nachhinein ein Trägerwechsel von gesetzlichen Kassen zur Berufsgenossenschaft erfolgt und bei der Übernahme der Kosten festgestellt wird, dass bestimmte Leistungen nach den Kriterien der Berufsgenossenschaft nicht zu erbringen gewesen wären. Diesbezüglich sind nach den Darlegungen in der Diskussion auch konkrete Steuerungs- und Prüfungsvorgänge bei den Kassen erforderlich. Einfacher ist es, wenn ausreichende ärztliche Bescheinigungen z. B. zur Arbeitsunfähigkeit vorliegen. Zweifel an einer Ursächlichkeit bestehen, wenn nach „Bagatellverletzungen" eine monatelange Arbeitsunfähigkeit besteht. Insbesondere in diesen Fällen sind dann schnell eingreifende Steuerungsmechanismen erforderlich. An den Umstand der Manipulation und Aggravation sollte gedacht werden. Es wird auf das Problem der „Trittbrettfahrer" hingewiesen, die sich Kenntnisse über die Symptome der Unfallfehlverarbeitung beschafft haben und entsprechende Beschwerden vorgeben. Insbesondere bei unspezifischen Beschwerden nach nicht zu objektivierenden „Verletzungen" an der Halswirbelsäule sollte bei einer Arbeitsunfähigkeit über zwei Wochen Dauer ein kundiger Durchgangs- oder Beratungsarzt eingeschaltet werden.

Bei Selbständigen ergibt sich das Problem, eine Arbeitsunfähigkeit zu formulieren. Abzu-

grenzen sind aufsichtführende oder verwaltende Tätigkeiten gegenüber einer körperlichen Mitarbeit. Der Selbständige darf während seiner Erkrankung im Betrieb arbeiten, der Versicherungsschutz wird durch die Tätigkeit im Grunde nicht gefährdet, der Heilungsprozess darf jedoch durch die Tätigkeit nicht behindert werden. Durch die Teiltätigkeiten darf bei bestehender Arbeitsunfähigkeit Einkommen erwirtschaftet werden. Gegebenenfalls wird das erzielte Entgelt auf das Verletztengeld angerechnet. Verunfallt der privat krankenversicherte Patient im Rahmen eines Krankenhausaufenthaltes, so fällt er nicht unter die Vorschrift des § 15 a SGB VII, d. h. Schutz durch die gesetzliche Unfallversicherung besteht in dieser Zeit nicht.

Für selbständige Versicherte bestehen Lücken im Versicherungsschutz einer privaten Unfallversicherung, wenn degenerative Veränderungen an Unfallfolgen teilursächlich mitgewirkt haben und eine vereinbarte Leistung nur im verminderten Ausmaß ausgezahlt wird. Für diese Fälle ist die private Absicherung von Übergangsleistungen oder Krankentagegeld sinnvoll, wobei es im Einzelfall zu Überschneidungen mit der berufsgenossenschaftlichen Leistung kommen kann. Bei einer freiwilligen berufsgenossenschaftlichen Versicherung ist trotz des umfassenden Leistungsumfangs eine Kombination mit einer privaten Versicherung zweckmäßig, da für den betroffenen Selbständigen die Lohnfortzahlung des Arbeitgebers ausfallen kann, die nicht in jedem Fall ohne Zeitverzögerung ersetzt wird. Zudem werden die Risiken des Privatlebens durch die gesetzliche Unfallversicherung nicht abgedeckt. Im Einzelfall ist bei der Planung des Versicherungsschutzes der erforderliche Leistungsumfang genau zu analysieren und der Bedarf der abzusichernden Leistung festzulegen.

Die Arbeitsunfähigkeit für Selbständige muss nicht über den „gelben Krankenschein" bescheinigt werden. Je nach Verfahrensart wird durch die Berufsgenossenschaft die Auszahlung des Verletztengeldes bei einer Krankenkasse veranlasst, die dann einen entsprechend auszufüllenden Auszahlschein erstellt. Für die private Versicherung wird eine anteilige Abstufung der Arbeitsunfähigkeit erforderlich. Diese ist im unmittelbaren Zusammenhang mit der erlittenen Verletzung und deren Auswirkung auf die Arbeitsfähigkeit in konkreter Tätigkeit zu begründen. Sinnvoll ist es für den Gutachter, die Bezugsgröße der Arbeitsunfähigkeit, d. h. die zugrunde gelegte Tätigkeit, zu dokumentieren, da es Widersprüche mit den Angaben des Verletzten geben kann. Die Plausibilität der Angaben ist durch die Versicherung zu prüfen. Probleme ergeben sich auch, wenn eine Arbeitsbelastungserprobung bei Kleinstbetrieben nicht möglich ist. Wesentlich ist, dass die Informationen über auftretende Probleme und über den Umfang der Arbeitsunfähigkeit die zuständigen Stellen zeitnah erreichen, damit Interventionen erfolgen können.

Ein grundlegendes Kriterium für die Berufsgenossenschaften stellte die Antwort auf die Frage dar, ob eine Tätigkeit wettbewerbsfähig wieder aufgenommen werden kann. Dieses ist in Abhängigkeit von Verletzung und Tätigkeit oft nicht mehr möglich, auch das Alter des Verletzten spielt eine nicht unerhebliche Rolle. Hierbei sind die Berufsgenossenschaften bemüht, auch beim älteren Verletzten alle zur Verfügung stehenden Maßnahmen auszuschöpfen. Nach ärztlicher Erfahrung werden bei Verletzten ab dem 50. Lebensjahr Maßnahmen über das Niveau einer Arbeitsbelastungserprobung hinaus nur im Ausnahmefall angewendet. Arbeitsgruppen der Berufsgenossenschaften entwickeln derzeit Konzepte zur Optimierung der betrieblichen Rehabilitation. Es gilt, unter standardisierten Bedingungen Arbeitsplatzsituationen zu simulieren, sodass Analysen zur tatsächlichen Arbeitsfähigkeit unter ärztlicher Betreuung möglich werden.

V Der Arbeitsunfall des versicherten Selbständigen

Gibt es Besonderheiten im Verwaltungsverfahren? (AU, Verletztengeld und JAV, Existenzgründer in der Anfangsphase)

M. Krause

14.1 Einleitung

Der Unternehmer hat in der Unfallversicherung eine besondere Stellung. Er gehört mit seinem Unternehmen als Zwangsmitglied einer Berufsgenossenschaft an und zahlt allein die Beiträge für die in seinem Unternehmen tätigen Mitarbeiter aufgrund der Lohnsummen und der Gefahrklasse seines Gewerbezweiges. Daraus ergibt sich oft eine kritische Haltung zu der Institution „Berufsgenossenschaft".

Aus dieser Situation folgt, dass sich der Unternehmer, der selbst versichert ist, im Leistungsfall besonders kritisch mit dem Verwaltungsverfahren auseinandersetzt. Die Leistungsfähigkeit der Berufsgenossenschaft, bezogen auf Schnelligkeit der Leistungsgewährung, Transparenz des Verwaltungshandelns und Vermeidung von Bürokratismus steht in besonderem Maße auf dem Prüfstand.

1999 waren die gewerblichen Berufsgenossenschaften für etwas über 3 Millionen Unternehmen zuständig. Die Zahl der versicherten Unternehmer und mitarbeitenden Ehegatten betrug 1,5 Millionen (Geschäfts- und Rechnungsergebnisse 1999). Sowohl Unternehmer mit einer Vielzahl von Beschäftigten, wie z. B. Vorstandsmitglieder einer Aktiengesellschaft, als auch die Selbständigen, die vielfach allein arbeiten, wie Handelsvertreter, Versicherungsmakler oder auch Detektive, gehören dazu.

14.2 Der Selbständige als versicherte Person

In der Unfallversicherung sind Selbständige versicherte Personen, wenn Sie pflichtversichert sind kraft Gesetzes oder kraft Satzung oder freiwillig der Unfallversicherung beigetreten sind.

Der Gesetzgeber hat nur wenige selbständig

Tätige, die des Schutzes der Solidargemeinschaft bedürfen, unter Versicherungsschutz gestellt:
- Unternehmer eines landwirtschaftlichen Unternehmens und ihre im Unternehmen mitarbeitenden Ehegatten,
- Hausgewerbetreibende und Zwischenmeister und ihre mitarbeitenden Ehegatten,
- selbständig tätige Küstenschiffer und Küstenfischer und ihre mitarbeitenden Ehegatten,
- Selbständige im Gesundheitswesen oder in der Wohlfahrtspflege (Ausnahmen: selbständig tätige Ärzte, Zahnärzte, Tierärzte, psychologische Psychotherapeuten, Kinder- und Jugendpsychotherapeuten, Heilpraktiker und Apotheker).

Darüber hinaus können Unternehmer kraft Gesetzes nach den sonstigen Vorschriften des Sozialgesetzbuch (SGB) VII unter Versicherungsschutz stehen, z. B. als
- Mitglieder in Prüfungsausschüssen der Kammern (§ 2 Abs. 1 Nr. 10 SGB VII),
- Blutspender (§ 2 Abs. 1 Nr. 13b SGB VII),
- Pannenhelfer (§ 2 Abs. 1 Nr. 13a SGB VII),
- Übungsleiter in Sportvereinen (§ 2 Abs. 2 SGB VII).

14.3 Pflichtversicherung kraft Satzung

Auch die Versicherung kraft Satzung ist eine Pflichtversicherung, die eintritt, wenn die in der Satzung bestimmten Voraussetzungen vorliegen. Die Versicherung kraft Satzung ist quasi eine Eigenhilfe der einer Berufsgenossenschaft angehörenden Unternehmer. Die Vertreterversammlung bestimmt durch die Satzung, welche Unternehmer sie in die Pflichtversicherung einbezieht.

18 Berufsgenossenschaften haben Unternehmer kraft Satzung unter Versicherungsschutz gestellt, z. T. ist die Pflichtversicherung mit zu-

sätzlichen Voraussetzungen verknüpft, wie Zahl der Beschäftigten, Höhe des Einkommens, Art des Betriebes (Pflichtversicherung 1998).

Wenn der Unfallversicherungs(UV)-Träger von der Versicherung kraft Satzung Gebrauch macht, muss er in der Satzung auch die Einzelheiten der Versicherung regeln wie

- Verfahren bei Anmeldung und Ausscheiden,
- Befreiungsrecht auf Antrag,
- Höhe und Ermittlung des Jahresarbeitsverdienstes.

Die Satzungsbestimmungen können durch Beschluss der Vertreterversammlung auch wieder geändert und den aktuellen Verhältnissen angepasst werden.

14.4 Freiwillige Versicherung auf Antrag

Allen Selbständigen, die nicht der Pflichtversicherung unterliegen, wird die Möglichkeit eingeräumt, sich freiwillig bei der für sie zuständigen Berufsgenossenschaft zu versichern. Diese Möglichkeit darf nicht eingeschränkt werden.

Die freiwillige Versicherung setzt einen Antrag voraus. Die Versicherung beginnt mit dem Tag nach Eingang des Antrags bei der Berufsgenossenschaft, sofern nicht ein späterer Zeitpunkt beantragt wird. Dies bedeutet, dass der Unternehmer mit der Anmeldung seines Unternehmens auch selbst Versicherungsschutz genießen kann. Die Versicherung erlischt, wenn der Beitrag binnen zwei Monaten nach Fälligkeit nicht gezahlt worden ist. Wird der Beitrag nach diesem Termin nachrichtet, lebt die freiwillige Versicherung nicht automatisch wieder auf. Es ist eine Neuanmeldung erforderlich. Eine Neuanmeldung bleibt solange unwirksam, bis der rückständige Beitrag gezahlt worden ist.

Beim Aufnahmeverfahren freiwillig Versicherter berücksichtigt jede Berufsgenossenschaft die besonderen Verhältnisse in ihrem Zuständigkeitsbereich. Bei der Verwaltungs-Berufsgenossenschaft enthalten die Informationen, die mit der Beitrittserklärung zur freiwilligen Versicherung versandt werden, auch die Voraussetzungen, unter denen erwerbstätige Personen kraft Gesetzes versichert sind.

Nach § 7 Abs. 4 SGB IV wird unterstellt, dass erwerbstätige Personen bereits kraft Gesetzes versichert sind, wenn mindestens drei der nachstehend genannten Merkmale vorliegen:

- Es werden keine versicherungspflichtigen Arbeitnehmer beschäftigt, deren Arbeitsentgelte regelmäßig EUR 400,00 übersteigen.
- Es wird regelmäßig und im Wesentlichen nur für einen Auftraggeber gearbeitet.
- Die ausgeübten Tätigkeiten werden vom Auftraggeber oder einem vergleichbaren Auftraggeber regelmäßig durch bei ihm beschäftigte Arbeitnehmer verrichtet.
- Die Person tritt nicht unternehmerisch am Markt auf.
- Es werden für Beschäftigte typische Arbeitsleistungen erbracht.

Mit der Beitrittserklärung unterschreibt der Unternehmer, dass er nicht zu den bereits pflichtversicherten Personen gehört. Der Antrag wird so akzeptiert. Nur wenn sich konkrete Anhaltspunkte für eine Scheinselbständigkeit ergeben, werden weitere Unterlagen zur Prüfung angefordert.

14.5 Versicherung nicht im Unternehmen beschäftigter Personen

Wird der Unfall eines Unternehmers gemeldet und wird festgestellt, dass er keine versicherte Person nach den vorstehend geschilderten Vorschriften ist, könnte sich Versicherungsschutz auch noch nach folgenden Regelungen ergeben:

Durch Satzung kann die Versicherung erstreckt werden auf Personen, die sich auf der Unternehmensstätte aufhalten. Von dieser Regelung hat z. B. die VBG wie folgt Gebrauch gemacht:

Personen, die nicht im Unternehmen beschäftigt sind, aber

- als Rechtsanwälte, Notare, selbständige Angehörige der beratenden freien Berufe, Rechtsbeistände, Ärzte oder Sachverständige in Ausübung ihrer selbständigen Tätigkeit,
- als Mitglieder von Aufsichtsräten, Beiräten, Verwaltungsräten und dergleichen die Stätte des Unternehmens im Auftrag oder mit

Zustimmung des Unternehmers aufsuchen oder auf ihr verkehren, sind während ihres Aufenthalts auf der Stätte des Unternehmens gegen die ihnen hierbei zustoßenden Arbeitsunfälle und Berufskrankheiten beitragsfrei versichert, soweit sie nicht schon nach anderen Vorschriften versichert sind (Satzung der VBG 2001).

Wenn sich also ein Rechtsanwalt, der keine freiwillige Versicherung abgeschlossen hat, in einer Bankfiliale aufhält, um den Leiter in einem Arbeitsgerichtsprozess zu beraten und er stolpert, stürzt und sich verletzt, steht er entsprechend der Satzungsbestimmung unter Versicherungsschutz. Ebenso steht nach dieser Vorschrift der nicht versicherte beratende Facharzt, der die Verwaltung zur Beratungstätigkeit aufsucht, unter Versicherungsschutz.

14.6 Versicherungsschutz wegen Haftungsausschluss

Zum 01.01.1997 ist eine Vorschrift in Kraft getreten, die trotz der systematischen Stellung im vierten Kapitel des SGB VII, das die Haftung von Unternehmern, Unternehmensangehörigen und anderen Personen regelt, eine Leistungsnorm ist (Watermann 1997).

> **Ein Beispiel zur Verdeutlichung der Regelung**
>
> W. ist freiberuflich tätiger Tonassistent. Bei Aufnahmen für eine Autosendung im Auftrag eines Privatsenders wird er von einem Pkw angefahren und erleidet einen Unterschenkelbruch. Der Schädiger arbeitet als Fahrer bei einem Autohersteller und wurde dem Sender für die Aufnahmen zusammen mit dem Pkw zur Verfügung gestellt. Eine freiwillige Versicherung hat W. nicht abgeschlossen.

Obwohl W. keine freiwillige Versicherung abgeschlossen hat, hat er unter Umständen einen Anspruch nach § 105 Abs. 2 SGB VII in Verbindung mit § 106 Abs. 3 SGB VII wie Versicherte, die einen Arbeitsunfall erlitten haben.

Folgende Voraussetzungen müssen erfüllt sein:

- Unternehmer wird geschädigt durch Person desselben Betriebes,
- Schädiger hat Unfall nicht vorsätzlich verursacht,
- Unfall war kein Wegeunfall,
- zivilrechtlicher Schadensersatzanspruch zwischen dem geschädigten Unternehmer und dem Schädiger liegt dem Grunde nach vor,
- zivilrechtliche Haftung des Schädigers ist nicht ausgeschlossen.

Gleiches gilt, wenn Versicherte mehrerer Unternehmen vorübergehend betriebliche Tätigkeiten auf einer gemeinsamen Betriebsstätte verrichten für die Ersatzpflicht der für die beteiligten Unternehmen Tätigen untereinander.

Der Leistungsanspruch ist allerdings beschränkt. Als Jahresarbeitsverdienst wird der Mindestjahresarbeitsverdienst zugrunde gelegt. Geldleistungen werden nur bis zur Höhe eines zivilrechtlichen Schadensersatzanspruchs erbracht.

14.7 Vorstellung beim Durchgangsarzt nach Eintritt eines Arbeitsunfalls

Auch für den versicherten Selbständigen gilt bei einem Arbeitsunfall die Vorstellungspflicht beim Durchgangsarzt (§ 26 Vertrag Ärzte/UV-Träger).

Das Durchgangsarztverfahren oder die Heilbehandlung ist nur dann durchzuführen, wenn der Unternehmer persönlich kraft Gesetzes, Satzung oder freiwillig unfallversichert ist. Danach ist der Verletzte vom Durchgangsarzt zu befragen.

Ist der Unternehmer versichert, ist ein Durchgangsarztbericht zu erstatten und dort das Ergebnis der Befragung festzuhalten.

Für das weitere Verfahren gelten die allgemeinen Regeln. Bestehen in tatsächlicher oder medizinischer Sicht Zweifel an dem Vorliegen eines Arbeitsunfalls, kann nur allgemeine Heilbehandlung eingeleitet werden. Liegt aus medizinischer Sicht ein Arbeitsunfall offensichtlich nicht vor, ist weder allgemeine noch besondere Heilbehandlung einzuleiten.

Ist der Unternehmer nicht versichert, entfällt die Erstattung des Durchgangsarztberichtes und jede andere Maßnahme auf Kosten des UV-Trägers (Anleitung für den Durchgangsarzt 1991).

Stellt sich heraus, dass kein Arbeitsunfall vorliegt und hat die Berufsgenossenschaft Behandlungskosten übernommen, können diese nur dann nach den Erstattungsvorschriften des SGB X zurückgefordert werden, wenn der Versicherte Mitglied einer gesetzlichen Krankenkasse ist. Viele selbständig Tätige sind privat krankenversichert. In diesem Fall werden die Kosten, sofern ein Rückforderungsanspruch nach § 50 SGB X besteht, vom Unternehmer zurückgefordert. Eine direkte Abrechnung mit der privaten Krankenversicherung kann nur erfolgen, wenn der Betroffene seine Ansprüche gegen die Privatkasse an die Berufsgenossenschaft abtritt.

Liegt ein Arbeitsunfall vor, stellt der behandelnde Durchgangsarzt die Kosten der Berufsgenossenschaft direkt in Rechnung. Wünscht der Unfallverletzte private Behandlung, leistet die Berufsgenossenschaft nur nach den im Ärzteabkommen vereinbarten Sätzen. Den darüber hinausgehenden Betrag kann der Betroffene ggf. mit seiner privaten Krankenkasse abrechnen.

14.8 Versicherte Tätigkeit des Selbständigen

Auch beim Unternehmer ist nach Prüfung der Zugehörigkeit zum Kreis der versicherten Personen und des Unfalls festzustellen, ob das zum Unfall führende Verhalten der versicherten Tätigkeit oder dem privaten Bereich zuzurechnen ist. Die Grundsätze für die Beurteilung des inneren Zusammenhangs wurden vornehmlich für Unfälle von Beschäftigten entwickelt. Sie gelten aber auch entsprechend für alle sonstigen versicherten Personengruppen.

Bei einem Unternehmer gestaltet sich die Abgrenzung der versicherten von der unversicherten Sphäre häufig schwierig, weil es den Unternehmern frei steht, wie sie ihren Betrieb führen und weil sich bei ihnen vielfach betriebliche Belange schwer von privaten Angelegenheiten trennen lassen. Wegen der weitgehenden Gestaltungsfreiheit sind auch ihrer Art nach für das jeweilige Unternehmen untypische Tätigkeiten nicht ohne weiteres vom Versicherungsschutz ausgeschlossen (BSG in SozR 3-2200 § 548 RVO Nr. 26). Der Umstand, dass der Umfang der Betätigung des Unternehmers häufig schwer kontrol-

lierbar ist, rechtfertigt keine Einengung des versicherten Bereichs (BSG 1995).

Aus der Gestaltungsfreiheit folgt aber nicht, das der Betroffene bei jeder Tätigkeit, die auch nur entfernt mit seinem Unternehmen in Verbindung steht, versichert ist. Vielmehr müssen aus dem Unternehmen herzuleitende Umstände ein wesentliches Glied in der Reihe der Gründe bilden, die den Unternehmer zu der zum Unfall führenden Tätigkeit veranlasst haben.

Bei Handlungen, die ihrer Art nach nicht typisch geschäftlicher Natur sind, ist nach strengen Maßstäben zu prüfen. Es muss ein enger Zusammenhang mit dem Unternehmen gegeben sein (BSG in SozR 2200 § 548 RVO Nr. 47).

Dazu einige Beispiele:

Versicherungsschutz wurde bejaht

- Ein Steuerberater war bei versicherter Tätigkeit, als er auf dem Weg zu einem Gastwirt, mit dem er Steuerangelegenheiten besprechen wollte, vom Pferd fiel und sich verletzte.
- Ein Versicherungsagent war bei versicherter Tätigkeit, als er nach einem Abendessen, zu dem er einen Kunden eingeladen hatte, um zum Vertragsabschluss zu kommen, ausrutschte und stürzte (BSG, Urteil vom 13.03.1975, USK 7564).
- Ein Rechtsanwalt war bei versicherter Tätigkeit, als er sich beim Zubereiten eines Schinkenbrotes, das er nach einer längeren Besprechung einem Kunden anbieten wollte, in den Finger schnitt.

Versicherungsschutz wurde verneint

- Beim Überbringen eines Hochzeitsgeschenks an einen Mitarbeiter (Breith 1994),
- bei einer Gefälligkeitsfahrt für einen Kunden ohne konkreten betrieblichen Anlass (BSGE 1: 258 ff.),
- beim Sturz eines Unternehmers beim Skifahren während einer für vier Mitarbeiter seines Unternehmens veranstalteten Incentive-Reise.

Auch Wege und Tätigkeiten innerhalb des häuslichen Bereichs können eine versicherte Tätigkeit sein, wenn die ausgeübte Verrichtung unmittelbar dem Unternehmen dient. Abgrenzungsprobleme zwischen privaten und versicherten Tätigkeiten ergeben sich auch häufig, wenn sich Wohn- und Geschäftsräume in einem Haus befinden. Sind Wohn- und Betriebsräume räumlich vollständig getrennt, beginnt der Versicherungsschutz erst mit dem Erreichen der Betriebsräume. Ein Treppenhaus, das nicht dem Publikumsverkehr offen steht und auch sonst nicht wesentlich betrieblichen Zwecken dient, gehört noch zum privaten Bereich.

Wegen der Abgrenzungsprobleme kommt der Schilderung des Unfallhergangs und der genauen Bezeichnung des Unfallortes beim Durchgangsarzt eine besondere Bedeutung zu. In der Regel sind dies die Erstangaben, denen unter Umständen ein besonderer Beweiswert zukommen kann (LSG Baden-Württemberg 1995).

Bei der versicherten Tätigkeit müssen die tatsächlichen Grundlagen wie Ort, Art, Zeitpunkt und Zweckbestimmung der zum Unfall führenden Verrichtung mit Gewissheit nachgewiesen werden.

14.9 Beurteilung der Arbeitsunfähigkeit

Die Beurteilung der unfallbedingten Arbeitsunfähigkeit unterscheidet sich nicht von der eines abhängig Beschäftigten. Auch der Selbständige ist arbeitsunfähig, wenn er infolge von Krankheit nicht oder nur mit der Gefahr der alsbaldigen Verschlimmerung in der Lage ist, seiner bisher ausgeübten Erwerbstätigkeit nachzugehen (BSGE 19m: 179, 1982; 53: 227, 228; 69: 180, 182).

Werden mehrere Tätigkeiten (mehrere selbständige oder auch selbständige und abhängige) ausgeübt, ist die Arbeitsunfähigkeit für jede Tätigkeit getrennt zu beurteilen.

So kann der selbständig tätige Tanzlehrer nach einer Fußverletzung für diese Tätigkeit arbeitsunfähig sein, während für seine Tätigkeit als Sachbearbeiter einer Krankenkasse weiterhin Arbeitsfähigkeit besteht. Wird dagegen nach einer Handverletzung für die Tätigkeit des Versicherungsvertreters Arbeitsunfähigkeit attestiert, für die Tätigkeit als Polizist einer Motorradstaffel aber weiterhin Arbeitsfähigkeit angenommen, wird die Berufsgenossenschaft dies nicht ohne weitere Prüfung akzeptieren.

Während einer bestehenden Arbeitsunfähigkeit ist es dem Unternehmer nicht verwehrt, in seinem Betrieb nach dem Rechten zu sehen, sofern er damit den Heilungsprozess nicht gefährdet.

Die Arbeitsunfähigkeit wird auch nicht dadurch beendet, dass der Arzt den Unternehmer für fähig hält, bestimmte Teilaufgaben zu verrichten, z.B. Büroarbeiten – ja, Autofahren – nein. In diesen Fällen bleibt der Unternehmer arbeitsunfähig. Nimmt er einen Teil seiner Tätigkeit auf, ist das erzielte Arbeitseinkommen auf das Verletztengeld anzurechnen. Durch die Aufnahme eines Teils der Tätigkeit auf eigenen Wunsch entstehen keine Nachteile für den Unfallversicherungsschutz.

Auch bei einem Unternehmer kann die schrittweise Wiederaufnahme der Tätigkeit im Rahmen einer Belastungserprobung sinnvoll sein.

14.10 Berechnung der Leistungen

Das Verletztengeld, Übergangsgeld und auch die Rentenleistungen des Unternehmers berechnen sich aus dem Jahresarbeitsverdienst. Bei der freiwilligen Versicherung ist der Jahresarbeitsverdienst die vom Unternehmer gewählte Versicherungssumme.

Die Mindestversicherungssumme ist die Bezugsgröße. Auch für die Versicherungssumme gilt der Höchstjahresarbeitsverdienst, den die BG in ihrer Satzung bestimmt hat. Der Jahresarbeitsverdienst der pflichtversicherten Unternehmer ergibt sich aus dem Gesetz oder den Satzungsbestimmungen.

14.11 Einschränkungen beim Verletztengeld

Der Unfallversicherungsschutz der freiwilligen Versicherung hat grundsätzlich den gleichen Umfang wie die Versicherung der versicherungspflichtigen Personen (BSGE 40: 113). Abweichende Regelungen sind nur in engen Grenzen zulässig.

Eine Einschränkung ist bei der Zahlung des Verletztengeldes möglich. Die Satzung kann bestimmen, dass Verletztengeld längstens für die Dauer der ersten 13 Wochen ganz oder teilweise nicht gezahlt wird.

Der Gesetzgeber hat die Ermächtigung insoweit eingeschränkt, dass eine Wartezeit durch Satzungsbestimmung nicht gelten darf für Versicherte, die bei einer Krankenkasse mit Anspruch auf Krankengeld versichert sind.

Von der Wartezeit haben einige Berufsgenossenschaften Gebrauch gemacht: Bei der Verwaltungs-Berufsgenossenschaft wurde ab 01.01.1999 eine Wartezeit für die Dauer der ersten drei Wochen eingeführt. Durch diese Regelung wurde eine Beitragserhöhung vermieden.

Für die Tage stationärer Behandlung in Krankenhäusern oder Rehabilitationseinrichtungen wird auch in den ersten drei Wochen Verletztengeld gezahlt.

Die Großhandels- und Lagerei-Berufsgenossenschaft hat eine Wartezeit von sechs Wochen in ihrer Satzung festgelegt.

Ein Anspruch auf Verletztengeld setzt neben der Arbeitsunfähigkeit den Wegfall des Arbeitseinkommens voraus. Bei Unternehmern, die selbst im Unternehmen tätig sind, wird der Einkommensverlust unterstellt, wenn ihre Arbeitskraft durch Arbeitsunfähigkeit ausfällt. Eine konkrete Minderung des Einkommens muss nicht nachgewiesen werden (HVBG, VB 165/65).

Die sonstigen Leistungen weisen keine Besonderheiten gegenüber den Leistungsansprüchen der abhängig Beschäftigten aus. Dies gilt sowohl für die Sachleistungen wie Heilbehandlung, Berufshilfe, Wohnungshilfe usw. als auch für die Geldleistungen wie Verletztenrente oder Hinterbliebenenleistungen.

Einige Beispiele zeigen die Höhe des kalendertäglichen Verletztengeldes und einiger anderer Geldleistungen je nach Höhe des Jahresarbeitsverdienstes (Tabelle 14.1).

Fazit

Die gesetzliche Unfallversicherung bietet dem selbständig Tätigen bis auf wenige Ausnahmen den gleichen Leistungsumfang wie dem abhängig Beschäftigten. Das Verhältnis Beitrag/Leistung stimmt und insbesondere bei schweren Unfällen und bei Unternehmern in der Aufbauphase ihres Unternehmens bietet die Unfallversicherung ein Leistungsspektrum, das in dieser umfassenden Weise und zu dem Beitrag durch private Versicherungsverträge nicht abgedeckt werden kann.

Literatur

Anleitung für den Durchgangsarzt (1991) Ausgabe Januar 1991

Breith (1994) LSG Baden-Württemberg. S. 10 ff.

BSG in SozR 3-2200 § 548 RVO Nr. 26

BSG in SozR 2200 § 548 RVO Nr. 47

BSG (1995) Urteil vom 08.12.1994. HVBG-Info 1995, S 711 ff.

BSG, Urteil vom 13.03.1975, USK 7564

BSGE 1: 258 ff.

BSGE 19 m: 179, 182; 57: 227, 228; 69: 180, 182

BSGE 40: 113

Geschäfts- und Rechnungsergebnisse der gewerblichen Berufsgenossenschaften 1999

HVBG, VB 165/65

LSG Baden-Württemberg (1995) Urteil vom 17.01.1985. HVBG-Info 8: 4 ff.

Pflichtversicherung des Unternehmers kraft Satzung in HVBG, VB 24/98

Satzung der VBG in der Fassung vom 01.01.2001

Watermann (1997) NJW 3401, 3403

Tabelle 14.1. Geldleistungen an freiwillig Versicherte. Höhe der wichtigsten Geldleistungen in Euro

Versicherungssumme	Verletztengeld während der ärztl. festgestellten Arbeitsunfähigkeit (1/450 der Vers.-Summe)		Vollrente (jährlich, 2/3 der Vers.-Summe)	20%ige Teilrente (jährlich)	Witwen- und Witwerrente (jährlich, 3/10 der Vers.-Summe)	Halbwaisenrente (jährlich, 2/10 der Vers.-summe)
	Kal. täglich	Monatlich				
28.560,00	63,47	1.904,10	19.040,00	3.808,00	8.568,00	5.712,00
40.000,00	88,89	2.666,70	26.666,67	5.333,33	12.000,00	8.000,00
60.000,00	133,33	3.999,90	40.000,00	8.000,00	18.000,00	12.000,00
70.000,00	155,56	4.666,80	46.666,67	9.333,33	21.000,00	14.000,00
84.000,00	186,67	5.600,10	56.000,00	11.200,00	25.200,00	16.800,00

Bei Tod durch Versicherungsfall wird ein Sterbegeld von einem Siebtel der jeweils geltenden Bezugsgröße gewährt.

Die Begutachtung im Rahmen der privaten Unfallversicherung

G. Schießl

15.1 Einleitung

Bei der Begutachtung von Selbständigen und Freiberuflern in der privaten Unfallversicherung treten einige Besonderheiten auf, die der Arzt bei der Erstellung seines Gutachtens beachten sollte. Diese Besonderheiten unterscheiden sich grundlegend von denen der gesetzlichen Unfallversicherung. Dies liegt vor allem daran, dass die in der privaten Unfallversicherung maßgeblichen Begriffe und Bemessungskriterien sich im Allgemeinen und somit auch bei der Begutachtung von Selbständigen von denen der gesetzlichen Unfallversicherung deutlich unterscheiden.

Für die Verwertbarkeit und die Qualität eines medizinischen Gutachtens ist es deshalb von entscheidender Bedeutung, ob der Sachverständige die eigenständige Begriffswelt der privaten Unfallversicherung kennt und seiner medizinischen Bewertung die zutreffenden Bemessungsmaßstäbe zugrunde legt. Dieses Erfordernis gilt in besonderem Maße bei der Begutachtung von versicherten Selbständigen.

Der Begriff des Arbeitsunfalls und die damit zusammenhängenden Abgrenzungsprobleme spielen dabei, anders als in der gesetzlichen Unfallversicherung, keine Rolle. Die private Unfallversicherung bietet Versicherungsschutz für alle Unfälle, gleich aus welchen Lebensbereichen, rund um die Uhr und auf der ganzen Welt.

Die thematischen Besonderheiten finden sich vielmehr in der Definition und dem Umfang einzelner Leistungsarten, und zwar überall dort, wo es um die Beeinträchtigung der Arbeitsfähigkeit im konkret vom Versicherten ausgeübten Beruf geht. Betroffen sind die Leistungsarten Tagegeld und Übergangsleistung.

Keine Besonderheiten für versicherte Selbständige sind beim Krankenhaustagegeld und bei der Todesfallleistung zu beachten, deren Leistungsvoraussetzungen allein an die entsprechende Unfallfolge geknüpft sind, ohne Rücksicht darauf, welche berufliche Tätigkeit der Versicherte ausgeübt hat. Auch das Kernstück der privaten Unfallversicherung, die Invaliditätsleistung, weist keine spezifischen Sonderprobleme bei versicherten Selbständigen auf, was wiederum anhand der maßgeblichen Begriffsdefinition noch näher zu erläutern sein wird.

15.2 Tagegeld

Die Leistungsart des Tagegeldes zielt darauf ab, unfallbedingte Einkommenseinbußen auszugleichen. Das Tagegeld ist damit eine besonders für Selbständige und Freiberufler wichtige Leistungsart, denn bei ihnen fehlt die Absicherung der Lohnfortzahlung. Längerfristige Beeinträchtigungen der Arbeitsfähigkeit können zu erheblichen Einkommenseinbußen bis hin zur Existenzgefährdung führen.

Die Höhe der Leistung bemisst sich – anders als im Schadenersatzrecht – nicht nach dem tatsächlich eingetretenen Einkommensausfall, sondern nach der vertraglich vereinbarten Versicherungssumme.

Leistungsvoraussetzung für das Tagegeld ist, dass die Arbeitsfähigkeit des Versicherten unfallbedingt beeinträchtigt ist. Die Tagegeldzahlung ist zeitlich begrenzt auf die Dauer der ärztlichen Behandlung, längstens auf ein Jahr ab dem Unfall.

Die Berechnung der Leistung erfolgt nach der vereinbarten Versicherungssumme einerseits und dem ärztlich festgestellten Grad der Beeinträchtigung der Arbeitsfähigkeit andererseits. Der Anteil einer Mitwirkung unfallfremder Krankheiten oder Gebrechen an der Beeinträchtigung der Arbeitsfähigkeit ist ggf. in Abzug zu bringen.

Wesensmerkmal der Tagegeldleistung ist dabei deren prozentuale Abstufung nach dem Grad der Beeinträchtigung. In der Regel entsteht eine allmähliche Reduzierung der Höhe des Tagegeldes vom Unfall bis zum Abschluss der Behandlung. Diese graduelle und zeitliche Abstufung entspricht üblicherweise dem ansteigenden Heilverlauf und dem Rückgang der Beeinträchtigung der Arbeitsfähigkeit.

Die zentrale Aufgabe des Gutachters ist es, den Grad der Beeinträchtigung der Arbeitsfähigkeit zu bemessen. Dies kann nur dann zu sachgerechten Ergebnissen führen, wenn der Arzt dieser Fragestellung den zutreffenden Prüfungsmaßstab zugrunde legt.

Die Bemessung des Grades der Beeinträchtigung richtet sich nicht nach allgemeinen, abstrakten Maßstäben an die Arbeitsfähigkeit eines Menschen, sondern ausschließlich nach der vom Versicherten konkret ausgeübten – und richtigerweise auch versicherten – Berufstätigkeit. Je nach Art dieser Berufstätigkeit ist der an die Bemessung anzulegende Prüfungsmaßstab unterschiedlich.

Steigt z. B. ein gelernter Dachdecker als zwischenzeitlich selbständiger Unternehmer nicht mehr selbst auf die Dächer, sondern ist ausschließlich Aufsicht führend tätig, ist für die Beurteilung seiner Arbeitsfähigkeit auch ausschließlich die Aufsichtführung der anzulegende Prüfungsmaßstab. Die Bewertung richtet sich nach dem Ausmaß der körperlichen oder geistigen Funktionsdefizite unter medizinischen Gesichtspunkten und den konkreten Anforderungen der beruflichen Tätigkeit des Versicherten an seine Unversehrtheit. Diese beiden Kriterien sind in Relation zueinander zu setzen.

Die Anforderungen der beruflichen Tätigkeit sind jeweils genau zu ermitteln. Dies gilt grundsätzlich für jeden Versicherten, doch typisch gerade bei Selbständigen ist die „Mischung" von körperlicher und Aufsicht führender Tätigkeit. Als grobe Einteilung für diese Anforderungen an die Fertigkeiten des Versicherten kann unterschieden werden in kaufmännische, verwaltende und Aufsicht führende sowie in körperliche und handwerkliche Tätigkeiten. Die Anteile der körperlichen und nichtkörperlichen Tätigkeiten müssen quantifiziert und getrennt anhand der medizinischen Funktionsdefizite bewertet werden. Dies darf im Ergebnis allerdings nicht zu zwei getrennten Einschätzungen führen. Der

Sachverständige muss vielmehr „im Kopf" die beiden Tätigkeitsbereiche bewerten und dann wieder zu einem einheitlichen Wert zusammenführen.

Beispiel 1

Der Geschäftsführer einer Firma für Abdichtungstechnik erlitt am 15.09.2000 einen Unfall, als er beim Besteigen eines Baggers abrutschte. Er zog sich eine Distorsion des linken Kniegelenks, eine Teilruptur des vorderen Kreuzbandes und eine Kapselverletzung zu.

Das Bein wurde mit einem Gipstutor bis zum 10.10.2000 ruhiggestellt, es erfolgte eine Stabilisation mit Kniegelenkorthese bis Mitte November. Mitte Dezember war die Behandlung abgeschlossen.

Der behandelnde Arzt bescheinigte eine durchgehende Arbeitsunfähigkeit bis zum 21.12.2000 zu 100 %. Diese ärztliche Bescheinigung erschien nicht nachvollziehbar, sodass der Versicherer ein Zusammenhangsgutachten in Auftrag gab.

Der Gutachter nahm eine Arbeitsplatzbeschreibung vor und stellte fest, dass der Versicherte bis zu sieben Angestellte beschäftigte, Aufsicht führende und verwaltende Tätigkeit ausübte und den „größeren Teil der Arbeitszeit" körperlich mitarbeitete.

Zutreffend kam der Gutachter zu der Einschätzung, dass wegen der Verwaltungs- und Aufsicht führenden Tätigkeit keine vollständige Beeinträchtigung der Arbeitsfähigkeit vorliegen kann. Er stufte die Beeinträchtigung der Arbeitsfähigkeit bis Mitte November zu 75% und dann abnehmend zu 50%, 30% und zuletzt zu 10% ein.

Ungeachtet dieser festgestellten Einzelwerte in der Abstufung der Beeinträchtigung der Arbeitsfähigkeit, die sich an den individuellen Umständen des Einzelfalles orientieren muss, soll mit Beispiel 1 in erster Linie die Systematik des anzuwendenden Prüfungsmaßstabes aufgezeigt und verdeutlicht werden.

Das Beispiel 1 zeigt auch den Konfliktbereich auf, mit dem der Unfallversicherer häufig konfrontiert wird. Der Versicherte hat die Beeinträchtigung der Arbeitsfähigkeit durch Vorlage eines ärztlichen Attestes nachzuweisen. Im Rahmen dieser Nachweispflicht werden oftmals Bescheinigungen über die Arbeitsunfähigkeit vorgelegt, die erkennbar nicht nach dem von den Allgemeinen Unfallversicherungs-Bedingungen vorgegebenen Prüfungsmaßstab erstellt sind, denn das Krankenversicherungsrecht kennt beim Begriff der Arbeitsunfähigkeit keine graduelle Abstufung. Wegen der insoweit völlig unterschiedlichen Kriterien ist die Zeit der Arbeitsunfähigkeit häufig nicht identisch mit einer 100 %igen Beeinträchtigung der Arbeitsfähigkeit und der Dauer der vollen Tagegeldzahlung. Angesichts der verständlichen Erwartungshaltung des Versicherten, dem sein Arzt die Arbeitsunfähigkeit bescheinigt, sind die unterschiedlichen Betrachtungsweisen dem Laien zum Teil nur schwer vermittelbar. Die Leistungsart des Tagegeldes kann aber – gerade bei der Zielgruppe der Selbständigen und Freiberufler – unfallbedingte Einkommenseinbußen sinnvoll nur in dem Ausmaß ausgleichen, in dem der Versicherte tatsächlich nicht in der Lage war, seine beruflichen Aufgaben zu erfüllen.

In diesem Zusammenhang ist nur der Vollständigkeit halber noch darauf hinzuweisen, dass die Eintrittspflicht des Unfallversicherers generell und somit auch bei Selbständigen nur die Unfallfolgen erfassen kann. Beruht die Beeinträchtigung der Arbeitsfähigkeit auf einem Zusammenwirken von Unfallfolgen und unfallfremden Krankheiten oder Gebrechen, ist die Leistung nach der Ermittlung des Beeinträchtigungsgrades um den Anteil der Mitwirkung von Krankheiten oder Gebrechen zu kürzen. Diese Besonderheit der privaten Unfallversicherung beschert auch dem medizinischen Gutachter zuweilen schwierige Abgrenzungsprobleme.

Eine Kürzung des Tagegeldes findet dagegen nicht statt, wenn eine Krankheit unabhängig von den Unfallfolgen die Arbeitsfähigkeit beeinträchtigt. Das zeitliche Zusammentreffen beispielsweise einer Grippe mit einer durch Unfall verursachten Fraktur lässt also den Anspruch auf Tagegeldleistung unberührt. Gleiches gilt, wenn schon vor bzw. am Zeitpunkt des Unfalls eine krankheitsbedingte Beeinträchtigung der Arbeitsfähigkeit bestand. Auch sie führt nicht zum Verlust oder zur Kürzung des Tagegeldes. Ebenfalls nicht gekürzt wird der Anspruch, wenn der Versicherte bereits wegen eines zuvor erlittenen Unfalles arbeitsunfähig war.

15.3 Übergangsleistung

Die Leistungsart der Übergangsleistung hat zum Ziel, bei schweren Unfallverletzungen die Zeit bis zur Auszahlung der Invaliditätsleistung finanziell zu überbrücken. Sie erfolgt als Einmalleistung. Die Höhe der vereinbarten Versicherungssumme hat sich am individuellen Bedarf des Versicherten zu orientieren. Gerade bei Selbständigen steht auch hier der Ausgleich drohender Einkommensverluste im Vordergrund.

Die Leistungsvoraussetzungen haben sich im Lauf mehrerer Bedingungsgenerationen verändert, in denen diese Leistungsart weiterentwickelt wurde.

In den AUB 61 war Anspruchsvoraussetzung der (damals noch so lautenden) Übergangsentschädigung, dass die Arbeitsfähigkeit des Versicherten nach Ablauf von sechs Monaten ab dem Unfall noch um mehr als 50% beeinträchtigt ist. In den AUB 88 ist dann der Begriff der Arbeitsfähigkeit ersetzt worden. An seine Stelle trat der Maßstab der normalen körperlichen oder geistigen Leistungsfähigkeit im beruflichen oder außerberuflichen Bereich. Damit ist der Kreis der anspruchsberechtigten Versicherten (z. B. Rentner, Schüler, Hausfrauen) und der Bewertungsmaßstab auf die Lebensbereiche auch außerhalb der Erwerbstätigkeit erweitert worden. Die vom Gesamtverband der Deutschen Versicherungswirtschaft im Jahr 1999 empfohlenen Musterbedingungen AUB 99 behalten diesen Maßstab bei, legen den Beeinträchtigungsgrad aber mit (nur noch) mindestens 50% fest.

Die Anspruchsvoraussetzungen im Übrigen gelten unverändert. Die Beeinträchtigung muss vom Unfalltag an bzw. seit kurzer Zeit danach bestehen und ununterbrochen andauern. Der Beeinträchtigungsgrad (mehr als 50% bzw. mindestens 50%) muss ohne Mitwirkung von Krankheiten oder Gebrechen auf den Unfall zurückzuführen sein.

Eine Abstufung wie beim Tagegeld findet hier nicht statt. Liegen die Anspruchsvoraussetzungen vor, so kommt es zur vollen Leistung. Fehlt es dagegen an einer Voraussetzung, kommt es auch nicht zu einer Teilleistung.

Verschiedene Sonderformen der Übergangsleistung werden von den Versicherern angeboten. Häufig setzt eine Leistungspflicht ein, wenn der Versicherte z. B. drei Monate nach dem Unfall zu 100% in seiner körperlichen oder geistigen Leistungsfähigkeit beeinträchtigt ist.

Soweit es um die Beeinträchtigung der Arbeitsfähigkeit (AUB 61) geht, gelten dieselben Beurteilungsgrundlagen wie beim Tagegeld. Für die Bemessung des Grades der Beeinträchtigung ist die konkret vom Versicherten ausgeübte Berufstätigkeit maßgebend. Die Bewertung richtet sich auch hier nach dem Ausmaß der körperlichen oder geistigen Funktionsdefizite in Relation zu den konkreten Anforderungen der beruflichen Tätigkeit des Versicherten, die bei Selbständigen typischerweise die „Mischung" von körperlicher und Aufsicht führender Tätigkeit aufweist.

Bei der Beeinträchtigung der körperlichen oder geistigen Leistungsfähigkeit (AUB 88, 99) ist dieser Beurteilungsmaßstab nicht nur erweitert, sondern auch in seinem gedanklichen Ansatz verändert worden. Der Beurteilungsmaßstab orientiert sich nun an der Betrachtung aller Funktionen des menschlichen Organismus unter ausschließlich medizinischen Gesichtspunkten. Funktionsdefizite sind damit nicht mehr nur dann relevant, wenn sie die Arbeitsfähigkeit beeinträchtigen.

Die Beeinträchtigung kann sowohl im beruflichen als auch im außerberuflichen Bereich liegen. Es reicht dabei aus, wenn eine der beiden Alternativen vorliegt. Die Leistungsfähigkeit von Berufstätigen bemisst sich allerdings nach wie vor in erster Linie an deren Arbeitsfähigkeit. Mit dem beruflichen Bereich ist begrifflich die Arbeitsfähigkeit im konkret ausgeübten Beruf zu verstehen. Der Beeinträchtigungsmaßstab der Arbeitsfähigkeit der AUB 61 ist unverändert bestehen geblieben.

Lediglich ergänzend tritt hinzu, dass Beeinträchtigungen der körperlichen oder geistigen Leistungsfähigkeit auch im außerberuflichen Bereich relevant sein können. Dies gilt vor allem für Personen ohne berufliche Tätigkeit und darüber hinaus für Beeinträchtigungen der Körperfunktionen, die sich im „Freizeitbereich" stärker als in der jeweils ausgeübten Berufstätigkeit auswirken. Diese Erweiterung kann in erster Linie bei Versicherten mit ausschließlich nicht körperlicher, sitzender Tätigkeit zu Zahlungen aus der

Übergangsleistung führen, die nach den AUB 61 nicht möglich sind.

Wichtigstes Kriterium ist und bleibt aber die Frage, inwieweit die Arbeitsfähigkeit im konkret ausgeübten Beruf beeinträchtigt ist.

Beispiel 2

Ein Rechtsanwalt ist am 21.01.2001 gestolpert und mit dem linken Fuß an die rechte Achillessehne gestoßen. Der Hausarzt diagnostizierte eine Zerrung/Prellung der Achillessehne, die Kernspintomographie ergab eine Ruptur der Achillessehne.

Zunächst wurde mit Salbeneinreibungen, Bestrahlungen und einer Bandage therapiert. Am 08.06.2001 erfolgte ein operativer Eingriff. Es zeigte sich ein Mischbild zwischen alten und frischen Veränderungen der Achillessehne. Der Versicherte trug anschließend eine Orthese und unterzog sich einer krankengymnastischen Behandlung. Ende der Behandlung war am 07.08.2001.

Zu den Beschwerden war dokumentiert, dass der Versicherte 10 Tage lang nach dem Unfall das Haus nicht verlassen konnte, anschließend nicht mehr richtig Auto fahren und nur außenrotiert gehen konnte. Nach einer anfänglichen Besserung nahmen die Beschwerden bis zur Operation wieder zu. Nach dem operativen Eingriff traten belastungsabhängige Schmerzen und Probleme beim Treppensteigen auf.

Der Versicherte legte Bescheinigungen seines Hausarztes und des Chirurgen vor, in denen nahezu durchgängig eine 100%ige unfallbedingte Beeinträchtigung der Arbeitsfähigkeit vom Unfall bis zum 29.07.2001 attestiert wurde. Dies erschien nicht nachvollziehbar.

Erst ein vom Versicherer in Auftrag gegebenes Zusammenhangsgutachten brachte demgegenüber eine – grundsätzlich notwendige – Relativierung dieser Einschätzung.

Der Gutachter legte seiner Bewertung eine Arbeitsplatzbeschreibung zugrunde, die er in dem Gutachten auch dokumentierte. Danach bestand die Berufsausübung des Versicherten vorwiegend in sitzender Tätigkeit und dem Aufsuchen von Gerichten und Vollzugsanstalten. Den Weg dorthin und zum Arbeitsplatz legte der Versicherte mit dem Auto zurück.

Auf der Basis der sich daraus ergebenden Anforderungen bestätigte der Gutachter eine 100%ige Beeinträchtigung der Arbeitsfähigkeit für die ersten 10 Tage nach dem Unfall sowie für die Zeit des Krankenhausaufenthaltes nach dem operativem Eingriff. Ansonsten bewertete er die Beeinträchtigung der Arbeitsfähigkeit zeitlich gestaffelt mit 60%, 50%, 40% und bis zuletzt, also am Ende der Behandlung, mit noch 30%. Den unfallfremden Anteil an diesen Beeinträchtigungen aufgrund der degenerativen Veränderungen der Achillessehne schätzte er auf 50%.

Diese Einschätzung begründete der Gutachter ausführlich anhand der Befundbeschreibung sowie der feststellbaren Beschwerden und Funktionsdefizite des Versicherten. Er setzte diese dann in eine Relation zu den Anforderungen an die körperliche Unversehrtheit, denen der Versicherte in seiner konkreten Berufsausübung ausgesetzt war, und kam zu den zitierten Einzelwerten der Beeinträchtigungsgrade.

Beispiel 2 zeigt anschaulich die Systematik auf, mit der der medizinische Sachverständige notwendigerweise vorgehen muss, um zu sachgerechten Ergebnissen zu kommen. Damit ist nicht eine „Richtigkeit" des einzelnen Beeinträchtigungsgrades oder seiner Dauer gemeint, sondern die grundsätzliche Verwertbarkeit der Einschätzung für den Versicherer. Sie ist – ungeachtet des Ergebnisses – in erster Linie dann verwertbar, wenn sie sich erkennbar an dem Beurteilungsmaßstab orientiert, der von den allgemeinen Unfallversicherungsbedingungen vorgegeben ist.

15.4 Invaliditätsleistung

Die Invaliditätsleistung dient dem finanziellen Ausgleich unfallbedingter Dauerschädigungen. Diese Absicherung für den Fall der Invalidität ist das Kernstück der privaten Unfallversicherung. Dem medizinischen Sachverständigen kommt dabei die Aufgabe zu, zu beurteilen, ob und in welchem Ausmaß Unfallverletzungen zu einer Invalidität führen.

Invalidität wird definiert als die Beeinträchtigung der körperlichen oder geistigen Leistungsfähigkeit. Dieser Begriff erfasst sämtliche Funktionen des menschlichen Körpers und unterscheidet sich damit insbesondere deutlich von

der Minderung der Erwerbsfähigkeit in der gesetzlichen Unfallversicherung.

In der früheren Bedingungsgeneration der AUB 61, die älteren Verträgen auch heute noch vertraglich zugrunde liegen, ist die Invalidität begrifflich noch auf die dauernde Beeinträchtigung der Arbeitsfähigkeit beschränkt. Die Arbeitsfähigkeit in diesem Sinne ist anders zu verstehen als im Prüfungsmaßstab der Leistungsarten Tagegeld und Übergangsleistung. Die Arbeitsfähigkeit im Rahmen des Invaliditätsbegriffs ist die jedem Menschen auf der Grundlage körperlicher Unversehrtheit innewohnende Fähigkeit, Arbeit zu leisten. Die konkrete Berufstätigkeit des Versicherten bleibt deshalb hier außer Betracht. Beim Tagegeld und bei der Übergangsleistung wird demgegenüber im Bedingungswortlaut ausdrücklich auf die konkret ausgeübte Berufstätigkeit abgestellt, was dem Zweck und der Funktion dieser Leistungsarten auch entspricht.

Davon hebt sich die Invalidität dadurch ab, dass ihr Wesensmerkmal die Dauerhaftigkeit der Beeinträchtigung als Unfallfolge ist. Beurteilungsmaßstab ist, ob und inwieweit sich die unfallbedingten Funktionsdefizite auf die unbeeinträchtigte Arbeitsfähigkeit eines Unversehrten auswirken. Orientierungshilfe dafür ist der Vergleich der Fähigkeit des Versicherten vor und nach dem Unfall anhand seiner beruflichen Qualifikation.

Bei der Prüfung der Beeinträchtigung müssen Tätigkeiten zum Vergleich herangezogen werden, die den Kräften und Fähigkeiten des Versicherten entsprechen, die er also ohne Unfall hätte ausüben können. Als Maßstab können derartige Tätigkeiten aber nur dienen, wenn sie dem Versicherten unter billiger Berücksichtigung seiner Ausbildung und seines bisherigen Berufs zugemutet werden können.

Für den selbständigen Versicherten ergeben sich insoweit keine spezifischen Besonderheiten im Vergleich zur Begutachtung anderer Berufs- bzw. Bevölkerungsgruppen.

Völlig unbeachtlich kann darüber hinaus die Berufstätigkeit generell und damit auch die des Selbständigen im Bereich der Gliedertaxe bezeichnet werden. Sie hat gegenüber dem allgemeinen Beurteilungsmaßstab stets „Vorrang" und kommt für alle Unfallfolgen zur Anwendung, die die Gliedmaßen und Sinnesorgane betreffen.

Die Gliedertaxe stellt mit ihren festen Invaliditätsgraden auf einen abstrakten Maßstab nach ausschließlich medizinischen Gesichtspunkten ab. Alle individuellen Umstände aus der Berufstätigkeit der Versicherten, die diesen abstrakten Maßstab nach oben oder unten verändern könnten (z. B. Pianist), bleiben außer Betracht.

Gleiches gilt letztlich für den Beurteilungsmaßstab der körperlichen oder geistigen Leistungsfähigkeit in den AUB 88 und 99. Mit einbezogen sind sämtliche, das heißt auch die Funktionen des menschlichen Körpers, die sich auf die Arbeitsfähigkeit nicht auswirken. Die Beeinträchtigung wird danach bemessen, in welchem Ausmaß die Funktionen des Körpers beeinträchtigt sind. Maßstab ist dabei die Leistungsfähigkeit eines Gesunden, voll funktionsfähigen Menschen unter ausschließlich medizinischen Gesichtspunkten. Wie im Bereich der Gliedertaxe auch ist der Invaliditätsanspruch damit von dem Beurteilungsmaßstab der Arbeitsfähigkeit oder einer konkreten Berufstätigkeit völlig losgelöst.

Zusammenfassung

Die Anforderungen an den medizinischen Sachverständigen bei der Begutachtung des versicherten Selbständigen in der privaten Unfallversicherung können wie folgt zusammengefasst werden:

Besondere Anforderungen bestehen bei der Begutachtung im Rahmen der Leistungsarten Tagegeld und Übergangsleistung.

Maßstab für den Grad und die Dauer der Beeinträchtigung der Arbeitsfähigkeit ist die tatsächlich vom Versicherten ausgeübte Berufstätigkeit.

Notwendige Aufgabe des Gutachters ist es, eine Sachaufklärung über die Berufstätigkeit des Versicherten vorzunehmen und zu dokumentieren. Der Gutachter muss in der Arbeitsplatzbeschreibung die Anteile von körperlicher und nicht körperlicher Berufstätigkeit und die Anforderungen dieser Tätigkeit an die Unversehrtheit des Verletzten gewichten. Die körperlichen oder geistigen Funktionsdefizite sind dann mit diesen Anforderungen in Relation zueinander zu setzen.

Literatur

Grimm W, Unfallversicherung, AUB-Kommentar, 3. Aufl. Beck, München

Ludolph, Lehmann, Schürmann, Kursbuch der ärztlichen Begutachtung, Bd II. Ecomed, Landsberg

Mollowitz, Der Unfallmann, Begutachtung der Folgen von Arbeitsunfällen, privaten Unfällen und Berufskrankheiten, 12. Aufl. Springer, Berlin Heidelberg New York Tokyo

Stockmeier, Huppenbauer, Motive und Erläuterungen zu den AUB 99. Verlag Versicherungswirtschaft, Karlsruhe

Wussow, Pürckhauer (1988) Kommentar zu den AUB, 6. Aufl. Heymanns, Köln

Reintegration, Berufshilfe

M. Benz

16.1 Vorbemerkung

Es geht im Folgenden ausschließlich um Sachleistungen (Rehabilitationsleistungen), nicht um Entschädigungsleistungen wie Verletztengeld, Übergangsgeld oder Versichertenrente.

16.2 Die Versicherteneigenschaft

Die Versicherungsfälle Arbeitsunfall und Berufskrankheit setzen immer voraus, dass die vom Gesundheitsschaden betroffene Person zum Kreis der in der gesetzlichen Unfallversicherung versicherten Personen gehört. Wenn jemand versichert ist, hat er den Anspruch auf die gleichen Sachleistungen. Es spielt also insoweit keine Rolle, ob jemand den Arbeitsunfall oder die Berufskrankheit als Arbeitnehmer, als Unternehmer oder als sonstige versicherte Person nach § 2 Sozialgesetzbuch (SGB) VII erlitten hat. (Beim Verletztengeld gibt es allerdings Unterschiede hinsichtlich der Bemessungsgrundlage und auch die Möglichkeit, dass die Satzung abweichende Regelungen festlegt, § 46 Abs. 2 SGB VII.)

Der Begriff des Selbstständigen ist der gesetzlichen Unfallversicherung fremd. Es ist darauf abzustellen, ob jemand Unternehmer oder im Unternehmen mitarbeitender Ehegatte (Lebenspartner) ist. Unternehmer ist nach § 136 Abs. 3 SGB VII derjenige, dem das Ergebnis des Unternehmens unmittelbar zum Vor- oder Nachteil gereicht.

Anders als in der Landwirtschaft (vgl. § 2 Abs. 1 Nr. 5 SGB VII) sind die Unternehmer und die im Unternehmen mitarbeitenden Ehegatten (Lebenspartner) im Bereich der gewerblichen Wirtschaft oder in sonstigen Bereichen nur ausnahmsweise kraft Gesetzes versichert, so z.B. Hausgewerbetreibende (§ 2 Abs. 1 Nr. 6 SGB VII) oder Personen, die selbstständig im Gesundheitswesen oder der Wohlfahrtspflege tätig sind (§ 2 Abs. 1 Nr. 9 SGB VII) soweit sie nicht versicherungsfrei sind. Eine ganze Reihe von gewerblichen Berufsgenossenschaften hat von der in § 3 SGB VII vorgesehenen Möglichkeit einer Pflichtversicherung kraft Satzung Gebrauch gemacht. Wer nicht pflichtversichert ist, hat die Möglichkeit der freiwilligen Versicherung nach § 6 SGB VII. Das gilt auch für unternehmerähnliche Personen, die in Kapital- oder Personenhandelsgesellschaften regelmäßig wie Unternehmer tätig werden.

Besteht zwischen Ehegatten ein echtes Arbeitsverhältnis (vgl. dazu Bereiter-Hahn u. Mehrtens), so hat dies Vorrang vor der Unternehmerversicherung. Schließlich ist auch an die Möglichkeit zu denken, dass ein Unternehmer im Einzelfall wie ein Arbeitnehmer (§ 2 Abs. 2 SGB VII) in einem anderen Unternehmen tätig wird.

16.3 Der Anspruch auf berufliche Rehabilitation (Leistungen zur Teilhabe am Arbeitsleben)

Der Anspruch auf berufliche Rehabilitation ist ein Anspruch dem Grunde nach. Er kann nur durch das Ziel, nicht durch den Gegenstand (einzelne Berufsförderungsmaßnahme) bestimmt werden. Der Anspruch auf berufliche Rehabilitation ist auf die dauerhafte berufliche Eingliederung des Versicherten gerichtet (§ 33 Abs. 1 SGB IX). § 26 Abs. 5 S. 1 SGB VII legt ausdrücklich fest:

„Die Unfallversicherungsträger bestimmen im Einzelfall Art, Umfang und Durchführung der Heilbehandlung und Rehabilitation sowie die Einrichtungen, die diese Leistungen erbringen, nach pflichtgemäßem Ermessen."

Es besteht deshalb – abgesehen vom Fall der Ermessensschrumpfung – kein Rechtsanspruch des Versicherten auf eine einzelne berufsfördernde Leistung. Der Anspruch auf berufliche Rehabilitation wird erst konkretisiert durch den Verwaltungsakt (§ 31 SGB X), den der Unfallversicherungsträger im Rahmen seines Auswahlermessens erlässt.

Ein Anspruch auf berufliche Rehabilitation im Sinne eines Rechtsanspruchs dem Grunde nach besteht unter folgenden Voraussetzungen:

a) Der Rehabilitand gehört im Zeitpunkt des Versicherungsfalls bzw. des § 3 BKV-Falls (individuell-konkrete Gefahr, dass eine Berufskrankheit entsteht, wiederauflebt oder sich verschlimmert) zum Kreis der in der gesetzlichen Unfallversicherung versicherten Personen (vgl. §§ 2 bis 6 SGB VII).

b) Es liegt ein Versicherungsfall oder ein Fall des § 3 Abs. 1 BKV vor.

c) Maßnahmen der Heilbehandlung reichen zur Rehabilitation nicht aus.

d) Art oder Schwere der Folgen des Versicherungsfalls erfordern eine berufliche Rehabilitation. Das ist der Fall, wenn der Versicherte auf Dauer seinen bisherigen Beruf/seine bisherige Tätigkeit nicht mehr voll wettbewerbsfähig ausüben kann.

e) Der Rehabilitand hat seine Zustimmung zur beruflichen Rehabilitation gegeben, § 9 Abs. 4 SGB IX.

Maßnahmen der beruflichen Rehabilitation kommen nicht in Betracht, wenn im Sinne von § 3 Abs. 1 S. 1 BKV geeignete Mittel vorhanden sind, mit denen die Gefahr im Sinne dieser Vorschrift beseitigt werden kann (LSG Niedersachsen 1997).

16.4 Berufliche Rehabilitation (Leistungen zur Teilhabe am Arbeitsleben) durch Hilfen zur Erhaltung oder Erlangung eines Arbeitsplatzes oder Maßnahmen der beruflichen Anpassung und Weiterbildung

Vom Unfallversicherungsträger anzustreben ist, dass der Unternehmer am alten Arbeitsplatz wieder tätig sein kann. Dabei ist zwischen dem rehabilitativen Bereich und dem präventiven Bereich zu unterscheiden. § 33 Abs. 3 SGB IX führt im Rahmen der Leistungen zur Teilhabe am Arbeitsleben die Hilfen zur Erhaltung des Arbeitsplatzes an erster Stelle auf. Auch § 33 Abs. 5 Nr. 6 SGB IX

zählt als Leistungen die sonstigen Hilfen, um eine selbstständige Tätigkeit zu ermöglichen oder zu erhalten, auf. Diese Vorschriften werden für den technisch-organisatorischen Bereich konkretisiert durch § 33 Abs. 8 Nr. 4 und 5 SGB IX. Danach umfassen Leistungen nach § 33 Abs. 3 SGB IX auch Kosten für Hilfsmittel, die wegen Art oder Schwere der Behinderung zur Berufsausübung, zur Teilnahme an einer Leistung zur Teilhabe am Arbeitsleben oder zur Erhöhung der Sicherheit auf dem Weg vom oder zum Arbeitsplatz und am Arbeitsplatz erforderlich sind, es sei denn, dass eine Verpflichtung des Arbeitgebers besteht oder solche Leistungen als medizinische Leistung erbracht werden können (Nr. 4) und Kosten für technische Arbeitshilfen, die wegen Art oder Schwere der Behinderung zur Berufsausübung erforderlich sind (Nr. 5).

Technische Arbeitshilfen sind Arbeitsmittel, die

- bei bestimmten Behinderungen die Arbeitstätigkeit überhaupt erst ermöglichen,
- die Arbeitsausführung für den Behinderten erleichtern oder
- die Arbeitssicherheit erhöhen.

Technische Arbeitshilfen können sowohl an der Betriebseinrichtung (Maschine, Werkzeug, Gerät) – so genannte körperferne Arbeitshilfen – als auch am Körper des Behinderten – so genannte körpernahe Arbeitshilfen – angebracht werden. Derartige technische Arbeitshilfen können nicht nur zur Erhaltung des bisherigen Arbeitsplatzes gewährt werden, sondern auch bei einem neu zu schaffenden Arbeitsplatz. Bis zu welcher finanziellen Grenze technische Arbeitshilfen vom Unfallversicherungsträger zu gewähren sind, ist bisher nicht höchstrichterlich geklärt.

Soweit es im Rahmen der primären, sekundären oder tertiären Prävention um die Beseitigung oder Minderung einer Gefahr geht, die zu einer Berufskrankheit führt oder bei der die Gefahr der Verschlimmerung oder des Wiederauflebens der Berufskrankheit droht, ist Rechtsgrundlage für die entsprechenden Maßnahmen § 3 Abs. 1 BKV. (Erst wenn diese Gefahr nicht beseitigt werden kann, stellt sich die Frage einer beruflichen Umorientierung nach Unterlassung der gefährdenden Tätigkeit.)

16.5 Berufliche Anpassung und Weiterbildung für einen Arbeitnehmerberuf

Ist es nicht möglich, durch Hilfen zur Erhaltung oder Erlangung eines Arbeitsplatzes eine für den Versicherten adäquate berufliche Rehabilitation zu erreichen, kommen Maßnahmen der Anpassung und Weiterbildung nach § 33 Abs. 3 Nr. 3 SGB IX in Betracht. Wenn die Weiterbildung sowohl die Fortbildung als auch die Umschulung umfasst (Schmalz), stellt sich die Frage, welche Sachverhalte dem Begriff der Anpassung zuzuordnen sind. Durch Maßnahmen der beruflichen Anpassung sind Versicherten vor allem Fähigkeiten und Kenntnisse zu vermitteln, die notwendig sind, um die infolge des Unfalls eingetretenen Lücken im beruflichen Wissen zu schließen, berufliche Fertigkeiten wieder zu erlangen, Fähigkeiten und Fertigkeiten an die fortgeschrittene Entwicklung der Technik anzupassen oder einer anderen Tätigkeit im erlernten oder ausgeübten Beruf nachzugehen. Derartige Maßnahmen können in Betrieben oder auch in schulischen Einrichtungen durchgeführt werden (Römer).

Statt „Weiterbildungsmaßnahme" werden im Folgenden die Begriffe „berufliche Bildungsmaßnahme" oder „qualifizierte berufliche Rehabilitationsmaßnahme" synonym verwendet.

Entscheidungskriterien für eine Maßnahme der beruflichen Rehabilitation sind nach § 33 Abs. 4 SGB IX:

16.5.1 Eignung

Die Frage nach der Eignung bedeutet in der beruflichen Rehabilitation: Ist die versicherte Person körperlich und geistig für die in Aussicht genommene Tätigkeit geeignet? Wird die körperliche oder gesundheitliche Eignung des Rehabilitanden für die vorgesehene berufliche Rehabilitationsmaßnahme bejaht, so ist die geistige und begabungsmäßige Leistungsfähigkeit zu ermitteln.

16.5.2 Neigung

Unter Neigung im engeren Sinne ist zunächst der Berufswunsch des Versicherten, bei dem auf-

grund des Versicherungsfalls eine qualifizierte berufliche Rehabilitationsmaßnahme erforderlich ist, zu verstehen. Im weiteren Sinne bedeutet „Neigung" auch die Motivation des Versicherten. Unter Motivation soll die positive innere Einstellung des Rehabilitanden zur geplanten Rehabilitationsmaßnahme verstanden werden. Die Frage nach der Motivation zielt vor allem darauf ab, ob die Bereitschaft des Rehabilitanden besteht, sich einer mehrjährigen Umschulungsmaßnahme in einer überbetrieblichen Schulungseinrichtung bei internatsmäßiger Unterbringung (unter Trennung von der Familie) oder als Pendler zwischen Wohnung und Ausbildungsstätte zu unterziehen. Eine dauerhafte ziel- und leistungsorientierte Einstellung des Rehabilitanden ist nur zu erwarten, wenn dieser sich vor der Durchführung der Maßnahme in möglichst umfassender Weise ein zutreffendes Bild von den Anforderungen der in Aussicht genommenen Tätigkeit gemacht hat.

16.5.3 Bisherige Tätigkeit

Durch die Berücksichtigung der bisherigen Tätigkeit soll in erster Linie einem sozialen Abstieg entgegengewirkt, nicht aber eine Aufstiegsschranke gezogen werden. Es ist zunächst zu prüfen, ob eine berufliche Wiedereingliederung auf dem Niveau der zuletzt ausgeübten Tätigkeit möglich ist. Erst wenn diese Möglichkeit ausscheidet, stellt sich die Frage eines beruflichen Aufstiegs durch eine berufsfördernde Leistung. Gegebenenfalls ist auch eine Teilförderung nach § 35 Abs. 3 SGB VII ins Auge zu fassen.

Bei Arbeitnehmern kann man sich an der Stufentheorie (soziale Einschätzung des jeweiligen Berufes/der jeweiligen Tätigkeit) aus der gesetzlichen Rentenversicherung orientieren. Schwierig ist die Frage der bisherigen Tätigkeit zu beurteilen, wenn ein Unternehmer im Rahmen der beruflichen Rehabilitation eine Arbeitnehmertätigkeit anstrebt. Was gilt insbesondere bei Selbstständigen, die wie z. B. der Gastwirt keine handwerkliche Vorbildung mit Gesellenprüfung oder gar Meisterprüfung haben? Bei der Inkompatibilität von Arbeitnehmertätigkeiten und selbstständigen Tätigkeiten wird man dem bisher selbstständig gewesenen Rehabilitanden eine qualifizierte berufliche Rehabilitationsmaßnahme nicht unter Hinweis auf die bisherige „unqualifizierte" Tätigkeit verweigern können, wenn auch die übrigen Voraussetzungen einer solchen Maßnahme gegeben sind. Eine irgendwie anerkannte soziale Wertigkeit oder Rangskala gibt es bei den selbstständigen Tätigkeiten nicht. Bei der beabsichtigten selbstständigen Tätigkeit ist deshalb nicht auf die soziale Wertigkeit einer früheren selbstständigen Tätigkeit, sondern auf die wirtschaftliche Gleichwertigkeit der ins Auge gefassten Tätigkeit mit der früheren Berufstätigkeit abzustellen.

16.5.4 Vermittelbarkeit

Die Vermittelbarkeit des Rehabilitanden (Arbeitnehmers) auf dem allgemeinen Arbeitsmarkt ist Voraussetzung für eine positive Entscheidung des Unfallversicherungsträgers über eine konkrete qualifizierte berufliche Rehabilitationsmaßnahme. Nur wenn das Arbeitsamt eine günstige Prognose hinsichtlich der Vermittelbarkeit des Rehabilitanden nach voraussichtlichem Abschluss der Rehabilitationsmaßnahme stellt, darf die Umschulung oder Fortbildung gefördert werden. BSGE 48, 96 und das LSG Baden-Württemberg (1989) sprechen davon, dass es dem Zweck der beruflichen Eingliederung auf Dauer widersprechen würde, die Umschulung für einen Beruf zu fördern, in dem der Versicherte nach Abschluss der Umschulung praktisch keine Chance zur Erlangung eines Arbeitsplatzes hat.

16.6 Förderung der Gründung einer selbstständigen Existenz

Der Versicherte hat neben der Option einer Umschulung oder Fortbildung für einen Arbeitnehmerberuf auch die Möglichkeit, sich selbstständig zu machen. Das wird jetzt ausdrücklich in § 33 Abs. 3 Nr. 5 (Zahlung eines Überbrückungsgeldes für Arbeitnehmer, die durch die Aufnahme einer selbstständigen Tätigkeit die Arbeitslosigkeit beenden oder vermeiden) und Nr. 6 SGB IX (sonstige Hilfen, um behinderten

Menschen eine selbstständige Tätigkeit zu ermöglichen oder zu erhalten) klargestellt.

Folgende Fragen sind vom Sachbearbeiter/Berufshelfer zu prüfen:
1. Ist die fachliche und gesundheitliche Eignung des Versicherten für die beabsichtigte selbstständige Tätigkeit zu bejahen?
2. Ist zu erwarten, dass die beabsichtigte Tätigkeit wirtschaftlich und rentabel ausgeübt werden kann?
3. Ist damit zu rechnen, dass die beabsichtigte selbstständige Tätigkeit einen angemessenen Unterhalt des Versicherten und seiner Familie gewährleistet?
4. Wie hoch sind die gesamten Einstiegskosten? Besteht unter Berücksichtigung des Finanzierungsanteils durch Eigenkapital (mindestens 15%) oder Eigenleistungen des Versicherten sowie sonstiger öffentlicher Förderungsmittel für die Startphase und die ersten 12 Monate nach der Neugründung ein Finanzierungsbedarf durch den Unfallversicherungsträger?
5. Können für Darlehen oder Rentenvorauszahlungen des Unfallversicherungsträgers Sicherungsmittel zur Verfügung gestellt werden?

Eine dauerhafte berufliche Eingliederung ist zu erwarten, wenn
- die Unternehmung marktgerecht (Angebot und Nachfrage) ist,
- die Finanzierung der Einstiegskosten bis zur Aufnahme der selbstständigen Tätigkeit gesichert ist,
- die selbstständige Existenz wirtschaftlich (Kosten-Nutzen-Analyse) und rentabel zu betreiben ist und
- die Nettoeinnahmen des Rehabilitanden und seiner Familie ein ausreichendes Erwerbseinkommen sichern.

Als Leistungen der finanziellen Förderung durch den Unfallversicherungsträger kommen in Betracht: verlorene Zuschüsse, Darlehen, Rentenvorauszahlungen und Rentenabfindungen. Ziel der Bemühungen des Unfallversicherungsträgers darf es nicht nur sein, die Startphase bei der Gründung einer selbstständigen Existenz finanziell zu sichern (hierfür gibt es eine Vielzahl von Starthilfen aus öffentlichen Mitteln). Da in den ersten neun bis 12 Monaten – zumindest bei Neugründungen – oft ein unausgeglichenes Verhältnis von Einnahmen und Ausgaben besteht, sollte vom Unfallversicherungsträger die Möglichkeit genutzt werden – bei positiver langfristiger Prognose –, dem Versicherten mit Zuschüssen oder Darlehensmitteln zur Überwindung der Durststrecke unter die Arme zu greifen (vgl. Rundschreiben).

Literatur

Bereiter-Hahn, Mehrtens, Gesetzliche Unfallversicherung, Rn. 6.11§ 2 SGB VII
LSG Baden-Württemberg (1989) HV-Info 1989, 2163, 2178
LSG Niedersachsen (1997) Urteil vom 21.11.1996. HVBG-Info 441, 455 f.
Römer, In: Hauck, Sozialgesetzbuch VII, Rn. 34 zu § 35
Rundschreiben VB 66/99 des Hauptverbandes der gewerblichen Berufsgenossenschaften
Schmalz, In: Hauck, Noftz, SGB III, Rn. 1 zu § 77

Diskussion V: Der Arbeitsunfall des versicherten Selbständigen

Teilnehmer: *M. Benz, G. Böhmer, N. Erlinghagen, K.-J. Gerstmann, V. Grosser, P.-M. Hax, H.-R. Kortmann, M. Krause, G. Kunze, M. Meyer-Clement, G. Schießl, M. Schofer*

Thematisiert wird die Problemlage des Selbständigen, der sich nicht erlauben kann, für längere Zeit sein Unternehmen ohne wirtschaftliche Verluste unbeaufsichtigt zu lassen. Er wird also zum frühestmöglichen Zeitpunkt, noch während der Rehabilitation, in seiner Firma organisatorische und administrative Aufgaben wieder wahrnehmen. Verwaltungsseitig bestehen hierzu keinerlei Bedenken. Konsequenterweise wird jedoch das während der Dauer der Arbeitsunfähigkeit erzielte Entgeld auf das Verletztengeld angerechnet. Anteilig, entsprechend den Stunden der wieder möglichen Arbeitszeit, wird das Verletztengeld gekürzt (Krause). Ärztlicherseits ist es jedoch erforderlich, die Arbeitsunfähigkeitsbescheinigung auszustellen, obwohl dem Patienten erlaubt ist, bereits wieder Tätigkeiten in seinem Unternehmen auszuführen. Festgestellt wird, dass ein ausschließlich privat Krankenversicherter, der während einer stationären Behandlung verunfallt, keinen gesetzlichen Unfallversicherungsschutz genießt, da er nicht unter die Vorschrift des § 15a SGB fällt (Krause).

Einigkeit besteht darin, dass die private Unfallversicherung Leistungen der gesetzlichen Unfallversicherung ergänzen kann. Die Wichtigkeit dieser Ergänzungen für freiwillig berufsgenossenschaftlich versicherte Unternehmer wird betont. Hierbei gilt es, Leistungsmöglichkeiten der privaten Unfallversicherung, wie das Tagegeld, adäquat der jeweiligen Struktur des Unternehmens und dem möglichen finanziellen Schaden durch Ausfall des Unternehmers anzupassen, um eine Existenzgefährdung auszuschließen. Die Möglichkeiten, den gesamten Lebensbereich durch eine private Unfallversicherung abzudecken, wenn gewünscht, wird betont.

Ebenfalls besteht die Möglichkeit, zusätzlich zur privaten Unfallversicherung, auch bei der privaten Krankenversicherung, die Leistungsart des Tagegeldes zu vereinbaren (Schießl).

Bei der privaten Unfallversicherung ist der Grad der Beeinträchtigung der Arbeitsfähigkeit durch den Arzt zu bewerten, und zwar konkret an der ausgeübten Berufstätigkeit. Diese Bewertung hat abgestuft entsprechend dem Heilverlauf zu erfolgen. Der hierbei bestehende Ermessungsspielraum des Arztes wird betont, ebenso die sich hieraus ergebenden unterschiedlichen Bewertungsmöglichkeiten durch subjektive Sichtweise. Hierbei ist erforderlichenfalls der Patient durch den Arzt nach seiner beruflichen Tätigkeit zu befragen, in dem Bewusstsein, nicht objektiv durch den Verunfallten informiert zu werden. Es genügt eine Plausibilitätsprüfung durch den Arzt, eine Detektivarbeit ist nicht erforderlich (Schießl).

Diskutiert werden die Möglichkeiten der beruflichen Wiedereingliederung nach Arbeitsunfall durch die Verwaltung. Übereinstimmung besteht dahingehend, dass Patentrezepte als generelle Lösungen nicht existieren können. Jeweils individuell muss die berufliche Reintegration, wenn erforderlich, über eine Arbeitsbelastungserprobung durchgeführt werden. Dies zu organisieren ist Aufgabe der Berufshilfe. Erlinghagen trägt vor, dass aus seiner Sicht berufliche Arbeitssituationen auch in der virtuellen Welt der Klinik geübt werden können. Auch Kortmann sieht die Notwendigkeit, aber auch die Möglichkeiten, verstärkt Arbeitsplatzsimulationen im Klinikbereich zu integrieren. Letztlich besteht Einigkeit, dass es in der augenblicklichen Arbeitsmarktsituation immer schwieriger wird, ältere Patienten beruflich zu reintegrieren. Ebenfalls besteht Übereinstimmung darin, dass die Vermittlung des Verunfallten in eine Arbeit Aufgabe der Verwaltung ist (Benz). Realistisch ist zur Zeit jedoch, dass bereits Mitfünfziger, abhängig vom Verletzungsmuster, über eine Antragstellung beim Rentenversicherer aus dem Arbeitsleben ausscheiden (Kortmann).

VI Varia

Möglichkeiten und Grenzen der Epidemiologie

S. Schwarze

17.1 Einleitung

Ergebnisse über Zusammenhänge zwischen verschiedenen Einwirkungen und dadurch verursachten Erkrankungen haben eine außerordentlich hohe Popularität, sodass kaum eine Tageszeitung daran vorbeikommt, diese auch entsprechend publikumswirksam zu präsentieren. Mit großem Interesse lesen wir also, von welchen gesundheitlichen Risiken wir ständig umzingelt sind: Zum Bespiel UV-Strahlung verursacht Hautkrebs, schützt aber vor Brustkrebs. Olivenöl schützt ebenfalls vor Brustkrebs. Durch Pflanzenschutzmittel, Haarfärbemittel, Fehlgeburten und Antikonzeptiva wird das Brustkrebsrisiko wiederum erhöht. Andererseits scheinen Antikonzeptiva auch positive Effekte zu haben, da sie das Risiko für Dickdarmkrebs um 16–19% senken können. Viel beachtet und oft mit starkem emotionalem Engagement diskutiert werden auch mögliche Gesundheitsschäden durch besondere Errungenschaften der modernen Technik wie z. B. die Auswirkungen intensiven Handy-Gebrauchs, der Anzahl der Steckdosen in der Wohnung oder der räumlichen Nähe zu einem Funkwecker mit LCD-Anzeige während der Nachtruhe. Vor einigen Jahren wurden derartige Meldungen noch mit Begeisterung und Staunen aufgenommen, auch weil man von den Möglichkeiten der epidemiologischen Methodik fasziniert war. Heute macht sich eher eine gewisse Zurückhaltung breit. Zu häufig ist es vorgekommen, dass die Erkenntnisse über bestimmte schädigende Einflüsse in den Medien mit großem Echo diskutiert wurden, leider mit großer Verunsicherung unter den Betroffenen, und schließlich war nach einigen Monaten das Gegenteil zu hören, oder die beobachteten Assoziationen konnten nicht mehr bestätigt werden. Die Verunsicherung durch widersprüchliche Ergebnisse betrifft aber nicht nur unseren Alltag, sondern sie erstreckt sich auch auf die Risiken des Berufslebens, das Berufskrankheitenrecht und die Begutachtung einschließlich der damit verbundenen Rechtsprechung. Selbst namhafte Epidemiologen sehen den Ruf der Epidemiologie in Gefahr. So hat z. B. Ken Rothman in einem Interview in der Zeitschrift „Science" anklingen lassen, dass seiner Meinung nach die Grenzen dessen, was man mit epidemiologischen Methoden machen kann, erreicht sind (Taubes 1995).

Dieser Beitrag richtet sich an diejenigen, die auf ihrem Tätigkeitsfeld häufig mit Ergebnissen epidemiologischer Untersuchungen konfrontiert werden und diese ggf. in Handlungsalternativen umsetzen sollen. Es wird versucht, Einblicke in epidemiologisches Denken zu geben und dabei das wichtigste elementare Rüstzeug zu vermitteln, mit dem die Besonderheiten der epidemiologischen Methoden und die daraus resultierenden Grenzen kausalen Schließens besser verstanden und gewichtet werden können. Hinweise auf weiterführende Literatur sind im Literaturverzeichnis enthalten (Ahlbohm u. Norell 1991; Faus-Keßler et al. 1992; Rothman u. Greenland 1998).

17.2 Voraussetzungen

Der Anwendung epidemiologischer Methoden liegen bestimmte Grunderkenntnisse zugrunde, die zu einem entscheidenden Verständniswandel in der modernen Medizin geführt haben. Die wichtigsten sollen hier knapp angerissen werden:

- Eine Erkrankung ist kein individuelles, schicksalhaftes Ereignis, sondern in der Regel Teil eines *Populations- oder Gruppenphänomens* (Population im Sinne von Bevölkerung, Bevölkerungsgruppe, Berufsgruppe oder Personengruppe mit einem bestimmten Merkmal). Für den Staat oder die Gesellschaft resultiert aus den gewonnenen Erkenntnissen die Verpflichtung zum Handeln. Dieser Ansatz ging ursprünglich von den Infektionskrankheiten aus (Choleraepidemie in London um 1850 als klassisches Beispiel). Einen regelrechten Boom erlebte die Epidemiologie nach dem Zweiten Weltkrieg. Mit dem Ziel der Verbesserung der gesundheitlichen Situation der Bevölkerung wurden ausgehend von den USA die bekannten großen Studien (z. B. Framingham-Heart-Study) über die so genannten Zivilisationskrankheiten (z. B. Zusammenhang zwischen Bluthochdruck und Herzinfarkt) initiiert und das Risikofaktorenkonzept entwickelt. In den USA wurden auch die ersten so genannten Community-Intervention-Trials durchgeführt. Klassische Beispiele hierfür sind die Fluorzugabe zum Trinkwasser oder Impfung gegen Poliomyelitis mit Salk-Vakzine. Mittlerweile befasst sich die Epidemiologie mit allen Faktoren, die miteinander in einen wie auch immer gearteten Zusammenhang gebracht werden können (z. B. Verzehr von Erdnussbutter und Dickdarmkrebs).

— Eine Erkrankung hat immer mehr als nur eine Ursache. Sie wird also nicht monokausal, sondern *multikausal* verursacht. Im Prinzip könnten alle Ursachen aufgeklärt werden; ihr jeweiliger Anteil an der Entstehung einer Erkrankung ist quantifizierbar.

— Viele Erkrankungen haben eine *lange Induktionsperiode* (z. B. Asbest-bedingte Krebserkrankungen), sodass Zusammenhänge oft lange nicht erkannt werden. Hinzu kommt, dass weitere, gleichzeitig wirkende Faktoren (z. B. Alter, Konstitution, Lebensgewohnheiten) die Effektvariable erheblich verändern oder sogar verdecken können.

17.3 Methodischer Ansatz

Die Epidemiologie ist die Lehre von den Verteilungen der Krankheiten und deren Ursachen sowie von den Bedingungen, die für ihre Entstehung von Bedeutung sind (Krankheitsursachenforschung). Ihre Ziele und Aufgaben werden im Allgemeinen folgendermaßen definiert:

1. Beschreibung und Analyse der Verteilungen und Häufigkeiten von Krankheiten in menschlichen Populationen,
2. Identifikation ätiologischer Faktoren in der Pathogenese von Krankheiten,

3. Bereitstellung von Daten für die Planung, Durchführung und Beurteilung von Maßnahmen zur Vorbeugung, Bekämpfung und Behandlung von Krankheiten und für die Festlegung von Prioritäten zwischen den verschiedenen Maßnahmen.

Die Epidemiologie benutzt Methoden aus vielen anderen Disziplinen (z. B. Statistik, Anthropometrie, klinische Medizin, Psychologie usw.). Je nach Anwendungsgebiet kann man verschiedene Klassifizierungen vornehmen, wie z. B. die Unterteilung nach krankheitsbezogenen (Krebsepidemiologie, Aids-Epidemiologie) oder nach ursachenbezogenen Merkmalen (arbeitsmedizinische Epidemiologie, sozialmedizinische Epidemiologie, Umweltepidemiologie). In der arbeitsmedizinischen Epidemiologie werden vor allem die *Beziehungen zwischen* bestimmten Einwirkungen am Arbeitsplatz (*Exposition*) und möglichen Effekten (*Krankheit*) untersucht.

Das wesentliche Merkmal epidemiologischer Studien ist, dass sie *mit Menschen* (Bevölkerungsgruppen) durchgeführt werden. Diese werden beobachtet, und ihre Beeinflussung durch exogene und endogene Faktoren wird untersucht, und zwar in der Weise, wie sie *unter natürlichen Bedingungen* auftreten. Andere Möglichkeiten zur Erforschung der Ursachen von Erkrankungen wären z. B. toxikologische Studien mit Tieren im Labor oder In-vitro-Studien an menschlichen Zellkulturen. Der experimentelle Ansatz bietet den Vorteil der kontrollierten Bedingungen und zugleich den Nachteil der fraglichen Übertragbarkeit der Ergebnisse auf den Menschen, nicht zuletzt wegen der künstlichen Versuchsbedingungen. Eine weitere Alternative zur Erforschung von Krankheitsursachen bietet die klinische Medizin, die die Analyse des Vollbildes der Erkrankung bei Individuen erlaubt, aber mit eingeschränkten Möglichkeiten der Verallgemeinerung verbunden ist.

Für epidemiologische Studien werden *Daten* (Informationen, die in Zahlen umgesetzt werden) gesammelt über:

1. *Einwirkungen* (Expositionen): Erfassung der Informationen über Auswertung von Akten (Krankengeschichten, Betriebsunterlagen), Fragebogen, Interview, Untersuchung, Messung;

2. Effekte („Outcome-Variable", Krankheit): Erfassung der Informationen über Auswertung von Akten (Krankengeschichten, Totenscheine, Sektionsbefunde), Fragebogen, Untersuchung;
3. potenzielle *Störvariablen* („confounder"), die sowohl die Einwirkungs- als auch die Effektvariable beeinflussen können.

Da die gesammelten Daten zahlreichen Einflüssen unterworfen sind, müssen sehr strenge Anforderungen an die *Studienplanung* und *-durchführung* gestellt werden. Mit epidemiologischen Methoden gewonnene Ergebnisse sind nämlich in hohem Maße gegenüber verzerrenden Einflüssen anfällig, dem so genannten *"bias"*. Hierunter versteht man eine Verfälschung der erhobenen Daten durch Einflüsse, die vor oder während der Studie wirksam werden und die in der Konsequenz eine meist irreparable Verfälschung der Ergebnisse nach sich ziehen. „Bias-Einflüsse" müssen unter allen Umständen vermieden werden, denn erst dann dürfen Häufigkeiten miteinander verknüpft und Schlussfolgerungen gezogen werden. Man unterscheidet verschiedene Arten von „bias" – hier nur die wichtigsten:

- *„Selection bias"*: Erkrankte/Nichterkrankte sowie Exponierte/Nicht-Exponierte gelangen mit unterschiedlichen Wahrscheinlichkeiten in die Auswahl (z. B. „healthy worker effect"); Exponierte/Kranke haben ein größeres Interesse zur Teilnahme als Nicht-Exponierte/Gesunde („self-selection"); „bias of non-participation" sowie „bias due to withdrawals" (selektive Teilnahmeverweigerung vor und während des Projektes); „bias of detection" (selektive Entdeckung von Krankheitsfällen).
- *„Information bias"*: Die Daten über die Exposition bzw. Krankheit sind fehlerhaft, unscharf oder zu global; es finden sich z. B. Nicht-Exponierte unter den Exponierten und umgekehrt.
- *„Observer bias"*: Datenverzerrung durch persönliche Einflüsse des Datenerhebers; Exponierte werden intensiver nach Hinweisen auf eine Krankheit befragt als Nicht-Exponierte; unterschiedliches Antwortverhalten je nach Interviewer („interviewer bias").
- *„Recall bias"*: unterschiedliches Erinnerungsvermögen von Kranken/Gesunden.

- *„Comparison bias"* (*„confounder"*): unterschiedliche Verteilung von Hintergrundrisiken in den Gruppen (typische Confounder sind Alter, Geschlecht, Rauchen, soziale Schicht).

Die *statistischen Beziehungen* (Assoziationen), die zwischen den vielfältigsten Faktoren hergestellt werden können, können aber durch unterschiedliche Mechanismen zustande gekommen sein:

1. Zufällige und oft nicht identifizierbare Einflüsse waren am Werk.
2. Es besteht eine gemeinsame Verursachung durch einen dritten Faktor, aber ohne inneren Zusammenhang.
3. Der Einflussfaktor stellt einen *Risikoindikator* dar, d. h. er hat selbst keinen direkten Einfluss auf die Risikovariable.
4. Der Einflussfaktor ist ein echter *Risikofaktor* (kausaler Zusammenhang).

Im Folgenden werden Beispiele von Ergebnissen epidemiologischer Studien vorgestellt, bei denen der Zusammenhang zwischen Einwirkung und Effekt durch eine der oben genannten Beeinflussungen zustande gekommen sein kann:

- Bei Rauchern ist das Risiko, an Lungenkrebs zu erkranken, etwa 15- bis 20-mal höher als bei Nichtrauchern (Rauchen als echter Risikofaktor).
- Das Risiko an Lungenkrebs zu sterben, ist bei Personen, die über viele Jahre ein Feuerzeug in der Hosentasche getragen haben, etwa 10-mal so hoch wie bei Menschen ohne Feuerzeug in der Hosentasche (Feuerzeug als Risikoindikator).
- Frauen, die nur einmal pro Woche duschen, haben ein 4-fach erhöhtes Risiko, an Gebärmutterkrebs zu erkranken (z. B. Duschen als Risikoindikator für mangelndes Gesundheitsbewusstsein).
- Bei Schneidern ist die Tuberkulose etwa 4-mal häufiger als in anderen Berufsgruppen (historisches Beispiel einer typischen Verzerrung durch Selection bias).
- Bei Kaffeetrinkern ist das Risiko von Bauchspeicheldrüsenkrebs etwa 2,5-mal höher als bei Nicht-Kaffeetrinkern (Zufall: Das Ergebnis konnte nicht repliziert werden).
- Mangelhafte Zahnpflege erhöht das Risiko für

Herzinfarkt, Schlaganfall und Frühgeburten (Zahnpflege als Risikoindikator des Sozialstatus).

– Es besteht ein hochsignifikanter Zusammenhang zwischen dem Rückgang der jährlichen Geburtenrate und der Anzahl der Störche (der Zusammenhang erklärt sich über einen gemeinsamen dritten Faktor, nämlich die Industrialisierung, die ihrerseits nur ein Risikoindikator ist).

17.4 Studientypen

Schlussfolgerungen aus epidemiologischen Daten beruhen also im Wesentlichen auf statistischen Assoziationen zwischen einwirkenden Faktoren (z. B. Einflüsse von Umwelt oder Arbeitswelt) und ausgelösten Effekten (z. B. Krankheiten). Derartige Assoziationen können zu einem bestimmten Zeitpunkt oder in einem bestimmten Zeitraum untersucht werden. Aus diesem Ansatz ergeben sich diverse Untersuchungsstrategien mit entsprechenden Studientypen. Die Stärke des untersuchten Effektes kann mit verschiedenen Maßzahlen quantifiziert werden. Am häufigsten trifft man auf die Angabe von Risiken, die zwischen verschiedenen Gruppen in Beziehung gesetzt werden können. So lässt sich z. B. in sehr anschaulicher Weise mit einer einzigen Zahl ausdrücken, um wie viel mal in Gruppe A das Risiko für eine bestimmte Erkrankung X höher ist als in Gruppe B. Zu jedem Studientyp gehören verschiedene charakteristische Effektmaße, die sich jedoch in ihrer Bedeutung ähneln. Wenn die Werte über 1 liegen, spricht man von einer Erhöhung des Risikos, bei Werten unter 1 von einer Erniedrigung.

Um die Signifikanz eines Effektmaßes zu beurteilen, wird zusätzlich das Konfidenzintervall berechnet. Mit der unteren und oberen Schranke des Konfidenzintervalls wird der Bereich abgesteckt, in dem mit 95%iger (oder 99%iger) Wahrscheinlichkeit der Parameter bei Wiederholung der Studie wieder anzutreffen wäre. Wenn also für einen bestimmten Zusammenhang zwischen Einwirkung und Effekt das Effektmaß eine Risikoerhöhung (Werte >1) anzeigt, sollte die untere Schranke des Konfidenzintervalls nicht unter 1 liegen. Wenn das Konfidenzintervall den Bereich

um 1 mit einschließt, bedeutet dies, dass man bei einer Wiederholung der Studie auch auf Risikoverminderungen stoßen würde. Ein solches Ergebnis ist deshalb als relativ unsicher anzusehen und wird als nicht signifikant bezeichnet. Ein weiteres Gütekriterium ist die Breite des Konfidenzintervalls: Je schmaler das Intervall, desto präziser ist die Aussagekraft der Studie.

17.4.1 Querschnittstudie („cross-sectional study")

Die Personen einer Gruppe werden aufgrund des Vorhandenseins einer *Exposition* eingeteilt in

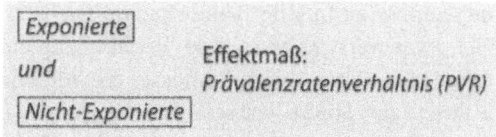

Es wird die Häufigkeit eines Effektes bzw. einer Krankheit (*Prävalenz*) zu einem bestimmten *Zeitpunkt* ermittelt (*Zeitpunktsvergleich!*). Als Effektmaß wird das Prävalenzratenverhältnis (PVR) berechnet. Anhand von zwei Beispielen soll das Berechnungsschema demonstriert werden: Vergleich der Prävalenzraten des Lumbalsyndroms von Erdbaumaschinenfahrern (hohe Schwingungsbelastung) und Gabelstaplerfahrern (geringe Schwingungsbelastung).

Hypothese: Das Risiko eines Lumbalsyndroms ist aufgrund der höheren Schwingungsbelastung bei Erdbaumaschinenfahrern höher als bei Gabelstaplerfahrern.

Beispiel a):

Exposition \ Effekt	Lumbalsyndrom vorhanden Ja	Lumbalsyndrom vorhanden Nein	[n]	Prävalenzrate
Erdbaumaschinenfahrer	60	40	100	60/100 = 0,6
Gabelstaplerfahrer	30	70	100	30/100 = 0,3
Prävalenzratenverhältnis (PVR)				0,6/0,3 = 2,0

Prävalenzratenverhältnis: PVR = 2,0
Konfidenzintervall: $CI_{95\%}$: 1,42/2,81
Ergebnis: Das Risiko eines Lumbalsyndroms ist bei den Erdbaumaschinenfahrern doppelt so groß wie bei den Gabelstaplerfahrern.

Beispiel b):

Exposition	Effekt Lumbal-syndrom vorhanden Ja	Nein	[n]	Prävalenzrate
Erdbaumaschinen-fahrer	30	70	100	30/100 = 0,3
Gabelstaplerfahrer	60	40	100	60/100 = 0,6
Prävalenzraten-verhältnis (PVR)				0,3/0,6 = 0,5

Prävalenzratenverhältnis: PVR = 0,5
Konfidenzintervall: CI$_{95\%}$: 0,36/0,70
Ergebnis: Das Risiko eines Lumbalsyndroms ist bei den Erdbaumaschinenfahrern halb so groß wie bei den Gabelstaplerfahrern.

Beurteilung von Querschnittstudien

Auch wenn das zweite Beispiel ein unerwartetes (von der gestellten Hypothese abweichendes) Ergebnis zeigt, so ist es kein seltenes Phänomen. Querschnittstudien bringen oft kontroverse Ergebnisse hervor. Vor allem in den Anfangsjahren der Epidemiologie ist dieser Studientyp bei den Geldgebern und auch bei den Wissenschaftlern sehr beliebt gewesen (schnell durchführbar, vergleichsweise geringe Kosten). Er ist aber mit schwer lösbaren Problemen behaftet, wie z. B. *Selektion* (an den belasteten Arbeitsplätzen trifft man zum Zeitpunkt der Untersuchung nur noch die Robustesten an, „selective survival") und *Missklassifikation* (die derzeitige Exposition repräsentiert nicht die oft jahrzehntelang währenden Belastungen der Vergangenheit). Zudem ist der zeitliche Zusammenhang zwischen Einwirkung und Effekt nicht klärbar. Die Aussagekraft von Querschnittstudien ist deshalb stark eingeschränkt und Rückschlüsse auf mögliche kausale Verknüpfungen zwischen Einwirkung und Effekt sind nicht zulässig.

17.4.2 Analytische Prävalenzstudien

Eine wesentlich bessere Alternative zur reinen Querschnittsbetrachtung liefern *analytische Prävalenzstudien.* Es handelt sich im eigentlichen Sinne um eine Kohortenstudie, bei der die Gruppenzuweisung nicht anhand der zuletzt ausgeübten Tätigkeit erfolgt, sondern auf der Basis von umfangreichen Daten, die über eine spezifische Belastung

über längere Zeiträume in der Vergangenheit gesammelt wurden. Die Belastungsdaten werden nach Möglichkeit zu einer *Expositionsdosis* verdichtet (z. B. Quantifizierung der Ganzkörperschwingungsbelastung während des gesamten Berufslebens, vgl. Schwarze et al. 1999). Als Effektparameter wird das Prävalenzratenverhältnis zum Untersuchungszeitpunkt berechnet. Dieser Studientyp ist besonders geeignet für Erkrankungen mit langer Induktionszeit und nicht genau definierbarem Erkrankungsbeginn (z. B. chronische Verschleißschäden des Bewegungsapparates, chronische Atemwegserkrankungen, Typ-II-Diabetes, Hypertonie), die nicht oder erst wesentlich später zum Ausscheiden aus dem Berufsleben führen.

17.4.3 Kohortenstudie („Follow-up-Studie", prospektive Studie, Längsschnittstudie)

In der Hierarchie der epidemiologischen Studientypen genießt die Kohortenstudie das höchste Ansehen, da die erhaltenen Ergebnisse auf solideren Füßen stehen. Die Personen einer Kohorte (Gruppe) werden aufgrund des Vorhandenseins einer *Exposition* eingeteilt in

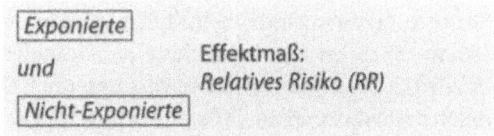

Innerhalb eines Beobachtungs*zeitraums* werden die *neuen Fälle* (*Inzidenzrate*) einer bestimmten Erkrankung unter den *Exponierten* und unter den *Nicht-Exponierten* erfasst. Es dürfen nur Personen in die Studie aufgenommen werden, die die gesuchte Erkrankung zu Beginn der Studie nicht hatten! *Ausgangspunkt ist die Exposition, die Erfassung der Erkrankung findet in der Zukunft statt!*

Beispiel

Beobachtung von wirbelsäulengesunden Personen mit hoher Schwingungsbelastung und solchen mit geringer Schwingungsbelastung hinsichtlich des Neu-Auftretens eines Lumbalsyndroms in einem Zeitraum von 10 Jahren.

Exposition \ Effekt	Personen mit neu auftretendem Lumbalsyndrom [n] Ja	Nein	[n]	Prävalenzrate
Hohe Schwingungsbelastung	20	80	100	20/100 = 0,2
Geringe Schwingungsbelastung	10	90	100	10/100 = 0,1
Relatives Risiko (RR)				0,2/0,1 = 2,0

Relatives Risiko: RR = 2,0
Konfidenzintervall: $CI_{95\%}$: 0,99/4,05
Ergebnis: Das relative Risiko, ein Lumbalsyndrom zu entwickeln, ist bei Personen, die hoch schwingungsbelastet sind, doppelt so hoch wie bei Personen mit geringer Schwingungsbelastung.

17.4.4 Nachträglich prospektive Kohortenstudie (historische Kohortenstudie, Kohortenstudie mit vorverlegtem Anfangspunkt)

Vor allem bei Erkrankungen mit langer Induktionsperiode ist aus finanziellen, zeitlichen oder auch ethischen Gründen die Durchführung einer langjährigen prospektiven Studie oft nicht möglich. Eine gute Alternative bietet die Verlagerung der Kohortenstudie in die Vergangenheit, d. h. es wird in der Vergangenheit eine Kohorte gezogen und nachträglich prospektiv erfasst. Dies setzt voraus, dass es tatsächlich möglich ist, die Kohorte in der Vergangenheit zu rekonstruieren und so vollständig wie möglich zu verfolgen. Eine derartige Datenlage ist meist nur in Ausnahmefällen vorhanden, am ehesten noch bei Berufen, für die z. B. eine Lizenz erforderlich ist und die deshalb bei staatlichen Stellen registriert sind.

Beurteilung von prospektiven Kohortenstudien

Prospektive Kohortenstudien sind den anderen Studien methodisch überlegen, da auf die Untersuchungsplanung sowie auf Umfang und Präzision der Datenerhebung größtmöglichen Einfluss genommen werden kann. Die wichtigsten Vorteile sind:

1. Die Exposition kann direkt gemessen/erfasst werden, sodass die Daten besser abgesichert sind. Kohortenstudien sind deshalb gut geeignet für arbeitsmedizinische Untersuchungen.

2. Es können mehrere Wirkungen (Krankheiten) von definierten Expositionen gleichzeitig erfasst werden.

3. Kohortenstudien sind gut geeignet bei seltenen Expositionsfaktoren, bei ungewöhnlichen Expositionen von Bevölkerungsgruppen (z. B. prospektive Erfassung der Auswirkung von Reaktorunfällen im Hinblick auf die Entstehung von Krebserkrankungen) oder auch bei klaren geographischen Abgrenzungen (z. B. Framingham-Studie als Prototyp der epidemiologischen Kohortenstudie, Studienbeginn 1949).

4. Es besteht Klarheit hinsichtlich der zeitlichen Abfolge von Exposition und Krankheit (Temporalität).

5. Das Expositionsrisiko lässt sich quantitativ bemessen (Inzidenz, relatives Risiko).

Trotz der überzeugenden Vorteile haben Kohortenstudien unter Umständen auch große Nachteile:

1. Es besteht ein hoher Zeit- und Geldbedarf (meist lange Beobachtungszeiträume, hohe Anzahl an Studienteilnehmern, mindestens zwei Erhebungsphasen usw.).

2. Vor allem bei längeren Beobachtungszeiträumen besteht eine hohe Gefährdung des Studienerfolgs durch Stichprobenschwund („lost cases", „drop outs").

3. Kohortenstudien sind wenig geeignet bei seltenen Krankheiten (Ausnahme: Aufstellung sehr großer Kohorten!).

17.4.5 Fall-Kontroll-Studie („case-control-study", retrospektive Studie)

Fall-Kontroll-Studien erfreuen sich großer Beliebtheit, da man mit relativ kleinen Fallzahlen bisweilen zu erstaunlichen Ergebnissen kommt. Personen mit einer bestimmten Erkrankung (*Fälle*, „*cases*") werden mit Personen ohne diese Erkrankung (*Kontrollen*) hinsichtlich des Vorliegens einer bestimmten *Exposition in der Vergangenheit* verglichen.

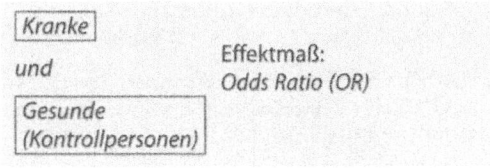

Ausgangspunkt ist die Erkrankung, rückblickend wird die Exposition ermittelt!

Die Odds Ratio gilt als guter Schätzer des relativen Risikos unter der Voraussetzung, dass es sich um eine seltene Erkrankung handelt.

Beispiel

Kranke mit Bandscheibenvorfall werden mit Personen ohne Bandscheibenvorfall verglichen hinsichtlich der Ausübung von Tätigkeiten mit schwerem Heben und Tragen in der Vergangenheit.

Effekt \ Exposition	Personen mit schwerem Heben und Tragen in der Vergangenheit Ja	Nein	[n]	Odds (Kreuzprodukt)
Kranke mit Bandscheibenvorfall	40	60	100	40 × 200 = 8.000
Kontrollpersonen ohne Bandscheibenvorfall	50	200	250	60 × 50 = 3.000
Odds Ratio (OR)				8.000/3.000 = 2,67

Odds Ratio: OR = 2,67
Konfidenzintervall: $CI_{95\%}$: 1,61/4,42
Ergebnis: Das Risiko eines Bandscheibenvorfalls ist bei Personen, die in der Vergangenheit schwer gehoben und getragen haben, 2,67-mal höher als bei denjenigen, die nicht schwer gehoben und getragen haben.

Beurteilung von Fall-Kontroll-Studien

Fall-Kontroll-Studien bieten zahlreiche Vorteile:
1. Sie sind hervorragend geeignet bei Krankheiten mit langer Induktionszeit und bei seltenen Erkrankungen (Fälle werden gezielt gesucht, z. B. mit Hilfe von Spezialambulanzen).
2. Sie haben eine hohe Effizienz hinsichtlich Zeit- und Geldbedarf (sofortiger Beginn, rasche Ergebnisse, geringe Personenzahl).
3. Es kann der Einfluss von verschiedenen Expositionen analysiert werden.

4. Es wird auf bereits vorhandene Unterlagen (Krankenblätter, Betriebsdokumentationen) zurückgegriffen.

Die Nachteile der Fall-Kontroll-Studien liegen mehr auf der methodischen Seite:
1. Sie sind sehr empfindlich gegenüber Selektionsfehlern (z. B. Information bias und Recall bias).
2. Die verfügbaren Unterlagen sind oft mangel-/lückenhaft, da sie für andere Zwecke erstellt wurden.
3. Die Validierung der Angaben ist eingeschränkt, manchmal unmöglich.
4. Sie sind weniger gut geeignet bei seltenen Expositionen (außer bei Noxen mit hohem attributivem Risiko).
5. Eine Schätzung der absoluten Häufigkeit von Inzidenz oder Mortalität ist nicht möglich (außer in Populationsstudien).
6. Oft ist es schwierig, eine geeignete Kontrollgruppe zu finden.
7. Die zeitliche Abfolge von „Faktor vor Krankheit" ist nicht gesichert (Temporalität).

Möglichkeiten zur Kontrolle (Adjustierung) von Confoundern

Da bei jeder Effektvariable eine multikausale Verursachung durch andere zusätzlich wirkende Einflussfaktoren anzunehmen ist, müssen diese so genannten Confounder unbedingt miterfasst werden. Wenn sie nämlich in der Kohorte bzw. bei Fällen/Kontrollen unterschiedlich verteilt sind, wird der Zusammenhang zwischen Einwirkung und Effekt verzerrt und die Ergebnisse sind falsch. Typische Confounder sind z. B. Alter, Geschlecht, Rasse, Rauchen, Körpergewicht. Da der Fehler in den Daten steckt, gibt es, wenn man früh genug daran gedacht hat, die erforderlichen Informationen mitzuerheben, verschiedene Möglichkeiten der Confounder-Kontrolle.

– *Stratifizierung*: getrennte Risikoberechnung für einzelne Kategorien des Confounders;
– *Standardisierung*: Zusammenfassung und Gewichtung der berechneten Risikomaße der einzelnen Strata zu einem gemeinsamen Effektmaß wie z. B. das standardisierte Relative Risiko oder Adjustierung mit Hilfe des Mantel-Haenszel-Schätzers. Am bekanntesten

ist die „Standardisierte Mortalitätsrate" (SMR), in der die Sterblichkeit einer bestimmten Gruppe für eine bestimmte Erkrankung verglichen wird mit der Sterblichkeit in der Allgemeinbevölkerung;

– *Logistische Regression*: Berechnung einer Regressionsgleichung, in die die verschiedenen Faktoren als unabhängige Variablen (Prädiktoren) aufgenommen werden. Je nach Bedeutung des Faktors, erhält man entsprechend große Koeffizienten.

17.4.6 Metaanalyse

Die Epidemiologie kann den Zusammenhang zwischen Einwirkung und Effekt nicht kausal beweisen, sondern lediglich dazu beitragen, die Wahrscheinlichkeit eines Zusammenhangs zu erhöhen (Evidenz), indem die Gründe für einen Nicht-Zusammenhang unwahrscheinlicher gemacht werden. Um die vielfältigen Studienergebnisse, die zu einer bestimmten Fragestellung erhalten wurden, unter einen Hut zu bringen und ihre Aussage zu einem übergreifenden Urteil zu verdichten, wird in der Regel von einem mit der Materie vertrauten Experten eine zusammenfassende Auswertung und Bewertung erstellt. Eine ganz besondere Rolle spielt dabei die Beurteilung der Validität der einzelnen Studien, nämlich wie gut potenzielle Confounder kontrolliert wurden und wie erfolgreich den verzerrenden Einflüssen („bias") entgegengewirkt werden konnte.

Die Erkenntnis über einen Zusammenhang kann – wie es dem Wesen der Epidemiologie entspricht – nicht in einer oder in einigen wenigen Studien gewonnen werden. Der Wissensfortschritt erfolgt über einen längeren Prozess, in dem mehrere Nachweise statistischer Assoziationen, die mit verschiedenen Methoden gewonnen wurden, wie Bausteine zusammengefügt werden. Nach Charlton (1996) ist die Epidemiologie keine selbständige Disziplin, sondern eine interdisziplinäre Verfahrensweise und die epidemiologische Ursachenzuschreibung ist für ihn keine eigene Wissenschaft, sondern eine Prozedur, die eher einer Beweisführung vor Gericht ähnelt.

Die nachfolgende Übersicht zeigt eine Aufzählung von Kriterien, die für die Beurteilung eines Zusammenhangs von Bedeutung sind (nach Hill 1965, modifiziert durch Rothman 1986).

Bausteine zur Erhöhung der Wahrscheinlichkeit eines kausalen Zusammenhangs zwischen Einwirkung und Effekt

1. *Biologische Plausibilität* des angenommenen Wirkungsmodells (*Kohärenz*)
2. Übereinstimmende Ergebnisse aus *Tierversuchen*
3. *Spezifität* der Assoziation
4. Bestätigung durch *Wiederholungsstudien*, die in anderen Populationen, unter anderen Bedingungen, durch andere Wissenschaftler durchgeführt wurden (*Konsistenz*)
5. Übereinstimmung von *Inzidenz-* und *Prävalenz*raten von verschiedenen Studien
6. Nachweis der *zeitlichen Abfolge* von Exposition und Effekt (*Temporalität*)
7. Aufzeigen von *Dosis-Wirkungs*-Beziehungen
8. Bestätigung durch *Interventions*maßnahmen

Die aufgeführten Kriterien sollen keinesfalls Checklisten-artig abgehakt, sondern inhaltlich abgewogen werden. Das Vorliegen von Temporalität (erst die Einwirkung, dann der Effekt) gilt als unverzichtbar. Umgekehrt heißt Erfüllung der Temporalität nicht automatisch, dass zwischen Einwirkung und Effekt Kausalität besteht. Für die anderen Kriterien gilt, dass sowohl bei Erfüllung als auch bei Nicht-Erfüllung immer noch genügend Spielraum für eine Beeinflussung des kausalen Zusammenhangs durch Confounder oder Bias besteht. Erst wenn es keine guten Gründe mehr dafür gibt, dass zwischen Einwirkung und Effekt kein Zusammenhang besteht, darf von einem gesicherten epidemiologischen Ergebnis die Rede sein.

Eine weitere Möglichkeit der übergreifenden Auswertung (Metaanalyse im engeren Sinne) besteht darin, die von den jeweiligen Studien vorliegenden verschiedenen Kennwerte und Effektmaße in entsprechenden Gleichungen zu einer Größe verarbeiten. Dies setzt aber voraus, dass die Studien hinsichtlich der angewandten Methodik und der Art der Operationalisierung von Expositions- und Effektvariable so ähnlich sind, dass eine Zusammenfassung überhaupt infrage kommt. Da dies oft nicht der Fall ist, wird in den meisten Fällen zu der oben beschriebenen inhaltlich-abwägenden Analyse gegriffen.

Auch Metaanalysen können Opfer von Verzerrungen werden, da sie einem gewissen Bias unterliegen, der durch die Wissenschaftler selbst bzw. durch die Konkurrenz im Rahmen von Publikationen oder Kongressen erzeugt wird: *"bias against negative results"*. Darunter ist ein Selektionsmechanismus zu verstehen, der zu einer Unterdrückung von Studien führt, die vor allem in Abweichung zu früheren Publikationen keine oder eine wesentlich geringere Risikoerhöhung für eine bestimmte Exposition nachweisen konnten. Studien mit negativen Ergebnissen haben eine wesentlich geringere Wahrscheinlichkeit, publiziert zu werden. Dieser Effekt kommt mit hoher Wahrscheinlichkeit auch dadurch zustande, dass viele Studien, bei denen keine Bestätigung des vermuteten Zusammenhangs erhalten wurde, an methodischen Schwächen leiden (z. B. zu kleine Stichprobe, Verdünnungseffekte durch Missklassifikation, tatsächlich geringer Effekt, inadäquate statistische Methoden, Selection bias, zu kurzes Follow-up usw.), sodass die Nullhypothese (kein Unterschied) irrtümlich nicht abgelehnt werden kann (Fehler zweiter Art, s. auch Woitowitz et al. 1996). Es gibt keine zuverlässige Methode, nach der man „tatsächlich" negative Ergebnisse von „irrtümlich" negativen unterscheiden kann.

Da die Informationsverbreitung über die Medien – zu denen auch die wissenschaftlichen Zeitschriften gehören – sich am liebsten auf spektakuläre Erkenntnisse erstreckt, ist es außerordentlich schwierig, Risikozuweisungen, die einmal mit hoher Popularität verbreitet wurden, wieder zu entkräften, da ihnen wesentlich weniger Raum zugestanden wird. Ein klassisches Beispiel ist die blasenkrebserzeugende Wirkung von Süßstoff (Saccharin). Obwohl dieser Zusammenhang widerlegt wurde, hat sich bei vielen Konsumenten der Verdacht der Kanzerogenität bis heute gehalten. Deshalb weisen Epidemiologen, die Metaanalysen durchführen, in ihrer Arbeit meist explizit auf das Problem der Selektion von Veröffentlichungen hin (vgl. Michaelis u. Meinert 1995 zum Thema elektromagnetische Felder).

Blickt man auf die jahrzehntelange Anwendung von epidemiologischen Methoden zurück, so lassen sich viele Erfolge aufzeigen, die ohne die Epidemiologie nicht erzielt worden wären.

Gesundheitliche Risiken wurden aufgedeckt, noch lange bevor der eigentliche pathogenetische Mechanismus aufgeklärt war, sodass schon zu recht frühen Zeitpunkten präventiv-medizinische Maßnahmen ergriffen werden konnten. Die Epidemiologie steht dabei ständig in dem Konflikt, einerseits Erkenntnisse für medizinische oder sozialpolitische Entscheidungen schnellst möglich liefern zu sollen, andererseits in Kenntnis der vielfältigen Fehlermöglichkeiten Zusammenhänge zwischen Einwirkung und Effekt immer genauer erforschen und immer besser absichern zu wollen. Über diesen Konflikt, der nie zu lösen sein wird, sollten sich die Anwender von Ergebnissen, die mit epidemiologischen Methoden gewonnen wurden, im Klaren sein.

Literatur

Ahlbohm A, Norell S (1991) Einführung in die moderne Epidemiologie. Bga-Schriften 2/1991. MMV, München

Charlton BG (1996) Attribution of causation in epidemiology: Chain or mosaic? J Clin Epidemiol 49: 105–107

Faus-Keßler Th, Brüske-Hohlfeld I, Scherb H, Tritschler J, Weigelt E (1992) Einführung in die arbeitsmedizinische Epidemiologie. Wirtschaftsverlag NW, Bremerhaven (Schriftenreihe der Bundesanstalt für Arbeitsschutz, Sonderschrift S29)

Hill AB (1965) The environment and disease: Association or causation? Proc R Soc Med 58: 295–300

Michaelis J, Meinert R (1995) Elektromagnetische Felder und Krebserkrankungen im Kindesalter. Dtsch Ärztebl 92: A2472–A2480

Rothman KJ (1986) Modern epidemiology. Little, Brown and Company, Boston

Rothman K, Greenland S (1998) Modern epidemiology. Lippincott-Raven Publishers, Philadelphia

Schwarze S, Notbohm G, Hartung E, Dupuis H (1999) Epidemiologische Studie „Ganzkörpervibration". Verbundforschungsvorhaben im Auftrag des Hauptverbandes der gewerblichen Berufsgenossenschaften. Abschlussbericht. Schriftenreihe des Hauptverbandes der gewerblichen Berufsgenossenschaften. HVBG, St. Augustin

Taubes G (1995) Epidemiology faces its limits. Special news report. Science 269: 164–169

Woitowitz H-J, Lange H-J, Dudeck J, Rösler J, Rödelsperger K (1996) Zehn Merksätze zur Interpretation von „negativen" Studien in der arbeitsmedizinischen Epidemiologie. Arbeitsmed Sozialmed Umweltmed 31: 18–19

Erfahrungen der Verwaltung mit der Begutachtung von Wirbelsäulenkrankheiten

K. Frank

18.1 Einleitung

Die Berufserkrankungen (BK) der Wirbelsäule BK 2108, 2109 und 2110 haben die berufsgenossenschaftlichen Verwaltungen vor eine Vielzahl neuer Probleme gestellt. Die seit 01.01.1993 geschaffenen Berufskrankheiten lassen nach Zahl der Meldungen klar erkennen, dass wesentlich die bandscheibenbedingten Erkrankungen durch Heben und Tragen, sowie extreme Rumpfbeugehaltung gemeldet werden (BK 2108) und dass sich nach einem anfänglichen Meldeschub von Verdachtsmeldungen seit ca. 1998 die Meldezahlen auf hohem Niveau stabilisiert haben (Abb. 18.1). Die Zahl der Meldungen seit 1993 beläuft sich auf Grundlage der Geschäfts- und Rechnungsergebnisse des HVBG (Hauptverband der gewerblichen Berufsgenossenschaften) auf knapp 130.000 bis zum Jahr 2000.

18.2 Statistik

Versucht man aus den vorliegenden Zahlen die Quote der Anerkennungen zu berechnen, so stößt man auf Schwierigkeiten, da den Meldezahlen nicht zeitgerecht die Zahlen der Anerkennungen gegenübergestellt werden können, da die Dauer der Verwaltungsverfahren, ggf. durch alle Rechtsinstanzen hindurch, sehr langwierig sein kann.

Unter der Annahme einer durchschnittlich dreijährigen Bearbeitungszeit – diese beinhaltet „glatte" Verfahren und solche unter Nutzung sämtlicher Rechtsmittel – errechnen sich für die Berufskrankheiten der Wirbelsäule Anerkennungsquoten, welche in deutlichem Kontrast zu der allgemeinen Anerkennungsquote aller Berufskrankheiten stehen: ca. 2,5% (BK 2108–2110) gegenüber ca. 34% (alle Berufskrankheiten). Bescheiden nehmen sich insbesondere die Anerkennungen der BK 2109 aus, mit einer Quote deutlich unter 1% – dies spiegelt den Umstand

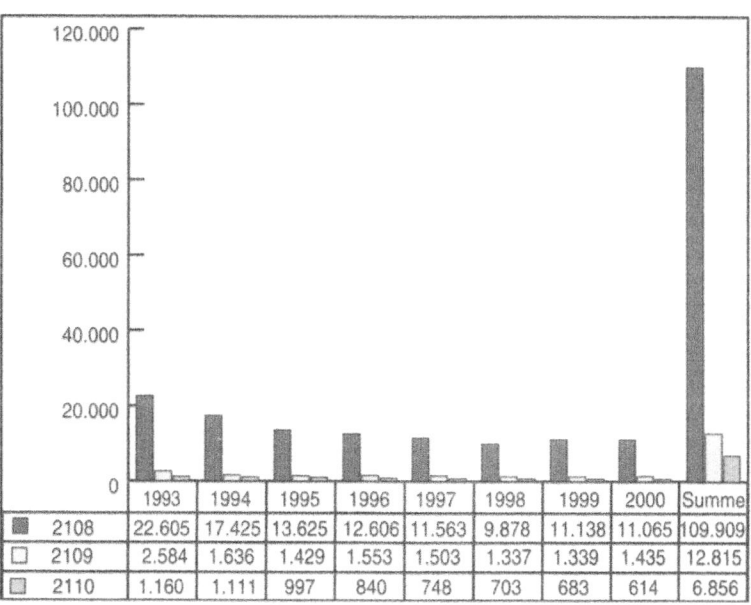

Abb. 18.1. Verdachtsanzeigen der Wirbelsäulen-Berufskrankheiten 2108, 2109, 2110 von 1993–2000

	1993	1994	1995	1996	1997	1998	1999	2000	Summe
■ 2108	22.605	17.425	13.625	12.606	11.563	9.878	11.138	11.065	109.909
☐ 2109	2.584	1.636	1.429	1.553	1.503	1.337	1.339	1.435	12.815
▨ 2110	1.160	1.111	997	840	748	703	683	614	6.856

Tabelle 18.1. Anerkennungsquoten der BK 2108–2110 von 1993–2000 unter Annahme einer durchschnittlich 3-jährigen Bearbeitungszeit

		Summe Verdachts-meldungen	Summe anerkannte Fälle	Quote
BK 2108	93–95		93–96	1,8%
	94–96		94–97	3,1%
	95–97		95–98	3,9%
	96–98		96–99	4,1%
	97–99		97–2000	3,6%
	Alle anerkannten/ alle angezeigten (bis 2000):			1,9%
BK 2109	93–95		93–96	0,6%
	94–96		94–97	1,0%
	95–97		95–98	1,1%
	96–98		96–9	0,8%
	97–99		97–2000	0,8%
	Alle anerkannten/ alle angezeigten (bis 2000):			0,5%
BK 2109	93–95		93–96	1,4%
	94–96		94–97	2,3%
	95–97		95–98	2,6%
	96–98		96–99	3,0%
	97–99		97–2000	2,7%
	Alle anerkannten/ alle angezeigten (bis 2000):			1,5%

wider, dass den im ärztlichen Merkblatt zur Berufskrankheit geschilderten Anspruchsvoraussetzungen im heutigen Arbeitsleben keine berufstypischen Belastungen mehr entgegenstehen (Tabelle 18.1)

Berechnet man überdies die Zahl der anerkannten und die Zahl der entschädigten Fälle, so nimmt sich das Ergebnis noch bescheidener aus (Tabelle 18.2).

An dieser Stelle sei als Vertreter der Bauwirtschaft ein kurzer Exkurs in die eigene Branche erlaubt. Auf der Grundlage der Versichertenverhältnisse wird in Abb. 18.2 der Anteil der Meldungen zur BK 2108 in der Bauwirtschaft den deutlich sinkenden Beschäftigtenzahlen in dieser Branche gegenübergestellt: So findet sich ein Rückgang der Beschäftigten von 1993–2000 um ca. 20% bei einem konstant hohen Anteil der Verdachtsmeldungen um 30%.

Tabelle 18.2. Renten aus den BK 2108–2110 (1993–2000; MdE ≥20%, bei Stütztatbestand ab ≥10%)

	Anerkannt	→	Entschädigt
BK 2108:	1,9%	→	1,3%
BK 2109:	0,4%	→	0,3%
BK 2110:	1,6%	→	1,2%
Summe:	1,8%	→	1,2%

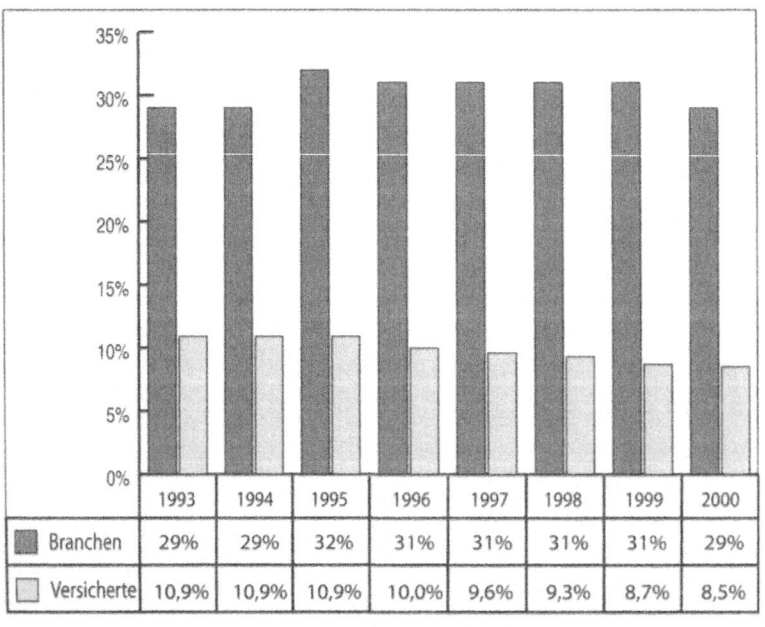

	1993	1994	1995	1996	1997	1998	1999	2000
Branchen	29%	29%	32%	31%	31%	31%	31%	29%
Versicherte	10,9%	10,9%	10,9%	10,0%	9,6%	9,3%	8,7%	8,5%

Abb. 18.2. Anteil der Verdachtsanzeigen zur BK 2108 in der Bauwirtschaft zu allen Branchen. Anteil der Versicherten am Bau zu allen Branchen der Jahre 1998–2000

18.3 Begriffsbestimmung

Besondere Schwierigkeiten bereiteten von Anfang an die im ärztlichen Merkblatt nicht ausreichend bestimmten Begriffe wie „überdurchschnittliche Belastungen", „häufig", „altersvorauseilende Veränderungen" usw. Vielfältige Bemühungen um Klärungen der Begriffe, der haftungsbegründenden körperlichen Belastungen und die Eingrenzung der infrage kommenden Berufsgruppen führten dazu, dass die zuständigen Berufsgenossenschaften von Anfang an unterschiedliche Wege der Ermittlung und Erfassung der Belastungen gegangen sind, welche nur unbefriedigende Vergleichsmöglichkeiten untereinander zuließen. Es war zu befürchten, dass die Belastungen unterschiedlich erfasst und bewertet werden und Beschäftigungsverhältnisse in verschiedenen Brachen keiner einheitlichen Beurteilung zuzuführen waren. Ferner bestand Unklarheit, wie Belastungen im Sinne der BK 2108 und 2110 (Heben und Tragen vs. Ganzkörpervibration) bei einem individuellen Beschäftigten als gemeinsame Anspruchsvoraussetzung berechnet werden sollte (Brandenburg 2001).

Eine Lösung versprach man sich durch ein auf wissenschaftlicher Basis begründetes Dosiserhebungsinstrument, welches durch Beschluss der Hauptgeschäftsführer erarbeitet wurde von Fachleuten der Arbeitswissenschaft, der Ergonomie und der Arbeitsmedizin. Dieses Instrument ist als *Mainz-Dortmunder-Dosismodell (MDD)* bekannt (Jäger et al. 1999). Dabei wird in einer bislang nicht bekannten Differenziertheit auf Belastungseigenheiten in den Berufen eingegangen (Belastungsmodule) und diese in einem mathematischen Modell auf Tagesbelastungsdosen und Lebensarbeitsdosen berechnet (Miksch 2001).

Erfahrungen mit dem Modell zeigen jedoch, dass die Anforderungen an das Verständnis, das Erinnerungsvermögen und die zutreffende Einschätzung der individuellen Belastungen durch die Versicherten selbst sehr problematisch ist. Auch stößt ein dermaßen differenziertes Erfassungsinstrument zwangsläufig an seine Grenzen, wenn Jahrzehnte zurückliegende Tätigkeiten in verschiedenen Branchen und unter völlig verschiedenen technischen und organisatorischen Bedingungen beurteilt werden müssen.

Verständlich ist daher die vielfältige Kritik zum MDD, die sich seitens der Wissenschaft, der berufsgenossenschaftlichen Verwaltungen, der Sozialpartner und der Gerichte ergeben (Anonymus 2000) hat. So wird das MDD seinen Nutzen und seine Praktikabilität im Verwaltungsverfahren erst noch unter Beweis zu stellen haben. Ferner wird durch Studien zur Anwendung des MDD die Validität des Instrumentes für die retrospektive Belastungserfassung noch bestimmt werden müssen. Ohne jeden Zweifel kann das Modell jedoch Belastungen in prospektiver Weise abbilden und bietet eine ausgezeichnete Grundlage für ergonomische Überlegungen zur Arbeitsplatzgestaltung.

18.4 Arbeitstechnische Voraussetzungen – Mainz-Dortmunder Dosismodell (MDD)

Am Beispiel der Stuckateure und Putzer (Abb. 18.3) wird die Vorgehensweise des Modells zur BK 2108 veranschaulicht und der Differenzie-

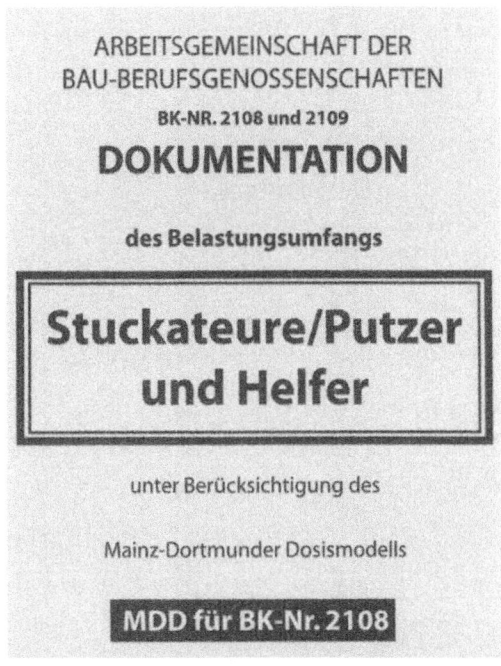

Abb. 18.3. Arbeitsgemeinschaft der Bau-Berufsgenossenschaften BK 2108 und 2109. Dokumentation des Belastungsumfangs Stuckateure/Putzer und Helfer unter Berücksichtigung des Mainz-Dortmunder-Dosismodells (MDD) für BK 2108

Tabelle 18.3. Stuckateur/Putzer und Helfer. Tätigkeitsmodul 1.
Gips-Innenputz, Materialtransport bis ca. 10 m, verputzen von Hand (75% der Leistung von Modul 2).
Berechnung der Tagesdosis nach MDD. Nur Ansetzen für Tage, an denen entladen wurde, in der Regel einmal pro Woche

Tätigkeit	Gewicht der Last [kg]	Druckkraft auf L5/S1 FLS [N]	Häfigkeit der Hebe- oder Tragevorgänge pro Schicht	Dauer pro Hebe- oder Tragevorgänge [s]	Dauer t_i pro Schicht [h]	$F_{LS}^2 \times t_i$ [N*h]	Erläuterungen
Materialtransport							
a) Heben von Gipssäcken	40	4.800	24	2,5	0,017	384.000	60 Sack Gips (2 Stuck., 1 Helfer anteilig 50%)
b) Tragen und Absetzen von Gipssäcken	40	3.400	24	10	0,067	770.667	Trageentfernung 10 m
c) Heben und Absetzen von Böcken und Brettern	20	3.300	10	2,5	0,007	75.625	24 Teile (2 Stuck., 1 Helfer anteilig 50%)
d) Tragen von Böcken und Brettern	20	2.700	10	10	0,028	entfällt*	Trageentfernung 10 m
e) Heben und Absetzen von Baustelleneinrichtung zu zweit (60 kg)	30	4.050	2	2,5	0,001	22.781	Mörtelkasten, Eimer Werkzeug etc., 2-mal
f) Tragen von Baustelleneinrichtung zu zweit (60 kg)	30	3.550	1	10	0,003	35.007	Trageentfernung 10 m
Verputzen							
g) Externe Rumpfbeugehaltung		1.700			0,600	1.734.000	Schätzung nach TAD-Erfahrung, wie in Modul 2 × 75%
h) Heben und Absetzen von Gipssäcken	40	4.800	10	2,5	0,007	160.000	6 Sack Gips wie in Modul 2 × 75% = ca. 5 Sack, 2-mal
i) Tragen von Gipssäcken	40	3.400	5	10	0,014	160.556	Trageentfernung 10 m
j) Heben und Absetzen/Entleeren von Sand, 1 Eimer	19	3.225	54	2,5	0,038	390.023	36 Eimer wie in Modul 2 × 75% = 27 Eimer, 2-mal
k) Tragen von Sand, 1 Eimer	19	2.615	27	10	0,075	entfällt*	Trageentfernung 10 m
l) Heben und Absetzen/Entleeren von Wasser, 1 Eimer	12	2.700	36	2,5	0,025	entfällt*	24 Eimer wie in Modul 2 × 75% = 18 Eimer, 2-mal
m) Tragen von Wasser, 1 Eimer	12	2.020	18	10	0,050	entfällt*	Trageentfernung 10 m
n) Heben und Verteilen von Gipsmörtel	20	3.300	45	2,5	0,031	340.313	60 Hübe wie in Modul 2 × 75% = 45 Hübe
o) Heben und Absetzen von Böcken und Brettern	20	3.300	24	5	0,033	363.000	12 Teile 2-mal, wie in Modul 2 (100%) einschließlich Transport im Arbeitsbereich
p) Heben und Absetzen von Mörtelkasten zu zweit (60 kg)	30	4.050	3	5	0,004	63.344	4-mal wie in Modul 2 × 75% = 3-mal einschließlich Transport im Arbeitsbereich
Gesamt $D_h = \sqrt{\dfrac{\sum F_{LS}^2 \times t_i}{8h}} \times 8h$						6.003	

* Entfällt, da wirksame Druckkraft <3.200 N.

Tabelle 18.4. Belastungsumfang im Sinne von BK 2108. Berechnung der Belastung nach dem Mainz-Dortmunder-Dosismodell (MDD). Aufgrund einer individuellen Arbeitsanamnese werden Zeitabschnitte mit gleichen Belastungsprofilen ermittelt. Die Belastungsprofile der einzelnen Zeitabschnitte beim Stuckateur/Putzer bzw. Helfer setzen sich aus mehreren der bis zu insgesamt 26 grundlegenden Tätigkeitsmodulen sowie evtl. zusätzlichen Modulen z. B. auch anderer Gewerbegruppen zusammen

Nr.	Modul	Beschreibung
M1	Gips-Innenputz	Materialtransport und Verputzen von Hand
M2	Gips-Innenputz	Verputzen von Hand
M3	Kalk-Innenputz	Materialtransport und Verputzen von Hand
M4	Kalk-Innenputz	Verputzen von Hand
M5	Kalk/Zement-Außenputz	Materialtransport und Verputzen von Hand
M6	Kalk/Zement-Außenputz	Verputzen von Hand
M7	Farbanstrich	Fassade
M8	Zwischenwände aus Gipsplatten	Versetzen einschließlich Materialtransport
M9	Gipskarton-Bauplatten	Materialtransport und versetzen
M10	Gipskarton-Bauplatten	Versetzen
M11	Gips-Innenputz-Helfer	Helfertätigkeit beim Materialtransport und Verputzen von Hand
M12	Gips-Innenputz-Helfer	Helfertätigkeit beim Verputzen von Hand
M13	Kalk-Innenputz-Helfer	Helfertätigkeit beim Materialtransport und Verputzen von Hand
M14	Kalk-Innenputz-Helfer	Helfertätigkeit beim Verputzen von Hand
M15	Kalk/Zement-Außenputz-Helfer	Helfertätigkeit beim Materialtransport und Verputzen von Hand
M16	Kalk/Zement-Außenputz-Helfer	Helfertätigkeit beim Verputzen von Hand
M17	Gips-Innenputz mit Maschine (Sackware)	Materialtransport und Abklebearbeiten
M18	Gips-Innenputz mit Maschine (Sackware)	Vorbereitungsarbeiten, z. B. Abkleben, Putzschienen setzen
M19	Gips-Innenputz mit Maschine (Sackware)	Verputzen
M20	Gips-Innenputz mit Maschine (Sackware), Helfer	Helfertätigkeit beim Materialtransport und bei Vorbereitungsarbeiten
M21	Gips-Innenputz mit Maschine (Sackware), Helfer	Helfertätigkeit bei Vorbereitungsarbeiten
M22	Gips-Innenputz mit Maschine (Sackware), Helfer	Helfertätigkeit beim Verputzen
M23	Leitergerüst-Fassade	Aufbau einschließlich abladen und Transport
M24	Gips-Innenputz mit Maschine und Silo	Materialtransport und Abklebearbeiten
M25	Gips-Innenputz mit Maschine und Silo	Vorbereitungsarbeiten, z. B. Abkleben, Putzschienen setzen
M26	Gips-Innenputz mit Maschine und Silo	Verputzen

rungsgrad in Belastungsmodule vorgestellt. Das Modul „M1: Gips-Innenputz" wird mit den belastungsintensiven Einzelverrichtungen ausgewiesen mit den typischen Lastgewichten und den angenommenen Druckkräften auf das unterste Bandscheibensegment. Bezogen auf die Schichtanteile errechnet sich die Dosis, wobei nur Einzelbelastungen >3.200 Newton (N) zum Ansatz kommen (Tabelle 18.3, Tabelle 18.4).

Der in der Summenformel verwendete quadratische Ansatz zur Berechnung von „D Index r" berücksichtigt hohe Lasten überproportional, die als Wurzel gezogenen Werte der Formel halten den Erwartungswertebereich in Grenzen. Die verwendete Formel entspricht also nicht arbeitswissenschaftlichen Erkenntnissen, sie folgt vielmehr statistischen Nützlichkeitsüberlegungen zur Dosisberechnung.

Bedeutet das MDD nun einen Fortschritt?

Hierzu äußerte sich Dr. K. Wilde, Vizepräsident des LSG Celle anlässlich eines Wirbelsäulensymposiums in Hamburg im Juni 2001 vorsichtig:

„Es besticht jedenfalls durch die mathematische Stringenz und leuchtet biomechanisch ein ... Schwer wiegt, dass trotz Hinweis auf epidemiologische Studien bezweifelt werden muss, dass die empirischen Prämissen des Modells gesichert sind."

Unter Hinweis auf Prof. Hartmann, Leiterden Arzt der Bau-BG Hamburg, fährt er fort:

„Dieser bezeichnet als wesentliches Defizit des MDD die lückenhaften Erkenntnisse über qualitative Zusammenhänge, vermisst insbesondere für die Schädigung durch extreme Rumpfbeuge (Beugewinkel >90°) empirisch gesicherte Daten und sieht noch erheblichen Forschungsbedarf."

18.5 Schadensbild

Aber nicht alleine die Erhebung und Erfassung der arbeitstechnischen Voraussetzungen bereitet Schwierigkeiten, auch die Beurteilung der haftungsausfüllenden Kausalität ist Gegenstand der Kontroverse.

Das infrage kommende Krankheitsbild umfasst neurologische und radiologische Befunde, Kriterien für ein so genanntes belastungskonformes Schadensbild wurden aus epidemiologischen Studien und Erfahrungen der medizinischen Begutachtung abgeleitet. Bekannt geworden sind die Kriterien nach Schröter. Diese beschreiben eine nach kaudal zunehmende Osteochondrose der Lendenwirbelsäule und spondylotische Anbauten des Thorakolumbalbereichs als belastungskonforme Veränderungen der Wirbelsäule, vergleichbar mit Schwielen an den Händen bei Schwerarbeit. Diese Kriterien eignen sich für die Kausalitätsprüfung insofern, als gefordert werden muss, dass dauerhafte und überdurchschnittliche Berufsbelastungen sich in typischer Weise als radiomorphologisches Korrelat wiederfinden müssen. Ein Prüfschema zeigt Abb. 18.4, welche vier Fallgruppen unterscheidet nach belastungskonformen und andersartigen Veränderungen. Die geschätzten Häufigkeiten zu den

Fallgruppen beruhen auf eigenen Erfahrungen und denen einschlägiger Gutachter, präzise Zahlen dazu finden sich in der Literatur nicht. Die Zahl „eindeutiger" Fälle (Fallgruppe 1) korrespondiert gut mit den oben vorgestellten Quoten von Anerkennungen der Wirbelsäulenberufskrankheiten.

Kontrovers ist insbesondere die Fallgruppe 3 mit Vorliegen belastungskonformer und andersartiger Veränderungen der Wirbelsäule. Die Bewertung durch den Gutachter erfordert hier besondere Erfahrung.

18.6 Kausalität

Die Kardinalfrage bei jedem Gutachten zur Zusammenhangsfrage lautet: Ist ein wesentlicher und abgrenzbarer Schadensanteil durch die berufliche Einwirkung zu belegen?

Das eigentliche sozialmedizinische Problem stellt jedoch die große Gruppe der Personen dar, welche keine offensichtlichen Schadensanlagen zeigen und dennoch manifeste Bandscheibenschäden aufweisen. Hinsichtlich dieser Gruppe bestehen die meisten Fehldeutungen und Missverständnisse. Es ist überwiegend unklar, warum sich bei diesen Personen Bandscheibenschäden

	belastungskonformes Schadensbild	schicksalhafte Erkrankungen	geschätzte Häufigkeit
Fall 1	+	–	ca. 1 – 2%
Fall 2	–	+	ca. 40%
Fall 3	+	+	ca. 1 – 5%
Fall 4	–	–	ca. 45 – 60%

Bei Bejahung der arbeitstechnischen Voraussetzungen:		
Fall 1	⟹	Anerkennung
Fall 2 + 4	⟹	Ablehnung
Fall 3	⟹	Individualentscheidung

Kardinalfrage: *Ist ein wesentlicher und abgrenzbarer Schadensanteil durch berufliche Einwirkung zu belegen?*

Abb. 18.4. Kausalitätsprüfung einer BK 2108

einstellen und teilweise auch mit allseitigen degenerativen Veränderungen des Stützapparates einhergehen.

Schröter benannte einen *Faktor X*, verantwortlich für die Bandscheibenschäden, der sich bisher verfügbaren Erklärungsversuchen entzieht. Näheres Verständnis ist nur zu erwarten, wenn es gelingt die Pathophysiologie der allgemeinen Degeneration des Stütz- und Bewegungsapparates zu erhellen.

Ersetzt man den Begriff *Faktor X* durch den Terminus *Syndrom X*, gelangt man zu einem Krankheitsbild, welches in der Inneren Medizin wohlbekannt ist: dem *metabolischen Syndrom*. Es handelt sich um eine komplexe Störung des Stoffwechsels durch Hyperalimentation mit Adipositas, Diabetes mellitus, Hypertonie und Erhöhungen der Blutfette, teilweise in Verbindung mit chronisch-toxischen Schädigungen durch Alkohol und inhalativem Rauchen.

Gemeinsam ist allen Störungen die Entwicklung einer systemischen Mikroangiopathie, welche von den Internisten bislang wenig beachtet wurde, welche aber die Augenärzte beschäftigt als mikroangiopathische Retinopathie bei Diabetes und chronischer Hypertonie – die häufigste Ursache der Erblindung im Erwachsenenalter hierzulande.

Die Auswirkungen der Mikroangiopathie auf die Wirbelsäule und die Gelenke werden von den Orthopäden und Rheumatologen bisher nicht ausreichend gewürdigt und müssen noch weiter erforscht werden. Dabei muss beachtet werden, dass die Knorpelüberzüge der Gelenke und die Bandscheiben ausschließlich über Diffusion ernährt werden, deren regelrechte Funktion elementar von einem intakten Kapillarbett abhängt (Herget u. Adler 2000; Kössler u. Hartmann 2001). Sichtet man die Epidermiologie der chronisch-degenerativen Gelenkveränderungen, des chronischen Kreuzschmerzes und der Bandscheibenschäden, so fallen die Risikofaktoren des metabolischen Syndroms stets ins Gewicht (Pal 1996). Es darf daher nicht verwundern, dass degenerative Schäden am Stützapparat ab dem vierten Lebensjahrzehnt stark zunehmen, parallel zu den Kapillarschäden als Folge des metabolischen Syndroms. Die Degenerativschäden der Gelenke sind die wesentlichen Ursachen der

Frühberentung, die in der Bauwirtschaft zwischen 55 und 58 Jahren liegt und die auch eine unzweifelhafte Schichtabhängigkeit aufweist (Feldmann et al. 1999; Harreby et al. 1996; Kurunlahti et al. 1999; Thefeld 2000). Diese Schichtabhängigkeit des Gesundheitsbewusstseins und der gesunden Lebensführung ist ein Umstand, der wirksamen Präventivbemühungen außerhalb beruflicher Belastungen elementar entgegensteht.

Mehrere Studien in neuerer Zeit, die sich unter anderem als Anwenderstudien des MDD verstehen, haben dosisabhängige Relative Risiken (RR) beschrieben, welche in den Gruppen der Höchstbelasteten Risikowerte ergaben von RR = 15 bis RR = 30. Folgerungen daraus waren, dass die zugrunde gelegten Belastungsgrenzen des MDD unrealistisch hoch seien und auch Lastgewichte ab 5 kg in die Belastungsbereichungen einzubeziehen seien (Seidler et al. 2001 a).

Ferner sollte die Anwendbarkeit und Sinnhaftigkeit der Kriterien eines belastungskonformen Schadenbildes überprüft werden. In der Studie dazu ergaben sich eindeutige Dosis-Wirkungs-Beziehungen nach Belastungen und Bandscheibenschäden, und bezüglich der Lokalisation und Kombination der Veränderungen an der gesamten Wirbelsäule praktisch beliebige Verteilungsmuster von Osteochondrosen, Spondylosen und Bandscheibenschäden ohne eindeutige Bevorzugung von belastungskonformen Veränderungen wie vormals beschreiben (Seidler et al. 2001 b).

Der Wert dieser Daten wird allerdings begrenzt durch die Selbsteinschätzung der Befragten zur Arbeitsbelastung nach Höhe und Umfang, Expertenbewertungen zu den beruflichen Belastungen flossen in die Studie nicht ein. Wie schon in zahlreichen epidemiologischen Studien zuvor gezeigt, sind Daten auf dieser Grundlage für Kausalitätsbeurteilungen wenig brauchbar, da sich Fehler der Erinnerung und Einschätzung der eigenen Berufsbelastung in klarer Abhängigkeit von Krankheitsbeschwerden ergeben, jedoch ohne klare Beziehung zu tatsächlichen beruflichen Belastungen. Eine multizentrische Studie des HVBG zur Anwendung des MDD soll unter Einbeziehung von Experteneinschätzungen weitere Klarheit zur Validität und Praktikabilität der bisherigen Vorgehensweise liefern.

Zusammenfassung

Fasst man die gutachterlichen Empfehlungen und die Verwaltungsentscheidungen zusammen, so ergibt sich eine breite Front der Ablehnung von Bandscheibenschäden aus beruflicher Ursache, deren Hauptgrund die vielfältigen Unsicherheiten zur Anwendung der Rechtsbegriffe und der medizinischen Sachverhalte sind.

Der Grund für die geringe Anerkennungsquote und zugleich für vielfach enttäuschte Erwartungen der Versicherten trotz hohen Verwaltungsaufwandes liegt letztlich darin, dass bandscheibenbedingte Erkrankungen in der Bevölkerung weit verbreitet sind und sich der Verursachungsanteil beruflicher Schwerarbeit nur schwer erfassen lässt.

Bleibt zu hoffen, dass in den kommenden Jahren ein Konsens der Wissenschaft, der Gutachtenpraxis und der Rechtsprechung erreicht wird, nachdem die vergangenen Jahre von einer Divergenz der Vorgehensweise und der Verwaltungspraxis gekennzeichnet waren.

Literatur

Anonymus (2000) Experten halten das MDD-Verfahren für ungeeignet. Arbeit & Ökologie, Briefe Nr. 17

Brandenburg S (2001) Die Berufskrankheit 2108 im System der Berufskrankheiten und ihre praktische Anwendung. Die BG Juli: 365–370

Feldmann D et al. (1999) Smoking – a risk factor for development of low back pain in adolescents. Spine 24: 2492–2496

Harreby M et al. (1996) Epidemiological aspects of risc factors for low back pain in 38-year old men and women: A 25-year prospective cohort-study of 640 school children. Eur Spine J 312–318

Herget G, Adler C (2000) Die Bandscheibe in Anatomie und Pathologie. Versicherungsmedizin 52: 179–184

Jäger M, Luttmann U et al. (1999) Mainz-Dortmunder-Dosismodell, Teil 1 und 2. ASU 34

Kössler F, Hartmann B (2001) Struktur, Funktion und Degeneration der Bandscheibe unter körperlichen Belastungen der Wirbelsäule. Zbl Arbeitsmed 51: 74–105

Kurunlahti M et al. (1999) Association of atherosclerosis with low back pain and the degree of disc degeneration. Spine 24: 2080–2084

Miksch W (2001) Bandscheibenbedingte Wirbelsäulenerkrankungen. Die BG Oktober: 513–519

Pal B (1996) Rheumatic disorders in diabetes with special reference to orthopedic surgery in diabetics. J Orth Rh : 22–27

Seidler A et al. (2001 a) Der Einsatz des Mainz-Dortmunder-Dosismodells in einer Fall-Kontroll-Studie zu den beruflichen Risiken bandscheibenbedingter Erkrankungen. Arbeitsmed Sozialmed Umweltmed 36

Seidler A et al. (2001 b) Belastungskonformität berufsbedingter Erkrankungen der Lendenwirbelsäule. Zbl Arbeitsmed 51: 313–323

Thefeld W (2000) Verbreitung der Herz-Kreislauf-Risikofaktoren Hypercholesterinämie, Übergewicht, Hypertonie und Rauchen in der Bevölkerung. Bundesgesundheitsblatt 415–423

Controlling im berufsgenossenschaftlichen Heilverfahren

L. Becker

19.1 Ausgangslage

Die wirtschaftlichen Rahmenbedingungen der Bau-Berufsgenossenschaften sind von gegenläufigen Entwicklungen im Kostenbereich und bei den Unfallzahlen geprägt.

Steigenden Kosten im berufsgenossenschaftlichen Heilverfahren stehen sinkenden Unfallzahlen gegenüber (Arbeitsgemeinschaften der Bau-Berufsgenossenschaften 2001).

Die Kosten für das berufsgenossenschaftliche Heilverfahren der Bau-BG Rheinland und Westfalen haben sich von 1999–2000 um ca. 3,5% erhöht, die meldepflichtigen Unfälle gingen im gleichen Zeitraum um ca. 3,0% zurück.

Die unmittelbar in das berufsgenossenschaftliche Heilverfahren einfließenden Ausgaben der ambulanten Heilbehandlung belaufen sich auf 43 Mio. DM (ca. 7% der BG-Gesamtkosten), mittelbar werden 162 Mio. DM (ca. 26% der BG-Gesamtkosten) von dem berufsgenossenschaftlichen Heilverfahren beeinflusst (Jahresbericht 2000 der Bau-Berufsgenossenschaft Rheinland und Westfalen).

Es besteht somit die Notwendigkeit, die Kostenentwicklung und -struktur des berufsgenossenschaftlichen Heilverfahrens transparenter zu machen sowie Möglichkeiten zu Kosteneinsparungen unter gleichzeitiger Qualitätssicherung bzw. -verbesserung zu erkennen.

Das betriebswirtschaftliche Instrument „Controlling" soll seinen Beitrag dazu leisten. Da es bisher fast ausschließlich in der Privatwirtschaft zum Einsatz kam, muss Controlling den Gegebenheiten in den öffentlichen Verwaltungen – und in diesem Fall – den Anforderungen einer Sozialversicherung entsprechend angepasst werden (Weber 1992).

19.2 Steuerung und Überwachung des Heilverfahrens in der Bau-BG Rheinland und Westfalen

19.2.1 Allgemein

In der Bau-BG Rheinland und Westfalen erfolgt die Steuerung und Überwachung des Heilverfahrens (im Folgenden „StÜHV") von Arbeits- und Wegeunfällen dv-unterstützt. Die schwerwiegendste Körperschädigung eines Versicherungsfalles wird entsprechend dem Diagnoseschlüssel des Hauptverbandes der Berufsgenossenschaften nach den Merkmalen „Verletztes Körperteil" und „Art der Verletzung" als zu steuernde Erstdiagnose erfasst.

Zu der Erstdiagnose sind für die Sachbearbeitung Sofort-, Zwischen- und Endtermine mit diagnosebezogenen Arbeitsempfehlungen (Klassifikation zum Verletzungsartenverfahren, Erforderlichkeit EAP/BGSW, Notwendigkeit der stationären Verlegung etc.) sowie Aktionen (Kontrolltermine, Berichtsanforderungen) im System hinterlegt (Hax u. Römer 1996).

19.2.2 Ziele des StÜHV

Die gesetzliche Unfallversicherung ist gemäß den §§ 26, 34 Sozialgesetzbuch (SGB) VII angehalten, mit allen geeigneten Mitteln frühzeitig den durch den Versicherungsfall verursachten Gesundheitszustand zu verbessern, die Integration in das Arbeitsleben zu unterstützen, Hilfen zur Bewältigung der Anforderungen des täglichen Lebens bereitzustellen und Leistungen bei Pflegebedürftigkeit zu erbringen.

Dabei muss jedoch gemäß § 69 SGB IV auf wirtschaftlichen und sparsamen Mitteleinsatz geachtet werden.

Mit dem Einsatz von StÜHV werden die Ziele „Kostenreduzierung und Qualitätssteigerung" in der Bau-BG Rheinland und Westfalen angestrebt.

Das Ziel „Kostenreduzierung" stellt sich z. B. durch Senkung der Arbeitsunfähigkeitstage, der Arzneimittelkosten, der Zahl der Röntgenaufnahmen sowie der stationären Verweilzeiten ein.

„Qualitätssteigerung" als zweites Ziel des berufsgenossenschaftlichen Heilverfahrens wird z. B. durch eine intensive und schnelle Kommunikation zwischen den behandelnden/beratenden Ärzten und der Sachbearbeitung gewährleistet. So führt eine frühzeitige Einschaltung einer BG-Klinik regelmäßig zu einer Verkürzung der Gesamtheilverfahrens- bzw. Arbeitsunfähigkeitsdauer.

19.3 Controlling in der Bau-BG Rheinland und Westfalen

19.3.1 Allgemein

Bei Controlling (steuern, lenken) handelt es sich um eine zukunftsorientierte Steuerung der Verwaltungstätigkeiten entsprechend vorgegebener Planungsdaten (s. oben genannte Ziele des berufsgenossenschaftlichen Heilverfahrens).

Die ergebnisorientierte Steuerung erfolgt durch ein Planungs-, Kontroll- und Informationssystem (Horváth 1996; Peemöller 1997).

Bei den im Rahmen der Erstdiagnose festgelegten Terminen zu der Behandlungs- und Arbeitsunfähigkeitsdauer handelt es sich um Plandaten. Zur Einhaltung der Planziele werden der Sachbearbeitung regelmäßig zu bearbeitende Tageslisten mit Kontrollterminen zur Verfügung gestellt. Sie ermöglichen den Abgleich zwischen den in StÜHV hinterlegten Plandaten und dem tatsächlichen Heilverfahrensverlauf. Die Identifikation von Abweichungen in der Behandlungsplanung und im Verlauf wird unterstützt, indem mit dem behandelnden Arzt und dem Versicherten rechtzeitig Kontakt aufgenommen wird. Ziele sind die Ursachenforschung der über Plan liegenden Heilverfahrensdauer und eine angepasste Versorgungsplanung.

19.3.2 Controllingziele

Controllingziele der Bau-BG Rheinland und Westfalen sind mittel- und langfristig, die Wirt-

schaftlichkeit und Zweckmäßigkeit des gesamten Verwaltungshandelns und der in Anspruch genommenen externen Dienstleistungen (stationäre und ambulante Behandlung, Pflege etc.) zu verbessern.

19.3.3 Interne und externe Vergleiche als Controllinginstrumente

Die Darstellung von Effizienz (Wirtschaftlichkeit) und Effektivität (Wirksamkeit) des berufsgenossenschaftlichen Heilverfahrens erfolgt – im Gegensatz zu den im marktwirtschaftlichen Wettbewerb stehenden Unternehmen – nicht durch einen Vergleich von Gewinnentwicklungen oder Marktanteilen.

Der Wettbewerb zwischen den Berufsgenossenschaften entsteht durch den Vergleich von Ausgaben (Kosten pro Fall), von Einnahmen (Regresseinnahmen je Sachbearbeiter) sowie durch die Gegenüberstellung von Ergebnissen diagnosebezogener Geschäftsprozessanalysen (durchschnittliche Fallbearbeitungsdauer, Heilverfahrensergebnis: Heilverfahrenskosten mit/ohne Zahlung von Verletztengeld/Rente, verbliebene Funktionsstörungen mit Bemessungszeitraum der Minderung der Erwerbsfähigkeit sowie Darstellung des Zahlungszeitraumes etc.).

Die Berufsgenossenschaften schaffen sich somit ihren eigenen Wettbewerb.

Der externe Kosten- und Leistungsvergleich – Benchmarking („Vergleich mit dem Besten") – zwischen den einzelnen Berufsgenossenschaften sowie intern zwischen Bezirksverwaltungen/ Außenstellen einer Berufsgenossenschaft erfolgt auf Basis von Kennzahlen und Auswertung von Ergebnissen von Organisations- und Personalbedarfsanalysen.

19.3.4 Auswertungen

Im Rahmen der Analyse der Kosten werden die Daten der Finanzbuchhaltung und die des Data-Warehouses (Datenbank mit allen relevanten Personen- und Unfalldaten, s. unten, „Data-Warehouse") ausgewertet, die in Standardberichten und Sonderauswertungen dargestellt werden.

In der Bau-BG Rheinland und Westfalen werden seit April 2000 die monatlichen Ergebnisse, Eckdaten und die daraus abgeleiteten Entwicklungen der Bau-BG Rheinland und Westfalen des laufenden Geschäftsjahres in einem Monatsbericht zusammengefasst und den Vorjahreswerten gegenübergestellt.

Auch finden Auswertungen im Zusammenhang mit Organisations- und Personalbedarfsanalysen statt (Näheres s. unten, „Organisations- und Personalbedarfsanalysen").

19.3.5 Finanzbuchhaltung

In der Finanzbuchhaltung werden die Leistungskonten (z. B. ambulante und stationäre Heilbehandlungskosten) auf die Kostenstellen (Bezirksverwaltungen) gebucht und im Monatsbericht dargestellt.

Tabelle 19.1 ist ein Auszug aus dem Monatsbericht und zeigt die Kostenanteile je Bezirksverwaltung (= Kostenstelle) an den Gesamtkosten in den Leistungskonten: „Ambulante Heilbehandlung, H-Arzt und Augenarzt mit besonderer Heilbehandlung" des Haushaltsjahres 2000.

Entsprechend der Verteilung der Unfallbelastungen sollten die Kostenanteile je Bezirksverwaltung ca. 33,3% betragen; die Kostenanteile der Bezirksverwaltung Köln schwanken jedoch in den aufgeführten Kontenbereichen zwischen 37–47%.

Um die Ursachen dieser festgestellten Abweichungen in der Bezirksverwaltung Köln zielgerichteter ermitteln zu können, wird die Darstellung verfeinert, indem den Leistungskonten je Kostenstelle (Bezirksverwaltung) die Dienstleistungen: „Arbeits-, Wegeunfall und Berufskrankheit" zugeordnet werden (Tabelle 19.2).

Die Auswertung der Daten aus der Finanzbuchhaltung zeigen, dass sich das Hauptaugenmerk weiterer Untersuchungen auf die Bezirksverwaltung Köln im Bereich der Arbeits- und Wegeunfälle konzentrieren muss, um die Ursachen für die Abweichungen identifizieren zu können.

Zur weiteren Analyse der Kosten werden aber zusätzliche Personen- und Unfalldaten benötigt, die in der Finanzbuchhaltung nicht vorgehalten werden. An dieser Stelle wird auf den umfangreichen Datenbestand von Data-Warehouse zurückgegriffen.

Tabelle 19.1. Kostenanteile je Bezirksverwaltung an den Gesamtkosten in ausgewählten Leistungskonten

Konto	Wuppertal DM	[%]	Dortmund DM	[%]	Köln DM	[%]	Gesamt BV'en
406	**3.448.402**	**30**	**3.831.748**	**33**	**4.219.149**	**37**	**11.499.299**
406.01 Ambulante Heilbehandlung	−73	2	−4.226	89	−440	9	−4.739
406.10 Ambulante Heilbehandlung	2.439.028	31	2.649.637	33	2.884.988	36	7.973.653
406.20 Diagnostik bei ambulanter Heilbehandlung	643.507	31	672.708	33	727.239	36	2.043.454
406.30 Ambulante Operation bei ambulanter Heilbehandlung	88.855	34	106.961	40	68.732	26	264.548
406.40 Krankengymnastik ...	249.506	22	403.636	35	501.486	43	1.154.627
406.50 Pauschale Kostenabrechnungsgrenze	27.579	41	3.032	4	37.145	55	67.756
409	**56.748**	**20**	**95.705**	**33**	**137.367**	**47**	**289.820**
409.00 H-Arzt, besondere Heilbehandlung	0	0	0	0	0	0	0
409.10 H-Arzt, besondere ambulante Heilbehandlung	45.826	17	88.720	33	135.384	50	269.930
409.30 H-Arzt, ambulante Operation bei	10.923	55	6.984	35	1.983	10	19.890
415	**47.946**	**24**	**67.491**	**33**	**88.522**	**43**	**203.958**
415.01 Augenarzt, besondere Behandlung	0	0	0	0	0	0	0
415.10 Augenarzt, besondere ambulante Behandlung	47.946	24	67.491	33	88.522	43	203.958
415.30 Augenarzt, ambulante Operation bei ...	0	0	0	0	0	0	0
Gesamt							Etwa 14.500.000

Tabelle 19.2. Zuordnung der Dienstleistungen „Arbeits-, Wegeunfall und Berufskrankeit" an die jeweilige Kostenstelle

Konto	Arbeitsunfall			Wegeunfall			Berufskrankheit			Gesamt
	Wuppertal	Dortmund	Köln	Wuppertal	Dortmund	Köln	Wuppertal	Dortmund	Köln	BV'en
406	**3.025.533**	**3.422.600**	**3.767.859**	**396.860**	**389.959**	**438.548**	**26.009**	**19.190**	**12.742**	**11.499.299**
406.01 Ambulante Heilbehandlung	−73	−2.533	−415	0	0	−25	0	−1.693	0	−4.739
406.10 Ambulante Heilbehandlung	2.174.165	2.400.004	2.602.923	255.838	232.824	276.963	9.025	16.809	5.101	7.973.653
406.20 Diagnostik bei ambulanter Heilbehandlung	544.627	582.680	634.826	81.896	86.691	84.846	16.984	3.337	7.567	2.043.454
406.30 Ambulante Operation bei ambulanter Heilbehandlung	79.033	98.851	63.318	9.823	8.110	5.414	0	0	0	264.548
406.40 Krankengymnastik ...	204.040	340.566	430.502	45.466	62.333	70.910	0	736	74	1.154.627
406.50 Pauschale Kostenabrechnungsgrenze	23.741	3.032	36.706	3.838	0	440	0	0	0	67.756
409	**48.633**	**79.256**	**117.200**	**8.116**	**16.315**	**20.167**	**0**	**134**	**0**	**289.820**
409.00 H-Arzt, besondere Heilbehandlung	0	0	0	0	0	0	0	0	0	0
409.10 H-Arzt, besondere ambulante Heilbehandlung	40.056	74.683	115.217	5.769	13.903	20.167	0	134	0	269.930
409.30 H-Arzt, ambulante Operation bei ...	8.576	4.573	1.983	2.346	2.412	0	0	0	0	19.890
415	**46.933**	**64.303**	**86.322**	**1.013**	**3.153**	**2.200**	**0**	**35**	**0**	**203.958**
415.01 Augenarzt, besondere Behandlung	0	0	0	0	0	0	0	0	0	0
415.10 Augenarzt, besondere ambulante Behandlung	46.933	64.303	86.322	1.013	3.153	2.200	0	35	0	203.958
415.30 Augenarzt, ambulante Operation bei ...	0	0	0	0	0	0	0	0	0	0
Gesamt										**14.500.000**

19.3.6 Data-Warehouse

Bei Data-Warehouse handelt es sich um eine Datenbank in der alle BG-immanenten Personen- und Unfalldaten enthalten sind.

So enthält Data-Warehouse Personendaten (Name, Geburtsdatum, Geschlecht etc.) und Unfalldaten (Primärdiagnose, behandelnder Arzt/Klinik, Höhe der geleisteten Zahlungen, Beginn/Ende des Abrechnungsintervalls, Bankverbindungen, eingehende Dokumente etc.), die mit dem Statistikprogramm der Firma SPSS GmbH Software, München, ausgewertet werden.

Bei der Analyse der durch die Finanzbuchhaltung aufgezeigten unterschiedlichen Kostenbelastungen in den einzelnen Bezirksverwaltungen, wurde unter anderem auch der Frage des Einflusses der Altersstruktur auf die Ausgabenunterschiede nachgegangen.

Tabelle 19.3 zeigt zu den ambulanten Kosten des Haushaltsjahres 2000 die Verteilung der Mittelwerte auf die Altersklassen für jede Bezirksverwaltung.

Es zeigt sich, dass in der Alterskohorte der 60- bis 69-Jährigen die Durchschnittskosten pro Fall in der Bezirksverwaltung Köln 14% über dem der Bau-BG Rheinland und Westfalen liegen.

Tabelle 19.3. Verteilung der Mittelwerte ambulanter Kosten auf *Altersklassen*

Altersklassen*	Gesamt-BG Mittelwert in DM	BV Wuppertal		BV Dortmund		BV Köln	
		Mittelwert in DM	Prozent. Diff.*	Mittelwert in DM	Prozent. Diff.*	Mittelwert in DM	Prozent. Diff.**
10–19	109	114	5%	106	−3%	108	−1%
20–29	154	150	−3%	148	−4%	165	7%
30–39	193	202	5%	185	−4%	193	0%
40–49	234	235	0%	237	1%	231	−1%
50–59	306	280	−9%	290	−5%	350	14%
60–69	390	388	0%	337	−14%	446	14%
70–79	324	301	−7%	377	16%	295	−9%
>80	915	1.563	71%	604	−34%	188	−79%

* Altersklassen sind auf das Zahlungsjahr 2000 abgestellt   ** Prozentuale Differenz vom Gesamt-BG Durchschnitt

Zur weiteren Eingrenzung der Ursachen wurde eine diagnose- und unfalljahrbezogene Analyse durchgeführt. Gravierende Abweichungen bei den Mittelwertsvergleichen der Kosten finden sich für die BV-Köln zu den Unfällen aus den Zeiträumen 1970–1974 sowie 1960–1969.

Das Ergebnis der Analyse der zu den Unfalljahren 1970–1974 für die Altersgruppe der 50- bis 59-Jährigen im Haushaltsjahr 2000 kostenverursachenden Primärdiagnosen ist in Tabelle 19.4 dargestellt.

Aus der Darstellung wird ersichtlich, dass die Bezirksverwaltung Köln in der Alterskohorte der 50- bis 59-Jährigen und den Unfalljahren 1970–1974 in den Diagnoseklassen 3, 9 und 11 den höchsten Fallanteil (38–67%) hatte und den weitaus größten Kostenanteil an den Gesamtkosten (55–96%) ausweist.

Die Ergebnisse zusätzlich durchgeführter aktenzeichenbezogener Auswertungen (z. B. der Klasse 3) wiesen auf kostenintensive Einzelfälle mit Sekundärdiagnosen hin, die die eigentlichen Kostenverursacher waren. Ferner stellte sich heraus, dass die Diagnoseverschlüsselung in Bezug auf die Primärdiagnose häufig ungenau war.

Im Zuge der Gegensteuerung wurden gezielte Schulungsmaßnahmen im Bereich der Diagnoseverschlüsselung und zum Teil eine Nachverschlüsselung vorgenommen. Die Effizienz und Ursächlichkeit der Kosten (mittelbare Unfallfolgen?) wurden in den aufgefallenen Einzelfällen anhand der medizinischen Befunde geprüft, die Erweiterung der Qualitätssicherungsmaßnahmen wird mit den beratenden Ärzten erarbeitet.

19.3.7 Organisations- und Personalbedarfsanalysen

Weiterhin finden in der Bau-BG Rheinland und Westfalen Auswertungen im Zusammenhang mit Organisations- und Personalbedarfsanalysen statt. Im Mittelpunkt steht die Sicherstellung optimaler Aufbau- und Ablaufstrukturen und einen dem Arbeitsanfall entsprechenden Personalbestand.

Gegenstand eines Vergleiches zwischen Berufsgenossenschaften sind z. B. die Analyse von Bearbeitungsschritten und durchschnittlichen Bearbeitungszeiten zu ausgewählten Diagnosen, die Anzahl von Personal bei gleichen Aufgabenfeldern, die Qualität der Zusammenarbeit zwischen Unfallabteilungen und Berufshilfe etc.

19.4 Ausblick

Kurzfristig umsetzbar, ist die Intensivierung von Benchmarking zwischen den Bezirksverwaltungen und zwischen den einzelnen Berufsgenossenschaften.

Auch die Vergabe von Diagnosebudgets ist kurzfristig realisierbar.

> **Beispiel**
>
> Bei der Diagnose „Radiusfraktur" mit Verletzungsort „Radius" und Verletzungsart „geschlossene Fraktur" belaufen sich die durchschnittlichen ambulanten Kosten pro Fall auf DM 1.100. Bei einer Abweichung von +10% würde der Sachbearbeiter die bisherige Heilbehandlung und ihre Effektivität überprüfen.

Tabelle 19.4. Verteilung der ambulanten Aufwendungen im Haushaltsjahr 2000 für 50- bis 59-Jährige mit Unfalljahr zwischen 1970 und 1974 auf Diagnoseschwerpunkte für die Bezirksverwaltung Köln

Diagnoseschwerpunkte	Gesamt-BG		BV Köln	
	Summen in DM	Anteil an GS in %	Anteil an GF in %	Anteil an GS BG 23 in %
Klasse 2: Zerreißungen im Gesichtsbereich	3.982	4	20	11
Klasse 3: Brüche im Bereich Hals, Wirbelsäule	91.323	80	50	96
Klasse 9: Brüche im Bereich Hüfte, Becken, Oberschenkel	2.369	2	38	55
Klasse 11: Brüche im Bereich des Unterschenkels	3.066	3	67	81
Klasse 12: Brüche im Bereich des Knöchels, Fußes	6.025	5	45	52

GS = Gesamtsumme für die Unfalljahre 1970–1974; *GF* = gesamte Anzahl der Fälle für die Unfalljahre 1970–1974.
Klasse 2–12: Die Diagnoseschlüssel wurden körperregion- und verletzungsartbezogen in Klassen aufgeteilt.

Dieser Kostenkorridor dient somit als Indikator bzw. als Frühwarnsystem, um dem BG-Sachbearbeiter die Möglichkeit zu eröffnen, auf mögliche Schwächen oder Komplikationen im Verlauf des berufsgenossenschaftlichen Heilverfahrens schneller reagieren zu können.

Langfristig ist geplant, die Kosten-Leistungs-Rechnung (Novellierung § 69 SGB IV) einzuführen. Mit ihr wäre die Ermittlung der Gesamtkosten eines z. B. mittelschweren Arbeitsunfall möglich.

Die Kostenblöcke „Kosten für medizinische Rehabilitation, berufliche/soziale Rehabilitation und Entschädigungsleistungen" wären Gegenstand von Vergleichen, auch klinik- und arztbezogen.

Langfristig ist der Ausbau des Qualitätsmanagements angedacht, indem weitere Steuerungsparameter – wie z. B. Behandlungsmethoden, Komplikationen – für die Sachbearbeitung zur Verfügung gestellt werden können.

> **Zusammenfassung**
>
> Durch Einsatz von Controlling wird das berufsgenossenschaftliche Heilverfahren unterstützt und qualitätsgesichert, indem die Behandlungseffizienz kostenmäßig verglichen wird und somit Abweichungen organisatorisch und inhaltlich/fachlich entgegengewirkt werden kann.

> Die Ziele des berufsgenossenschaftlichen Heilverfahrens – Kostenreduzierung und Qualitätserhöhung – werden durch Controlling konkretisiert und ihr Realisierungsgrad transparent gemacht.
>
> Controlling ist damit ein wirksames modernes Verfahren zur Sicherung der Aufgaben der gesetzlichen Unfallversicherung.

Literatur

Arbeitsgemeinschaften der Bau-Berufsgenossenschaften (2001) Zahlenwerk der Berufsgenossenschaften der Bauwirtschaft 1950–2000. S 58 ff., 112 ff.

Hax P-M, Römer W (1996) Moderne Formen der Steuerung und Überwachung des Heilverfahrens. In: Hierholzer G, Kunze G, Peters D (Hrsg.) Gutachtenkolloquium, Bd 11. Springer, Berlin Heidelberg New York Tokyo, S 179–184

Horváth P (1996) Controlling, 6. Aufl. München (Vahlens Handbücher der Wirtschafts- und Sozialwissenschaften), S 582–600

Jahresbericht 2000 der Bau-Berufsgenossenschaft Rheinland und Westfalen. S 1, 18 ff.

Peemöller V.H. (1997) Controlling Grundlagen und Einsatzgebiete. Verlag Neue Wirtschaftsbriefe, Herne Berlin, S 27 ff.

Weber J (1992) Controlling in öffentlichen Organisationen (Non Profit Organizations). In: Risak, Deyhle (Hrsg) Controlling State of the Art und Entwicklungstendenzen, 2. Aufl. Gabler, Wiesbaden, S 297 ff.

19

Diskussion VI: Varia

Teilnehmer: *K. Frank, H.-R. Kortmann, G. Muhr, M. Press, S. Schwarze, U. Schwerdtfeger, P. Tändler*

Diskutiert werden die vorgelegten Studien. Bei der Kohortenstudie wurde die Eingangsgruppe den gleichen Bedingungen und einer identischen Röntgendiagnostik unterworfen. Dabei wird der Diagnosebegriff des „Lumbalsyndroms" kritisiert. Dieser sei inhaltlich zu unscharf formuliert, um darauf eine Studie aufzubauen. Dies wird auch durch die Vortragenden so gesehen. Man sei bei der Planung der Studie jedoch begrifflich den damaligen ärztlichen Vorgaben gefolgt, habe aber feststellen müssen, dass mit diesem Begriff eine exakte Abgrenzung verschiedener Erkrankungen als Grundlage von Studien nicht möglich sei. Die Erkrankungswahrscheinlichkeit bei „Lumbalsyndrom" ist zudem nicht unerheblich abhängig von der persönlichen Zufriedenheit des einzelnen Untersuchten am Arbeitsplatz. Ähnliches gilt für Analysen bei M. Scheuermann. Klinisch führt ein grundsätzlich hohes Aktivitätsniveau der Patienten zu einem Rückgang der Beschwerden, seltener auch zu einer Verstärkung. Rückenschmerzen sind nicht mit den zu beobachtenden röntgenologischen Veränderungen oder funktionellen Einschränkungen korreliert.

Zur Frage der Qualität von Gutachten zur Beurteilung einer Berufskrankheit an der Wirbelsäule wird die zu beobachtende erhebliche Variationsbreite der ärztlichen Gutachten im Rahmen einzelner Beurteilungsverfahren gerügt. Ein einheitlich standardisiertes Beurteilungskriterium hat sich noch nicht durchgesetzt.

Sachverzeichnis

Sachverzeichnis

Printed by Printforce, the Netherlands